化学工业出版社“十四五”普通高等教育规划教材

医用有机化学学习指导

Medical Organic Chemistry: A Study Guide

柴晓云　俞世冲　主　编
盖聪昊　张培超　副主编

化学工业出版社
·北京·

内容简介

《医用有机化学学习指导》全书章节与教材《医用有机化学》（赵庆杰，邹燕主编）保持一致，同为14章，每章包括七个部分：思维导图、学习要求、内容精讲、重点难点、典型例题解析、综合习题及答案、教材习题解答。其中，“思维导图”概括章节脉络，“学习要求”明确知识目标，“内容精讲”归纳核心内容，“重点难点”提示关键环节，“综合习题”丰富多样，并附有答案，旨在通过练习提升学生分析与解决问题的能力。书末另附六套综合测试题及答案，便于学生自测。

《医用有机化学学习指导》可供高等医学院校临床医学、口腔、麻醉、护理等本科生选作医用有机化学的教学辅导书，也可供相关专业学生选作考研辅导教材。

图书在版编目（CIP）数据

医用有机化学学习指导 / 柴晓云，俞世冲主编 ；盖聪昊，张培超副主编. -- 北京 ：化学工业出版社，2026. 3. --（化学工业出版社“十四五”普通高等教育规划教材）. -- ISBN 978-7-122-49928-8

Ⅰ. R313

中国国家版本馆 CIP 数据核字第 202694BV90 号

责任编辑：刘志茹　宋林青　　　　装帧设计：史利平
责任校对：李　爽

出版发行：化学工业出版社
（北京市东城区青年湖南街 13 号　邮政编码 100011）
印　　装：北京云浩印刷有限责任公司
787mm×1092mm　1/16　印张 12½　字数 320 千字
2026 年 3 月北京第 1 版第 1 次印刷

购书咨询：010-64518888　　　　售后服务：010-64518899
网　　址：http://www.cip.com.cn
凡购买本书，如有缺损质量问题，本社销售中心负责调换。

定　　价：32.00 元

《医用有机化学学习指导》编写人员名单

主　编：柴晓云　俞世冲

副主编：盖聪昊　张培超

编　者：柴晓云（海军军医大学）

盖聪昊（海军军医大学）

胡宏岗（上海大学）

刘　路（华东师范大学）

沈颂章（海军军医大学）

苏　娟（海军军医大学）

谢　斐（海军军医大学）

许　冰（海军军医大学）

俞世冲（海军军医大学）

张培超（海军军医大学）

张文文（海军军医大学）

张展鸣（复旦大学）

赵庆杰（海军军医大学）

庄春林（海军军医大学）

邹　燕（海军军医大学）

前言

医用有机化学主要研究有机化合物的结构、性质、反应规律及机理，是临床医学、预防医学、心理学等相关专业的重要基础课程。该课程知识体系严谨系统、专业性强，涵盖大量理论概念、繁杂的反应式及抽象的反应机理，学生常陷入“知识零散难梳理，重点模糊难把握”的困境，需要借助科学系统的习题材料辅助学习。为此，明确章节学习目标并依托针对性习题开展强化训练，成为夯实知识基础、贯通学科逻辑的关键环节。通过针对性练习，学生既能实时检验对知识理解的深度和广度，更能在分析问题、解决问题的过程中锤炼科学思维，实现从“机械记忆”到“灵活应用”的能力提升，为后续专业课程的学习奠定基础。

为配合《医用有机化学》教材使用，特编写本配套学习指导。在编写过程中，我们始终秉持“立足学科本质、贴合医用特色”的原则，以有机化学核心理论与基础知识点为纲领，紧扣医学专业人才培养要求优化内容编排，力求做到专业知识阐述简明扼要、逻辑脉络清晰可循、抽象概念通俗易懂，尤其注重通过典型例题的详细解析搭建“理论-应用”的桥梁，引导学生触类旁通、主动思考。

全书章节与主教材保持一致，每章均精心设计七个功能模块，形成“目标引领-体系梳理-核心精讲-重点突破-例题示范-练习巩固-答案参考”的完整学习闭环：“思维导图”以可视化形式梳理章节知识框架，助力构建系统认知；“学习要求”锚定知识目标和能力目标，明确学习标尺；“内容精讲”聚焦核心知识点进行提炼归纳，强化理解记忆；“重点难点”直击学习痛点进行点拨剖析，扫清认知障碍；“典型例题解析”结合医用场景拆解解题思路，传授方法技巧；“综合习题”题型丰富、梯度分明，全面检验学习成效；“教材课后习题参考答案”提供规范详尽的解题过程，辅助查漏补缺。此外，书末特别附有六套综合测试题及完整答案，模拟实战场景，便于学生进行阶段性自测与综合能力评估，及时调整学习策略。

本书的编写工作由海军军医大学、复旦大学、华东师范大学和上海大学从事有机化学相关教学科研工作的资深教师共同完成。限于编者的学识水平和教学经验，书中难免存在疏漏和不妥之处，恳请广大读者和同行批评指正，以便我们进一步修订完善。

编者

2025 年 12 月

前言

目录

第一章
绪 论

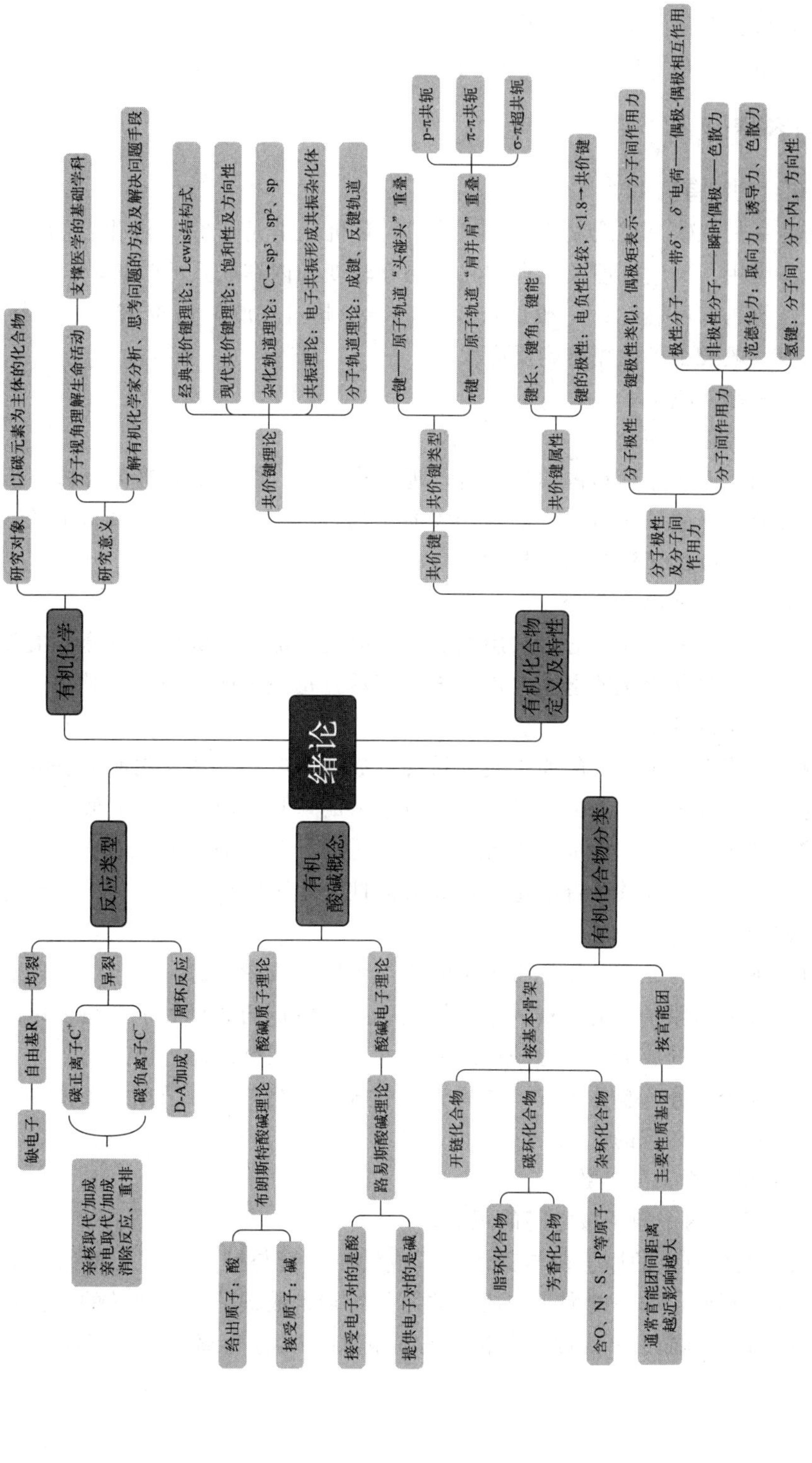

绪论
有机化学
研究对象
以碳元素为主体的化合物
研究意义
分子视角理解生命活动——支撑医学的基础学科
了解有机化学家分析、思考问题的方法及解决问题手段
有机化合物定义及特性
共价键
共价键理论
经典共价键理论：Lewis结构式
现代共价键理论：饱和性及方向性
杂化轨道理论：C→sp^3、sp^2、sp
共振理论：电子共振形成共振杂化体
分子轨道理论：成键、反键轨道
共价键类型
σ键——原子轨道“头碰头”重叠
π键——原子轨道“肩并肩”重叠
p-π共轭
π-π共轭
σ-π超共轭
共价键属性
键长、键角、键能
键的极性：电负性比较，<1.8→共价键
分子极性及分子间作用力
分子极性——键极性类似，偶极矩表示——分子间作用力
分子间作用力
极性分子——带δ^+、δ^-电荷——偶极-偶极相互作用
非极性分子——瞬时偶极——色散力
范德华力：取向力、诱导力、色散力
氢键：分子间、分子内；方向性
反应类型
均裂
自由基R·
缺电子
异裂
碳正离子C^+
碳负离子C^-
亲核取代/加成
亲电取代/加成
消除反应、重排
周环反应
D-A加成
有机酸碱概念
酸碱质子理论
布朗斯特酸碱理论
给出质子：酸
接受质子：碱
酸碱电子理论
路易斯酸碱理论
接受电子对的是酸
提供电子对的是碱
有机化合物分类
按基本骨架
开链化合物
碳环化合物
脂环化合物
芳香化合物
杂环化合物
含O、N、S、P等原子
按官能团
主要性质基团
通常官能团间距离越近影响越大

一、学习要求

1. 复述有机化合物的一般特性、共价键理论及其属性，研究有机化合物的一般步骤，有机化学中的酸碱理论；

2. 概括有机化合物和有机化学的概念，有机化合物的分类、结构和官能团等概念，杂化轨道理论，碳原子的杂化类型，有机化学反应的基本类型和反应中间体的概念；

3. 简述有机化学反应的基本特点，并运用逻辑推理分析反应过程；

4. 通过有机化合物结构预测其简单反应行为；

5. 利用有机化学基本理论自主分析问题。

二、内容精讲

1. 有机化合物和有机化学

有机化合物是“碳氢化合物及其衍生物”。有机化学是研究有机化合物的组成、结构、性质、合成、应用、反应机理及化合物之间相互转变和内在联系的学科。

有机化合物具有可燃性；一般熔点较低，很少超过 400 ℃；难溶于水，易溶于有机溶剂；反应速率一般较小，往往有副反应发生。

2. 有机化合物的结构

（1）凯库勒结构式理论

凯库勒结构式由凯库勒和古柏尔提出，现称构造式，能表示有机化合物分子中原子的种类、数目、彼此结合的顺序与方式，基于碳原子四价等原则，有助于阐明同分异构体成因，如分子式为 $C_4H_{10}O$ 的丁醇与乙醚异构。

（2）经典共价键理论

共价键是成键的两个原子通过共用电子对形成化学键，有机化合物分子主要是以共价键结合。书写时一般将共价键的电子对用短横线表示，每一短横线表示一对电子。

（3）现代共价键理论

共价键是由成键电子所在的原子轨道重叠形成的。电子云形象化地描述电子在核外出现的概率密度，离核越近，电子云密度越高。电子云的形状与原子轨道类似。

共价键的基本特征：①形成共价键的两个电子必须自旋方向相反(⥯)；②共价键有饱和性；③共价键有方向性。共价键的饱和性和方向性决定了有机化合物分子具有特定的大小和立体形状。共价键分为：σ 键和 π 键。

杂化轨道理论认为元素的原子在成键时不但可以变成激发态，而且能量近似的原子轨道可以重新组合成新的原子轨道，称为杂化轨道。杂化轨道的数目等于参与杂化的原子轨道数目，并包含原子轨道的成分。杂化轨道的方向性更强，成键的能力更大。

分子轨道理论从分子整体出发，认为分子中电子围绕整个分子在多核体系内运动，成键电子是非定域的，即离域的。

(4)共价键的几个重要参数

① 键长：成键两个原子核之间的距离。

② 键角：两价以上的原子在与其他原子成键时，键与键之间的夹角称为键角。键角能反映分子的立体形状。键角的大小与成键的原子特别是成键的中心原子的杂化状态有关。

③ 键能：共价键断裂所需吸收的能量称为键能，又称为离解能。键能反映了成键两原

子相互结合的牢固程度，键能愈大，键愈牢固。

④ 键的极性：键的极性由偶极矩来度量，分子的极性由分子的偶极矩来度量。键的极性不仅能够影响物质的理化性质，如熔点、沸点和溶解度等，而且还能决定该键的化学反应类型，并影响与其相连的键的反应活性。

⑤ 键的极化度：由外界电场的作用引起共价键的极性发生变化的现象称为极化。共价键发生这种变化的能力称为极化度，它表示成键电子被成键原子的核电荷约束的相对程度。

（5）分子间作用力

分子间作用力主要是取向力、诱导力和色散力，统称为范德华力。氢键是一种特殊的分子间力。分子间力主要影响物质的物理性质，如熔沸点、溶解度等。

（6）共价键的断裂方式

共价键的断裂方式有两种：均裂和异裂。

① 均裂是共价键断裂时形成共价键的两个电子平均分布到原子 X 和 Y 上：

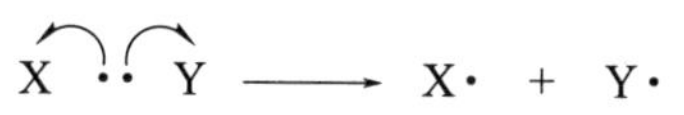

② 异裂是共价键断裂时形成共价键的两个电子转移到 X 或 Y 上：

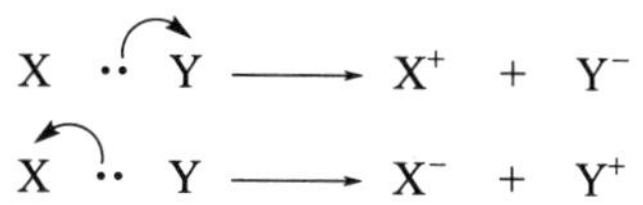

3. 有机化合物的分类和构造式的表示

（1）根据官能团分类

含有相同官能团的化合物具有类似的化学性质。

（2）根据碳架分类

根据碳架可将有机化合物分成以下几类：链状化合物、碳环化合物(脂环族化合物、芳香族化合物)、杂环化合物。

（3）化合物构造式的表示法

原子在分子中相互连接的顺序和方式称为构造，表示分子构造的化学式称构造式。分子结构的含义比“构造”更广，除分子构造以外，还包括分子的三维结构和电子云等。因此国际纯粹与应用化学联合会(IUPAC)建议，把过去有些称为结构式的化学式改称为构造式。

有机化合物的构造式有下列几种表示方法：蛛网式、缩写式和键线式。

4. 有机化合物的结构确证

对于得到的有机化合物要测定其结构一般要经过以下过程：分离提纯、元素定性和定量分析、实验式和分子式的确定、有机化合物的结构测定。

5. 有机酸碱的概念

（1）布朗斯特酸碱理论

酸是质子的给予体，碱是质子的接受体，因此布朗斯特酸碱理论也称酸碱质子理论。酸碱质子理论的要点是酸碱可以通过质子的得失相互转化，是一种共轭关系，酸失去质子后生成的酸根是原来酸的共轭碱。酸性越强，其共轭碱碱性就越弱；碱得到质子后生成的质子化产物为原来碱的共轭酸，碱性越强，其共轭酸酸性就越弱。

（2）路易斯酸碱理论

酸是电子对的接受体，碱是电子对的给予体，所以路易斯酸碱理论亦称酸碱电子理论。

按此理论，酸碱反应是酸从碱接受一对电子的反应。缺电子的分子、原子和正离子等都属于路易斯酸。

三、重点难点

重点：杂化轨道理论，有机反应基本类型。

难点：凯库勒结构理论；共价键理论；分子轨道理论。

四、典型例题解析

【例 1】 解释下列每组物质的沸点为何不同：(a) CH_4，－161.5 ℃；Cl_2，－34 ℃；CH_3Cl，－24 ℃。(b) CH_3CH_2OH，78 ℃；CH_3CH_2F，46 ℃；$CH_3CH_2CH_3$，－42 ℃。

解：分子间作用力越大，则沸点越高，同时也需考虑分子的极性和分子量。

(a)只有 CH_3Cl 是极性的，故它的沸点最高；CH_4 分子量(16)比 Cl_2 分子量(71)小，因而其沸点最低。

(b)只有 CH_3CH_2OH 有分子间氢键，而氢键是比 CH_3CH_2F 分子所具有的偶极-偶极相互作用更强的分子间作用力，故其沸点最高；$CH_3CH_2CH_3$ 分子只具有所有作用力中最弱的色散力，故其沸点最低。

【例 2】 将下列溶剂分类：(a)二甲基亚砜[$(CH_3)_2S{=}O$]；(b)四氯化碳[CCl_4]；(c)苯[C_6H_6]；(d) *N*,*N*-二甲基甲酰胺[$H(C{=}O)N(CH_3)_2$]；(e)甲醇[CH_3OH]；(f)液氨。

解：非极性溶剂：(b)由于 CCl_4 是对称的四面体分子结构，故单个的 C—Cl 键矩抵消；(c)烃一般为非极性溶剂，很少例外；质子溶剂：(e)和(f)；非质子极性溶剂：(a)和(d)，S═O 和 C═O 键是强极性键，通常与 C 相连的 H 难提供质子，也不会形成氢键。

【例 3】 写出分子式为 C_3H_6O 的 9 个异构体的路易斯结构式(其中 C、H、O 都为正常共价数)，并为每个异构体的官能团命名。

解：仅从分子式还不能预测其异构体的数目。下面给出一个合乎逻辑的确定方法，首先写出不同的多价原子的键连骨架，在这里多价原子为三个 C 和一个 O。有三种骨架结构：

(ⅰ) C—C—C—O　(ⅱ) C—C—O—C　(ⅲ) 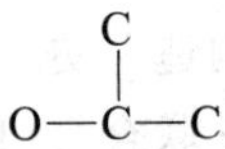

为使 C 原子满足四价，O 原子满足二价，需要八个 H。因为分子式中只有六个 H，所以必须在骨架结构中引入双键或环状结构。在(ⅰ)中双键有三个位置，在相邻的 C 原子之间(两种可能)或 C 与 O 原子之间。如果添加上 H 原子，我们可以得到三个异构体 (1)、(2)和(3)；在(ⅱ)中双键只能位于 C 原子之间，即(4)。在(ⅲ)中双键可在相邻的 C 原子之间或 C 和 O 原子之间，可分别得到(5)和(6)。另外还有可能是三个环状结构(7)、(8)和(9)。

(1) $CH_2{=}CHCH_2OH$　(2) $CH_3CH{=}CHOH$　(3) 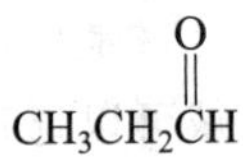

(4) $CH_2{=}CHOCH_3$　(5) 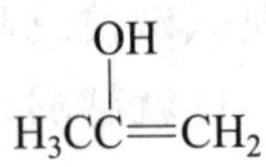　(6) 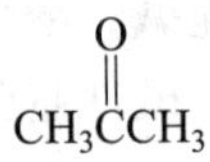

(7) 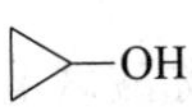　(8) 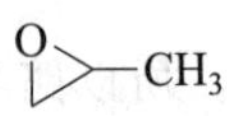　(9) 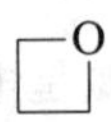

五、综合习题

1. 结构和构造两个概念有什么区别和联系？

2. 指出下列化合物中所含的官能团。

（1）CH_3I　　（2）$HC \equiv CCH_3$　　（3）$CH_3CH_2NH_2$

（4）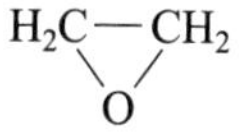　　（5）CH_3CHO

3. 根据以下分子式写出任何一种可能的构造式。

（1）C_3H_4　　（2）C_4H_8　　（3）C_2F_4

（4）C_3H_6O　　（5）C_3H_7N

4. 某化合物在室温下为气体，经燃烧分析知：含碳 83.06%，含氢 16.85%。1 L 该气体标准状况下的质量为 3.20 g，请写出其可能的分子式。

5. C—X 键的极性大小顺序是 C—F＞C—Cl＞C—Br＞C—I；而 C—X 键极化度的大小顺序则是 C—I＞C—Br＞C—Cl＞C—F，为什么？

6. 下列化合物中哪些是极性分子？哪些是非极性分子？

（1）HCl　　（2）CH_3CH_3　　（3）CH_3CH_2Cl

（4）CO_2　　（5）CH_3OH　　（6）N_2

7. 燃烧 1 g 某有机物得 CO_2 2.28 g，H_2O 0.93 g。该有机物汽化时，在 100 ℃和 101.3 kPa 条件下，0.5 L 气体质量为 0.948 g，求其分子式。

六、综合习题参考答案

1. 结构和构造是两个不同的概念。有机化合物分子结构的全部含义应包括构造、构型和构象。构造是指组成分子的原子或原子团的连接次序和方式；构型和构象是指有机化合物分子的立体化学状态，即指构造相同时组成分子的原子或原子团在空间的排列次序问题。

2.（1）卤素　　（2）炔基　　（3）氨基

（4）醚　　（5）羰基(醛基)

3.（1）$H_3CC \equiv CH$(丙炔)　　（2）$H_3CHC=CHCH_3$(丁-2-烯)

（3）$F_2C=CF_2$(四氟乙烯)　　（4）$H_2C=CHCH_2OH$(丙-2-烯-1-醇)

（5）$H_2C=CHCH_2NH_2$(丙-2-烯-1-胺)

4. C_5H_{12}

5. 键的极性是指当两个不同原子成键时，由于元素电负性的不同，电子云偏向电负性较大的原子，形成正电荷中心和负电荷中心不相重合，即出现键的极性，其大小取决于成键原子的元素电负性之差。键的极化度是指共价键受外界电场的影响时，导致键的极化程度的改变。其大小取决于成键原子电子云流动性的大小，电子云流动性越大，键的极化度也越大；反之，电子云流动性越小，键的极化度也越小。

6.（1）、（3）、（5）为极性分子；（2）、（4）、（6）为非极性分子。

7. C_3H_6O

七、教材课后习题参考答案

1. 有机化合物是一类含碳元素的化合物，绝大多数同时含有氢元素，部分含有氮、氧、硫和卤素。有机化学是关于碳及其化合物的化学，研究有机化合物的组成、结构、性质、合成、应用、反应机理及化合物之间相互转变和内在联系。

2.(1) 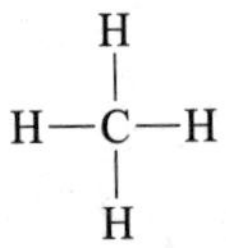　(2) 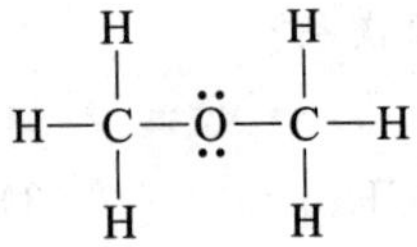　(3) 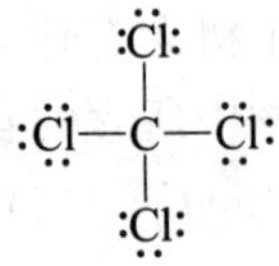

(4) 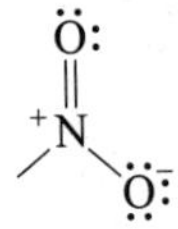　(5) —C≡N:　(6) 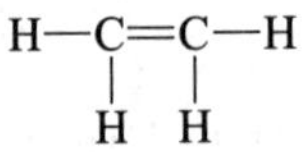

(7) H—C≡C—H

3. $C_4H_8Cl_2O$

4.(1) sp^3　(2) sp^2　(3) sp^3　(4) sp

5.(1) 均裂和异裂

相同点：均为共价键断裂的基本方式，均涉及成键电子对的重新分配，是化学反应中化学键断裂的核心过程。

不同点：均裂，共价键断裂时，成键的一对电子平均分配给两个原子或原子团，生成带有未成对电子的自由基；异裂，共价键断裂时，成键的一对电子完全转移给其中一个原子或原子团，生成正离子和负离子。

(2) 离子型反应和自由基反应

相同点：均为有机化学反应的基本类型，均涉及化学键的断裂与形成，最终生成新的化合物。

不同点：离子型反应产生碳正离子、碳负离子等离子，常在极性溶剂中进行，靠酸碱或极性试剂催化，以异裂为主；自由基反应产生带未成对电子的自由基，多在非极性溶剂中，借光照、高温或过氧化物引发，以均裂为主。

(3) 亲电反应和亲核反应

相同点：均为离子型反应，反应中存在电子的转移。

不同点：亲电反应是由正离子或能接受一对电子的分子进攻反应物分子中电子云密度高的原子而形成新化合物的反应，所用试剂称为亲电试剂；亲核反应是由负离子或带有孤对电子的分子进攻反应物分子中电子云密度低的原子而形成新化合物的反应，所用试剂称为亲核试剂。

(4) 键的极性和键的极化度

相同点：均用于描述共价键的电子云分布特征，与键的化学性质(如反应活性)密切相关。

不同点：键的极性由成键原子的电负性差异引起的电子云永久偏移，是静态性质。电负性差异越大，键的极性越强，可用偶极矩(μ)定量表示，极性键有固有偶极矩。键的极化度指共价键在外界电场影响下，电子云发生临时变形的能力，是动态性质。键的极化度越大，电子云越易被诱导变形。

(5) 键能和键的解离能

相同点：均用于衡量共价键的强度，单位均为 $kJ \cdot mol^{-1}$，数值越大表示键越牢固。

不同点：键能指某类化学键的平均解离能，用于表示多原子分子中同类型键的平均强度；键的解离能指在标准状态下，断裂 1 mol 特定共价键所需的能量，是针对分子中某一单个键的特定值。

6.（1）CH_3OH （2）H_2O （3）CH_3O^-

（4）CH_3S^- （5）OH^- （6）CH_3COO^-

（7）HCO_3^- （8）Cl^-

7.路易斯酸：(1)、(3)、(4)；路易斯碱：(2)、(5)、(6)、(7)。

8.(1)>(2)>(3)>(4)

第二章
烷烃和环烷烃

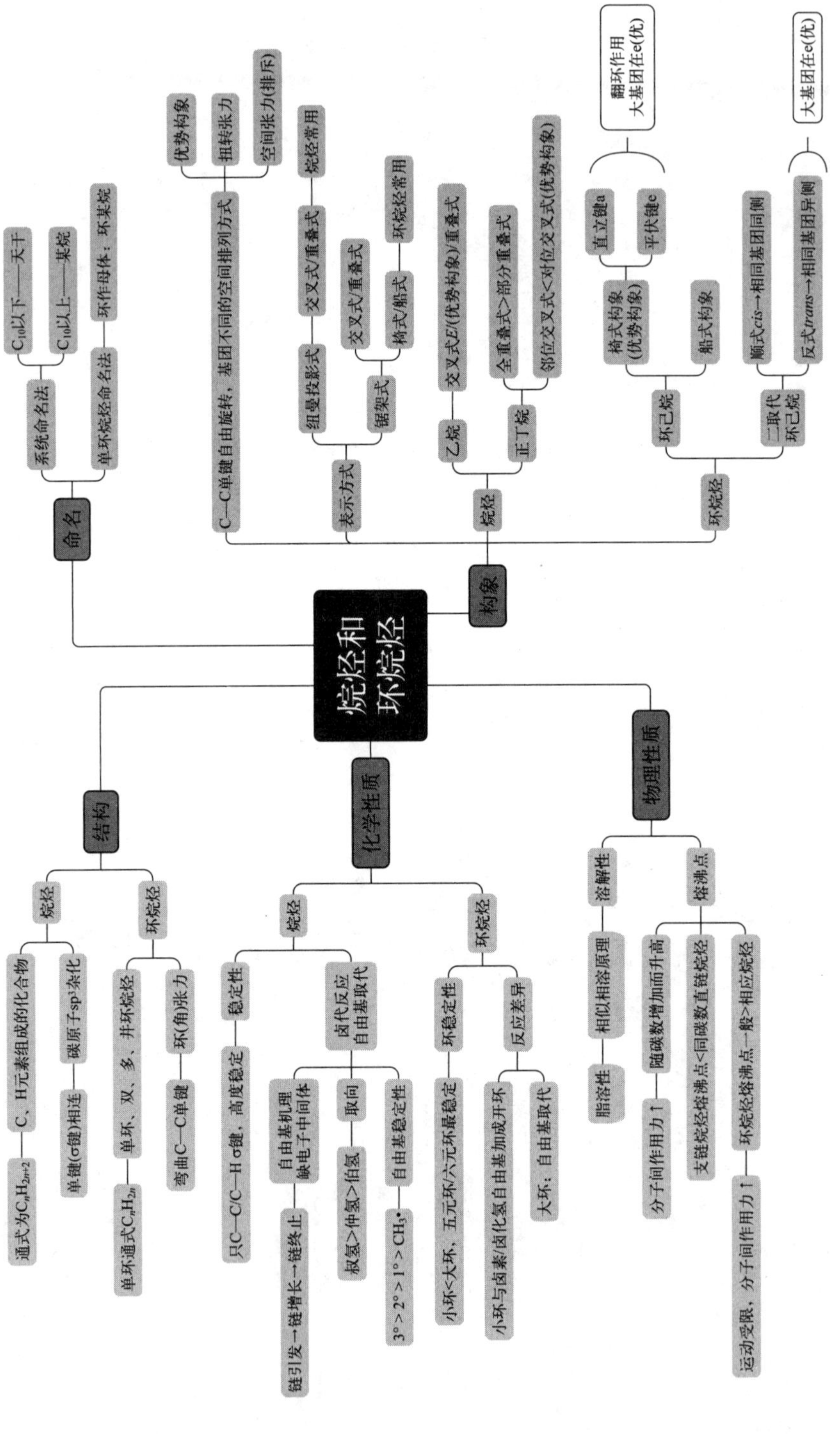

烷烃和环烷烃
命名
系统命名法
C_{10}以下——天干
C_{10}以上——某烷
单环烷烃命名法
环作母体：环某烷
构象
C—C单键自由旋转，基团不同的空间排列方式
优势构象
扭转张力
空间张力(排斥)
表示方式
纽曼投影式
交叉式/重叠式
烷烃常用
锯架式
交叉式/重叠式
椅式/船式
环烷烃常用
烷烃
乙烷
交叉式E/(优势构象)/重叠式
正丁烷
全重叠式>部分重叠式
邻位交叉式<对位交叉式(优势构象)
环烷烃
环己烷
椅式构象(优势构象)
直立键a
平伏键e
翻环作用 大基团在e(优)
船式构象
二取代环己烷
顺式cis→相同基团同侧
反式trans→相同基团异侧
大基团在e(优)
结构
烷烃
C，H元素组成的化合物
通式为C_nH_{2n+2}
碳原子sp^3杂化
单键(σ键)相连
环烷烃
单环、双、多、并环烷烃
单环通式C_nH_{2n}
环(角)张力
弯曲C—C单键
化学性质
烷烃
稳定性
只C—C/C—H σ键，高度稳定
卤代反应 自由基取代
自由基机理 缺电子中间体
链引发→链增长→链终止
取向
叔氢>仲氢>伯氢
自由基稳定性
3°>2°>1°>$CH_3•$
环烷烃
环稳定性
小环<大环，五元环/六元环最稳定
反应差异
小环与卤素/卤化氢自由基加成开环
大环：自由基取代
物理性质
溶解性
相似相溶原理
脂溶性
熔沸点
随碳数增加而升高
分子间作用力↑
支链烷烃熔沸点<同碳数直链烷烃
环烷烃熔沸点一般>相应烷烃
运动受限，分子间作用力↑

一、学习要求

1. 识别烷烃的构造异构和构象异构；

2. 阐述烷烃和环烷烃的命名方法；

3. 判断烷烃、环烷烃及其衍生物的构象异构；

4. 归纳烷烃和环烷烃的化学性质，并正确应用烷烃和环烷烃的化学性质解决化合物的合成问题；

5. 复述自由基取代反应的反应历程；

6. 判断环烷烃的稳定性；

7. 根据化合物的结构特点推导其化学性质；

8. 根据化合物结构画出其稳定构象。

二、内容精讲

1. 结构

分子中只含有碳和氢两种元素的饱和有机化合物称为烷烃。烷烃的通式可用 C_nH_{2n+2} 表示，结构特点是：分子中的碳原子都是 sp^3 杂化，各原子之间均以单键(σ 键)相连，分子中的键角均接近 109°28′。甲烷是烷烃中最简单的分子。

性质与烷烃类似，结构上碳原子以单键首尾连接成环的烃类化合物称为环烷烃。根据所含碳环的数目可以把环烷烃分为单环、双环和多环环烷烃。单环环烷烃的通式可用 C_nH_{2n} 表示。双环和多环环烷烃中，两环共用一个碳原子的环烷烃称为螺环烷烃，共用的碳原子称为螺原子。两环间共用两个或两个以上碳原子的环烷烃称为桥环烷烃，共用的碳原子称为桥头碳原子。

中环和大环环烷烃的结构与开链烷烃类似，但小环环烷烃则由于分子中存在角张力，环上的 C—C 键不能保持正常的键角。

2. 同分异构和构象异构

包含四个或四个以上碳原子的烷烃和环烷烃由于碳原子之间有不同的连接方式，因此存在碳链异构。这种异构现象是由于组成分子的原子或原子团连接次序不同引起的，所以属于构造异构。二取代环烷烃还存在顺反异构，有的还有对映异构，这两种异构现象属于立体异构。另外，由于围绕单键旋转使分子中各原子或原子团在空间产生的不同排布方式，称为构象异构。构象异构也属于立体异构。

乙烷的构象：交叉式和重叠式。交叉式为优势构象。

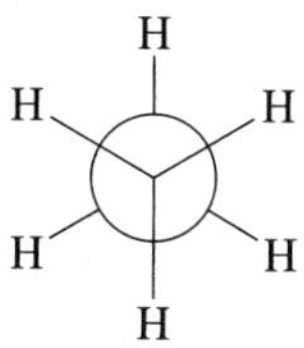

交叉式

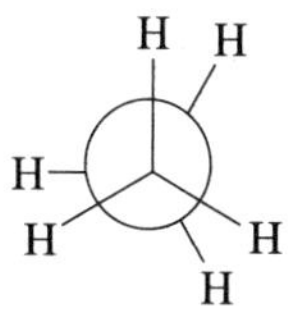

重叠式

正丁烷的构象：有全重叠式、邻位交叉式、部分重叠式和对位交叉式等典型构象。位能高低次序为：全重叠式＞部分重叠式＞邻位交叉式＞对位交叉式，对位交叉式是正丁烷的优势构象。

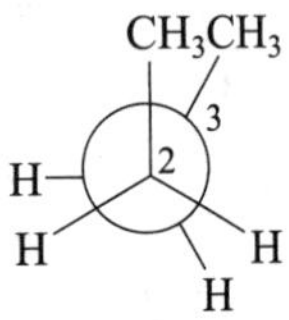

全重叠式

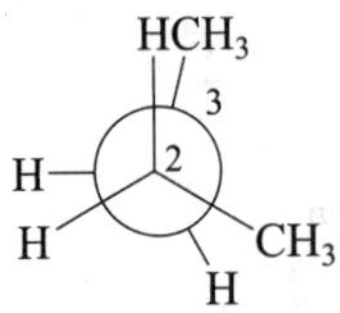

部分重叠式

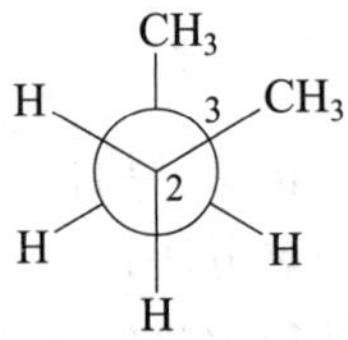

邻位交叉式

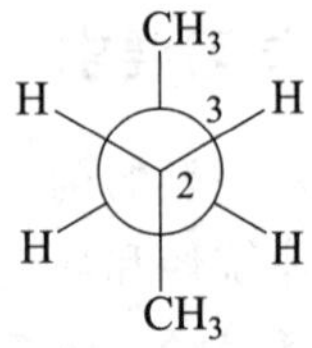

对位交叉式

环己烷的构象：环己烷的六个成环碳原子不共平面，C—C—C 键角保持正常键角 109°28′。通过键的扭动可以得到椅式和船式两种典型构象。椅式构象是优势构象。

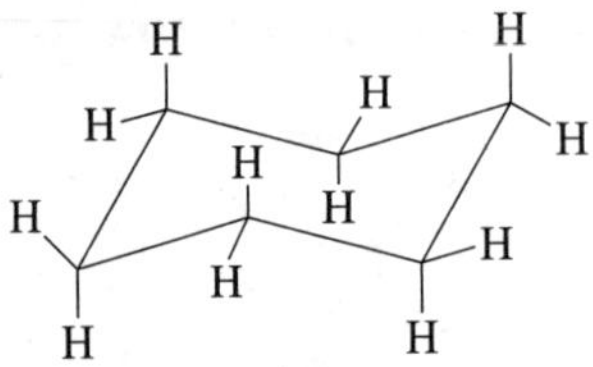

椅式

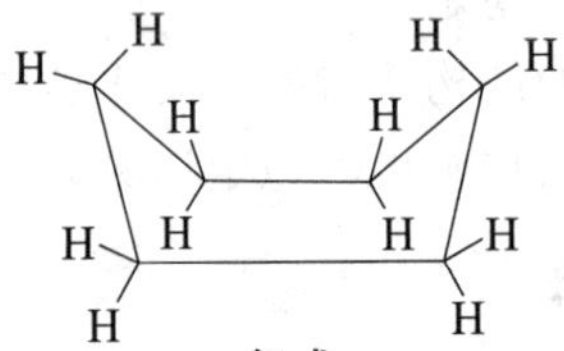

船式

十氢萘的构象可以看作是两个环己烷椅式构象并合而成的。由于两环相互稠合在一起，化学键不能自由旋转，故可产生顺反异构现象。两环稠合碳原子上的氢处于同侧的叫顺十氢萘，处于异侧的叫反十氢萘。

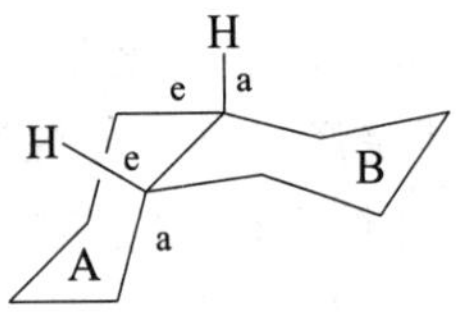

顺十氢萘

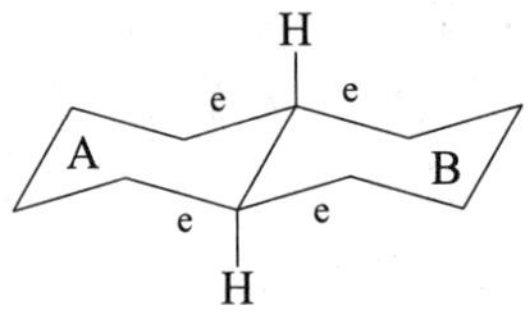

反十氢萘

3. 命名

普通命名法：1～10 个碳原子的直链烷烃，分别用天干(甲、乙、丙、丁、戊、己、庚、辛、壬、癸)表示碳原子的个数，词尾加“烷”。10 个碳原子以上的烷烃用中文数字表示碳原子个数，按碳原子数叫“正某烷”。含侧链烷烃的命名可用正、异、新区别不同的碳链异构体。

系统命名法：对复杂烷烃的命名可采用系统命名法，其要点是确定主链和取代基的位置。

① 主链选择：选择最长的连续碳链为主链，叫某烷。主链以外的侧链作为取代基。

② 主链编号：从靠近取代基的一端开始，对主链的各个碳原子采用“最低位次组”原则进行编号，以确保取代基的位次最低。如果主链两端相同距离处均有取代基时，则依次比较编号大小。在符合“最低位次组”原则的前提下，还有不止一种编号选择时，则按照取代基英文名称首字母排列次序，靠前的优先给予较小编号。

③ 书写名称：把取代基的位次编号与名称之间用短线相连，依次写在母体名称之前。若有多个取代基时，则按取代基英文名称首字母排列次序依次列出取代基名称。若主链上有相同取代基时，则将取代基合并，用二、三、四等中文数字表示相同取代基的个数。

单环烷烃的命名与烷烃相似，根据组成环的碳原子数称为“某烷”，并在某烷前面冠以“环”字，叫环某烷。环上带有支链时，一般以环为母体，支链为取代基进行命名。若连有多个取代基时，按照“最低位次组”原则进行编号。对于取代基较复杂的环烷烃，命名时可将环作为取代基。

4. 物理性质

烷烃都难溶于水和其他强极性溶剂，而易溶于非极性或极性较小的苯、氯仿、四氯化碳、乙醚等有机溶剂。熔点和沸点随着碳原子数的增加而升高。有侧链的烷烃，分子中的分支越多，沸点越低。环烷烃的熔点、沸点和相对密度都比含同碳数的烷烃高。

5. 化学性质

烷烃具有极大的化学稳定性，与强酸、强碱及常见的氧化剂或还原剂都不发生化学反应。在一定条件下，如高温、高压和催化剂存在下，烷烃也能进行一些反应。其中最重要的是卤代反应。

烷烃的氯代反应是一种自由基反应，反应条件为光照或加热。反应产物一般为卤代烃的混合物，不易分离。反应过程中，反应物的共价键发生均裂，生成自由基。

甲基自由基是最简单的自由基，其碳原子为 sp^2 杂化，3 个 sp^2 杂化轨道与 3 个氢原子的 1s 轨道形成的三个 C—H σ 键处于同一平面，未成对的单电子处于未参与杂化的 p 轨道中且垂直于该平面。其他烷基自由基也具有类似甲基自由基的结构。一般烷基自由基的稳定性是：$3° > 2° > 1° > CH_3 \cdot$，而且较稳定的自由基较容易生成。

环烷烃与开链烷烃的不同之处，主要表现在环的稳定性上，小环较不稳定，大环则较稳定，五元和六元环最稳定。

环烷烃进行催化氢化反应，碳碳键断裂，分别与氢原子结合而生成链状的烷烃。

环丙烷在常温下，环丁烷在加热时分别与氯或溴发生加成反应，分别开环得 1,3-和 1,4-二卤代烷。环戊烷及更高级的环烷烃与卤素不发生加成反应，但能进行自由基取代反应。

环丙烷在常温时与卤化氢发生加成反应得卤代丙烷。环上有烷基取代的环丙烷衍生物与卤化氢的加成符合马氏规则。

三、重点难点

重点：烷烃和环烷烃的化学性质；环烷烃的构象。

难点：环烷烃的构象。

四、典型例题解析

【例 1】(a)为什么烷烃不活泼？(b)为什么烷烃在高温热解过程中，断裂的是 C—C 键而不是 C—H 键？(c)虽然烷烃的燃烧是一个强烈的放热反应过程，但这个反应并不在室温下发生。请解释以上问题。

解：(a)分子中的反应活性部位通常有一对或者两对孤对电子、一个极性键、一个缺电子原子或者有一个可扩张的八隅体的原子，而烷烃没有这些，所以不活泼。

(b) C—C 键的能量（$\Delta H = +347\ kJ \cdot mol^{-1}$）比 C—H 键的能量（$\Delta H = +414\ kJ \cdot mol^{-1}$）低。

(c) 由于反应的 ΔH 非常高，所以在室温下该反应非常慢。

【例 2】(a)乙烷仅有交叉式构象和重叠式构象吗？(b)指出在室温下乙烷的优势构象。(c)当温度升高时，乙烷的构象有何改变？(d)以乙烷为例，其 C—C σ 键的旋转是真正的“自由”旋转吗？

解：(a)不是。能量在交叉式和重叠式之间的构象有无数个。为了简便，我们只关心有最低能量和最高能量的构象。

(b) 交叉式构象能量最低，因此为优势构象。

(c) 重叠式构象所占比例增加。

(d) 从一个交叉式构象转变为另一个交叉式构象，必须越过一个重叠式构象，能垒为 12 kJ·mol^{-1}。因此，在乙烷中其 C—C σ 键的旋转是受限制的而不是“自由”的。

【例 3】(a)下列化合物中，哪些能够以不同的构象存在？(1)过氧化氢 HOOH；(2)氨 NH_3；(3)羟胺 NH_2OH；(4)甲醇 CH_3OH。(b)为(a)中有构象的每一种化合物写出两个结构式。

解：(a)一个化合物要能以不同的构象存在，就必须有至少三个成链的单键序列，并且没有 π 键。化合物(1)、(3)和(4)就有这样的序列。而在(2)中，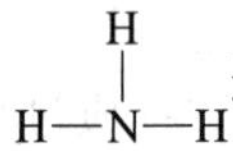 这三个单键不是成链的。

(b)

(1) 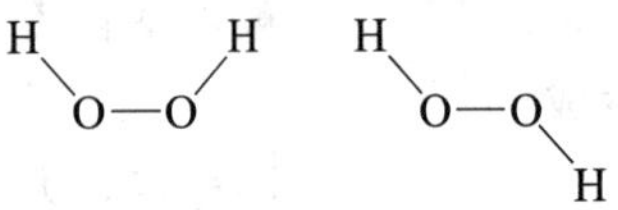

(3) 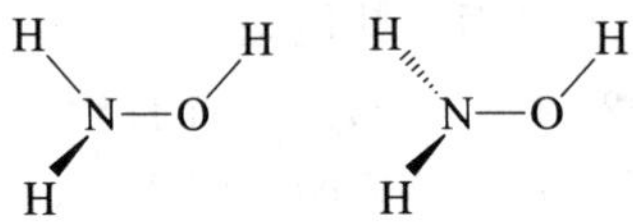

(4) 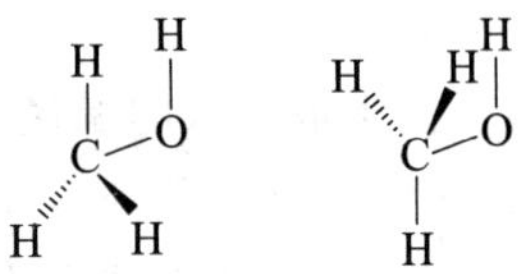

以上化合物的第一个构象为重叠式构象；第二个为交叉式构象。

五、综合习题

1. 命名下列化合物。

(1) $(CH_3)_2CHCH_2CH_3$

(2) $CH_3CH_2CH(CH_2CH_3)_2$

(3) $CH_3CH_2CH(CH_3)C(CH_3)_2CH_2CH_3$

(4) $(CH_3)_2CHCH(CH_3)CH_2CH_3$

(5) $(CH_3)_3CC(CH_3)_2CH(C_2H_5)CH_3$

2. 用纽曼投影式表示下列化合物的构象。

(1) $ClCH_2CH_2Cl$(邻位交叉式)

(2) $HOCH_2CH_2OH$(对位交叉式)

(3) $(CH_3)_2CHCH(CH_3)_2$(全重叠式)

3. 写出异戊烷和新戊烷的一溴代物的可能异构体。

4. 丙烷可能有多少一氯代、二氯代、三氯代丙烷衍生物？

5. 下列构造式中，找出哪些是相同的化合物。

(1) $CH_3CH_2CH(CH_3)CH_2CH_3$

(2) $CH_3C(CH_3)_2CH_2CH_3$

(3) $(CH_3CH_2)_2CHCH_3$

(4) $(CH_3)_2CHCH_2CH_3$

(5) $(CH_3)_2CHCH_2CH_2CH_3$

(6) $(CH_3)_2CHCH(CH_3)CH_2CH_3$

(7) $CH_3CH_2C(CH_3)_3$

6. 写出从 2-甲基戊烷衍生出增加 1 个碳原子的庚烷的异构体，并按系统命名法命名。

7. 写出下列化合物的构造式。

（1）1-溴-2-氯壬烷　（2）2,3,4-三氯庚烷　（3）2-氯-2-甲基丁烷

（4）3,3-二乙基戊烷　（5）反-1,3-二氯环丁烷(构型式)

（6）顺-1-溴-2-甲基环戊烷(构型式)

8.写出含有5个碳原子的环烷烃的构造异构体并加以命名。

9.完成下列反应。

（1） + Cl_2 ⟶

（2）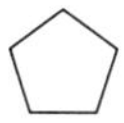 + Cl_2 $\xrightarrow{\triangle}$

10.写出下列化合物最稳定的构象式。

（1）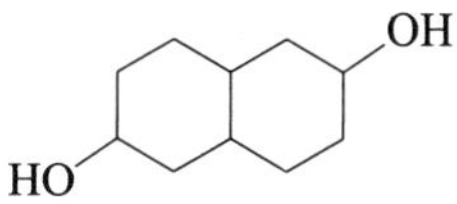

(十氢萘环为反式)　（2）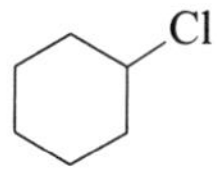

（3）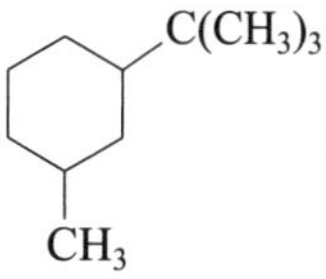

(顺式)

六、综合习题参考答案

1.（1）2-甲基丁烷(异戊烷)　（2）3-乙基戊烷

（3）3,3,4-三甲基己烷　（4）2,3-二甲基戊烷

（5）2,2,3,3,4-五甲基己烷

2.（1）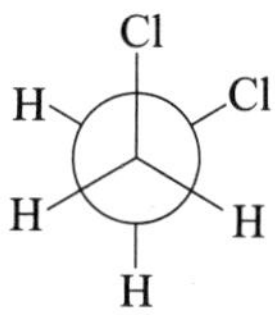

（2）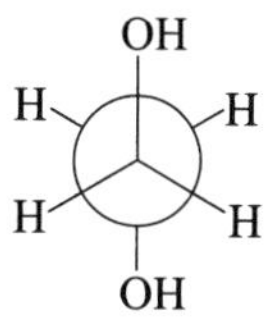

（3）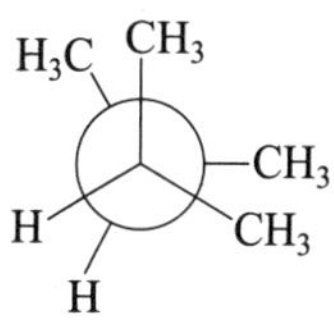

3. $CH_3CH_2CH(CH_3)CH_2Br$；$CH_3CH_2C(CH_3)_2Br$；$(CH_3)_2CHCHBrCH_3$；$(CH_3)_2CHCH_2CH_2Br$；$(CH_3)_3CCH_2Br$

4.一氯代丙烷：$CH_3CH_2CH_2Cl$，$CH_3CHClCH_3$

二氯代丙烷：$CH_3CHClCH_2Cl$，$CH_3CCl_2CH_3$，$ClCH_2CH_2CH_2Cl$，$CH_3CH_2CHCl_2$

三氯代丙烷：$CH_2ClCHClCH_2Cl$，$CH_2ClCH_2CHCl_2$，$CH_3CCl_2CH_2Cl$，$CCl_3CH_2CH_3$

5.(1)和(3)是同一化合物，(2)和(7)是同一化合物

6. $CH_3CH_2CH_2CH(CH_3)CH_2CH_3$，3-甲基己烷

$CH_3CH_2CH_2CH_2CH(CH_3)_2$，2-甲基己烷

$CH_3CH_2CH_2C(CH_3)_3$，2,2-二甲基戊烷

$CH_3CH_2CH(CH_3)CH(CH_3)_2$，2,3-二甲基戊烷

$(CH_3)_2CHCH_2CH(CH_3)_2$，2,4-二甲基戊烷

7.（1）$BrCH_2CHClCH_2CH_2CH_2CH_2CH_2CH_2CH_3$

（2）$CH_3CH_2CH_2CHClCHClCHClCH_3$

（3）$(CH_3)_2CClCH_2CH_3$　（4）$C(CH_2CH_3)_4$

（5）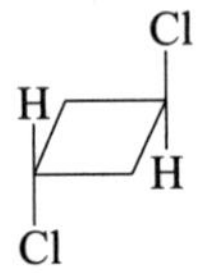　　　　（6）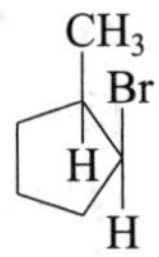

8. 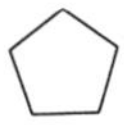 环戊烷　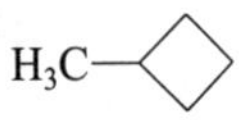 甲基环丁烷　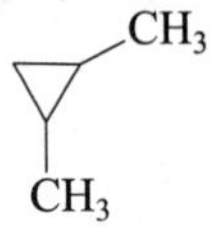 1,2-二甲基环丙烷

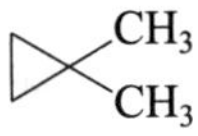 1,1-二甲基环丙烷　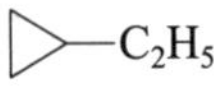 乙基环丙烷

9.（1）$ClCH_2CH_2CH_2Cl$　　（2）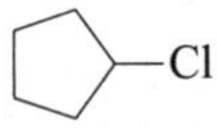

10.（1）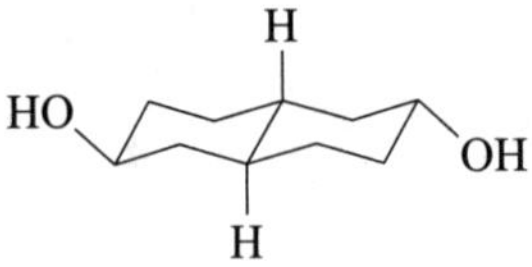　（2）　（3）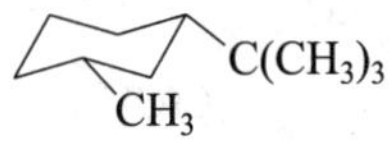

七、教材课后习题参考答案

1. $(CH_3)_2CH—CH_2—CH_2—C(CH_3)_2—CH_2—CH_3$

伯　叔　仲　仲　季伯　仲　伯

2.（1）2-甲基丁烷　　（2）3,3,4-三甲基己烷

（3）2,3-二甲基丁烷　　（4）2,2,3,3,4-五甲基己烷

（5）2-异丙基-1,1-二甲基环戊烷　　（6）5-叔丁基-1,2,3-三甲基环己烷

3.（1）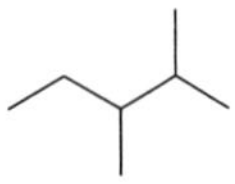　（2）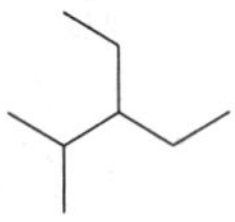　（3）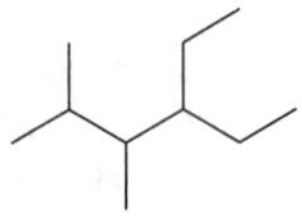　（4）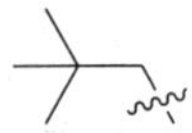

（5）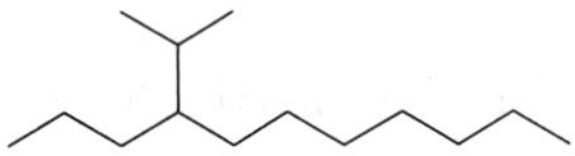　（6）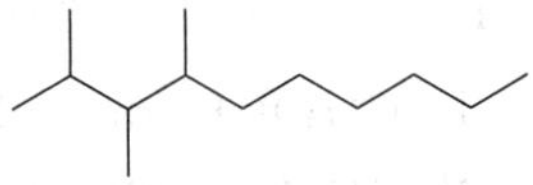

（7）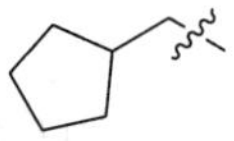　（8）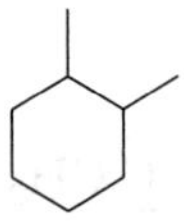

4.（2）和（5）是同一种化合物，都是 2,4-二甲基己烷

5.（1）错误，改为：3-甲基戊烷　　（2）正确

（3）错误，改为：3-甲基十一烷　　（4）错误，改为：4,4-二甲基辛烷

（5）错误，改为：2,2,4-三甲基己烷　　（6）正确

6. 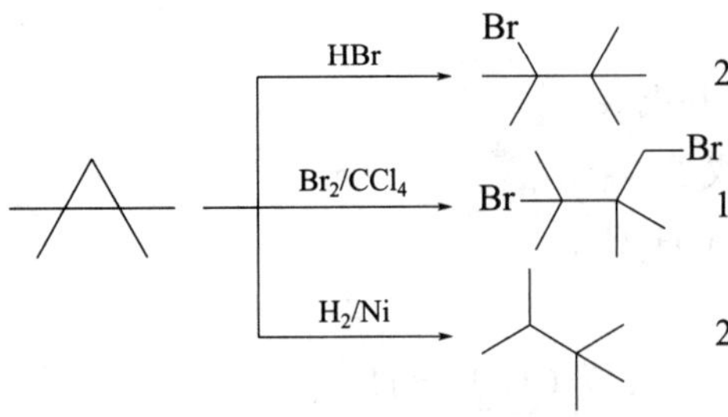

2-溴-2,3,3-三甲基丁烷

1,3-二溴-2,2,3-三甲基丁烷

2,2,3-三甲基丁烷

7.（1）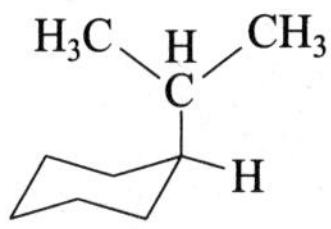

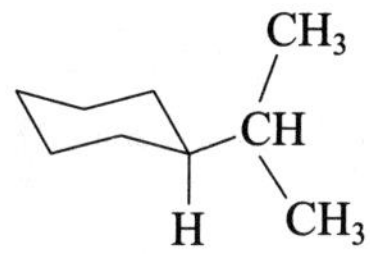

优势构象

（2）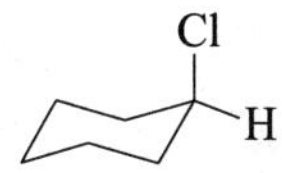

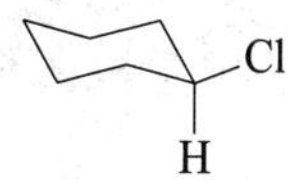

优势构象

8.（2）＞（3）＞（1）＞（4）

第三章 烯烃和炔烃

- **烯烃和炔烃**
  - 烯烃
    - 结构
      - C=C双键
        - 由1个σ键和1个π键组成
        - sp^2杂化，键角约120°，平面结构
        - π键不能自由旋转→顺反异构
      - 通式与分类
        - 单烯烃：C_nH_{2n}，二烯烃：C_nH_{2n-2}
        - 分类：累积C=C=C、共轭C=C—C=C、孤立(间隔≥2单键)
    - 命名与异构
      - 命名
        - 选最长碳链为主链
        - 从近双键端编号，双键位次标于“烯”字前
        - >10C用中文数字+“碳烯”
        - 烯为取代基时(烯基)
      - 顺反异构
        - 相同基团：同侧→顺式*cis*、异侧→反式*trans*
        - 复杂取代基用Cahn-Ingold-Prelog规则 *Z*(大基团同侧)、*E*(大基团异侧，排斥小，更稳定)
        - 顺序规则：按原子序数排序，相同原子则层层外推
      - 异构现象
        - 构造异构：碳链异构、位置异构(双键位置不同)
        - 立体异构：顺反异构(因双键旋转受阻)
    - 化学性质
      - 亲电加成
        - 与X_2加成
          - 邻二卤代，机理：Br^+先进攻得溴鎓离子后Br^-进攻得反式加成产物
          - Br_2/CCl_4溶液褪色，用于双键鉴别
        - 与HX加成
          - 一卤代烷，马氏规则(H加在含H多的碳原子上)
          - 机理：H^+进攻生成更稳定碳正离子(3° > 2° > 1°)
        - 与H_2SO_4加成 — 醇，马氏规则
        - 与H_2O加成 — 酸催化(H_2SO_4/H_3PO_4) — 醇，马氏规则
      - 自由基加成
        - HBr/R—O—O—R过氧化物效应 — 反马氏加成反应
        - α-H卤代 — 烯丙位卤代烯烃
        - 聚合 — 乙烯分子聚合反应
      - 催化加氢
        - 催化剂(Pt/Pd/Ni)+H_2 — 烷烃
      - 氧化反应
        - $KMnO_4$氧化
          - 冷/稀/碱性：生成邻二醇
          - 热/浓/酸性：生成酮/羧酸；可鉴别C=C
        - O_3氧化
          - 切断C=C，水解得醛/酮
          - 水解：H_2O+Zn→醛被H_2O_2氧化
          - 可推断双键位置 R_2C=→酮；RCH=→醛；H_2C=→甲醛
  - 共轭二烯烃
    - 结构与共轭效应 — 丁-1,3-二烯C=C—C=C，离域π电子，共平面
    - 亲电加成
      - 1,4-加成 — 高温/极性溶剂(热力学控制)
      - 1,2-加成 — 低温/非极性溶剂(动力学控制)
      - 双烯D-A加成
        - 周环反应：六元环状过渡态 — 六元环烯
        - 利于反应：亲双烯体带吸电子基 二烯带给电子基
  - 炔烃
    - 结构 — C≡C，sp杂化，键角180°，直线形 — 1个σ键 + 2个π键
    - 命名
      - 选最长链为主链
      - 含不饱和键时，编号从近不饱和键端开始，双键叁键位次均小
      - 若位次相同，优先给双键编号 — 母体名先“烯”后“炔”
    - 化学性质
      - 炔H弱酸性
        - 炔烃中sp杂化C电负性较强，炔H键极性较大
        - 末端炔鉴别
          - $AgNO_3/NH_3$→白色乙炔银
          - $CuCl/NH_3$→砖红色乙炔亚铜
      - 亲电加成
        - 与X_2加成 — 分两步，先得二卤烯，再得四卤烷
        - 与HX加成 — 二卤代烷，马氏规则
        - 与H_2O加成 — $HgSO_4/H_2SO_4$催化→烯醇→重排为醛或酮
      - 自由基加成 — HBr/RO—OR — 二卤代烷，反马
      - 氢化反应
        - 催化加氢 — 烷烃
        - 碱金属还原 — Na/NH_3 — 反式烯烃
      - 氧化反应 — $KMnO_4$氧化：紫色褪去，用于叁键检测；叁键断裂，生成羧酸，乙炔→CO_2
  - 电子效应
    - 诱导效应(*I*效应)
      - 电负性差异→σ键电子偏移 — 沿σ键传递/随距离衰减
      - 吸电子基(−*I*)：F > Cl > Br > I > OMe > CH_3
      - 给电子基(+*I*)：烷基(叔 > 仲 > 伯 > 甲基)
    - 共轭效应(*C*效应)
      - π-π共轭：如丁-1,3-二烯，电子离域，正负电荷交替
      - p-π共轭：孤对电子与π键共轭，增强稳定性
      - σ-π共轭(超共轭)：C—H σ键与π键重叠

一、学习要求

1. 识别烯烃、共轭二烯烃和炔烃的结构；
2. 阐述烯烃和炔烃的同分异构及命名；
3. 简述烯烃、炔烃的物理性质；
4. 概述烯烃和炔烃的化学性质和亲电加成反应机理；
5. 应用烯烃和炔烃的化学性质解决化合物的合成问题；
6. 灵活运用所学推断化学反应的产物。

二、内容精讲

1. 结构

烯烃是分子中含有碳碳双键的烃类化合物。含有一个碳碳双键的开链烯烃的通式可用 C_nH_{2n} 表示。二烯烃是含有两个碳碳双键的烯烃，分为累积二烯烃、孤立二烯烃和共轭二烯烃三类，其中以共轭二烯烃最为重要。

乙烯是最简单的烯烃。在乙烯分子中，两个碳原子都是 sp^2 杂化的，烯烃的碳碳双键中，一个是 σ 键，一个是 π 键，其碳碳双键键能并不等于两个单键键能的加和。

丁-1,3-二烯是最简单且最重要的共轭二烯烃。

炔烃是分子中含有碳碳叁键的碳氢化合物。含有一个碳碳叁键的开链炔烃的通式可用 C_nH_{2n-2} 表示。乙炔是最简单的炔烃，分子式为 C_2H_2。在乙炔分子中，两个碳原子都是 sp 杂化的。乙炔分子中的碳碳叁键由一个 σ 键和两个 π 键组成，并不等于三个单键的加和。

2. 同分异构现象

在烯烃的构造异构体中，一种是碳链异构，即碳骨架不同的异构现象；另一种是由于双键的位置不同而引起的异构现象，称为位置异构。碳链异构与位置异构都属于构造异构。除此之外，由于双键不能自由旋转，所以当两个碳原子上各连有两个不同的原子或基团时，双键上的四个基团在空间就可以有两种不同的排列方式，这种异构现象称为顺反异构。顺反异构是立体异构的一种。炔烃存在位置异构现象。

3. 命名

烯烃和炔烃的系统命名法类似，选择最长的碳链作为主链，当双键或叁键为主链的一部分时(不取决于是否包含所有不饱和键)，根据主链碳原子的数目命名为“某烯”或“某炔”，从靠近双键或叁键的一端开始编号，使编号尽可能最小，并把双键或叁键的位置写在“烯”字或“炔”字的前面；如果最长的碳链不包括双键或叁键，则将烯烃或炔烃部分作为取代基。其他原则与烷烃命名类似。若双键或叁键在主链的中央，则从靠近取代基的一端开始编号。若双键和叁键同时包含在主链中，书写母体名称时先烯烃后炔烃。若两个不饱和键的编号相同，应使双键具有最小的位次。烯烃分子中，双键的两个碳有相同基团时，可将相同基团在双键同侧的命名为顺式；在异侧的命名为反式。对于双键碳原子连有四个不同取代基的烯烃，其顺反异构体的命名往往会遇到困难，这时根据 Cahn-Ingold-Prelog 的顺序规则进行命名，*Z*、*E* 写在括号里，放在化合物系统名称的前面。

4. 物理性质

烯烃的熔点和沸点都随碳原子数的增加而升高。通常直链烯烃沸点比支链烯烃高；顺式沸点比反式高。但顺式异构体的熔点则比反式低。正炔烃的熔点和沸点也随着碳原子数的增加而增高。

5. 化学性质

烯烃的催化氢化生成相应的烷烃；常温下与卤素的加成反应生成二卤代烷烃；烯烃与卤化氢(HI、HBr、HCl)的加成反应生成卤代烷烃，产物符合马氏加成规则。如果与氢溴酸在过氧化物存在下反应，则生成反马氏加成规则的产物。酸催化下，烯烃可与水进行加成反应生成醇，产物符合马氏规则。

烯烃与冷/稀的碱性高锰酸钾水溶液反应得到邻二醇；与热/浓的酸性高锰酸钾水溶液反应则生成碳原子数较少的羧酸和酮。臭氧能与烯烃迅速进行反应，生成环状的臭氧化物，在锌粉存在下，此过氧化物遇水水解，生成醛或酮和过氧化氢，该反应可以用来鉴定双键的位置。

共轭二烯烃可以与卤素或卤化氢发生 1,2-加成和 1,4-加成，生成产物的比例取决于反应条件。通常在较低温度及非极性溶剂中，有利于 1,2-加成；在较高温度及极性溶剂中，有利于 1,4-加成。

共轭二烯烃与含有双键或叁键的化合物能发生 1,4-加成反应，生成六元环状化合物，这类反应称为 Diels-Alder 反应，又称双烯合成反应。双烯合成反应中，通常将共轭二烯烃称为双烯体，与双烯体反应的不饱和化合物称为亲双烯体。实验证明，亲双烯体上连有吸电子取代基(如硝基、羧基、羰基等)、双烯体上连有给电子取代基时，反应更容易进行。

炔烃的化学性质：催化氢化生成相应的烷烃或烯烃；与卤素的加成反应生成卤代烯烃或卤代烷烃；炔烃与卤化氢(HI、HBr、HCl)的加成反应生成卤代烯烃或卤代烷烃，产物符合马氏规则；如果与氢溴酸在过氧化物存在条件下反应，则生成反马氏规则的产物。在硫酸汞的硫酸溶液催化下，炔烃可与水进行加成反应生成醛或酮。

炔烃氧化生成二氧化碳或羧酸。末端炔烃中的氢原子容易被金属取代，生成炔化物。

三、重点难点

重点：烯烃、炔烃的结构和化学性质。

难点：烯烃的亲电加成反应机理。

以乙烯与溴的亲电加成反应为例：非极性的溴分子由于受乙烯 π 电子或极性条件(如微量的水、玻璃容器的器壁等)的影响而极化变成了偶极分子，加成反应分两步进行。

第一步，$Br^{\delta+}—Br^{\delta-}$ 中带部分正电荷的 $Br^{\delta+}$ 进攻乙烯分子，使 C═C 中的 π 键变弱，Br—Br 中的共价键也变弱，生成一个带正电荷的环状溴鎓离子及 Br^-。

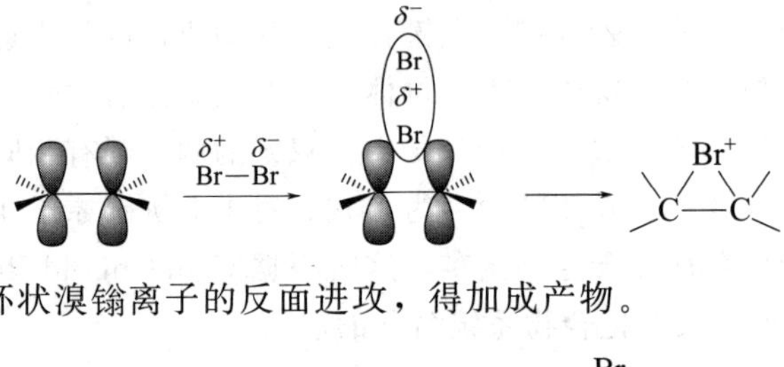

第二步，Br^- 从环状溴鎓离子的反面进攻，得加成产物。

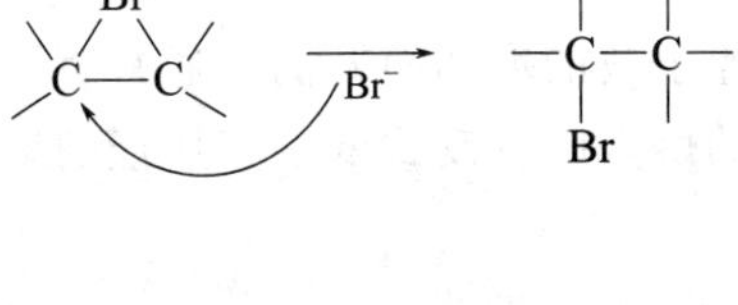

而烯烃与卤化氢发生亲电加成反应的第一步是质子(H^+)与烯烃生成碳正离子。第二步，X^-与碳正离子结合，生成卤代烷。不对称烯烃(如丙烯)与 HX 的加成符合马氏规则。

丙烯与溴化氢的加成，若有过氧化物存在时，结果与马氏规则相反，主要产物是 1-溴丙烷。这种现象叫作过氧化物效应。

四、典型例题解析

【例 1】下列化合物与 HBr 发生亲电加成反应活性最高的是哪一个？

(1) $CH_2{=}CHCH{=}CH_2$　　(2) $CH_2{=}CHCH{=}CHCH_3$

(3) $CH_2{=}CHCH_2CH_3$　　(4) $CH_2{=}\underset{\displaystyle CH_3}{\underset{|}{C}}{-}\underset{\displaystyle CH_3}{\underset{|}{C}}{=}CH_2$

解：烯烃与 HBr 发生亲电加成的活性大小与烯烃 π 电子云密度及反应中间体 R^+ 的稳定性有关。R^+ 越稳定，相应的烯烃亲电加成反应活性越高。共轭二烯烃加成可以形成比较稳定的烯丙基型碳正离子，因此活性比单烯烃高。而化合物(4)形成的中间体是 3°烯丙基型碳正离子，比其他两个共轭二烯烃所形成的碳正离子更稳定。所以(4)的反应活性最高。

【例 2】用简单的化学方法鉴别下列化合物。

丙烷、环丙烷、丙烯、丙炔

解：题目要求用化学方法鉴别化合物，因此需要选择具有明显实验现象的反应，如产生气体、生成沉淀、颜色变化等进行鉴别。以上四个化合物，环丙烷、丙烯和丙炔均能使溴的四氯化碳溶液褪色，可以鉴别出无反应现象的丙烷；而高锰酸钾溶液与环丙烷不反应，因此不能褪色的是环丙烷；剩下的两种化合物可以选择硝酸银氨溶液，末端炔丙炔可以生成白色沉淀，因此选用溴的四氯化碳溶液、高锰酸钾溶液和硝酸银氨溶液就可以将以上四个化合物鉴别出来。此类题目可通过文字叙述法、列表法和图示法进行解析，但文字叙述法比较烦琐，列表法对于复杂的鉴别会有些杂乱，图示法则较为准确、清楚、简单明了。因此后面的习题均采用图示法表示。图示法解析见下：

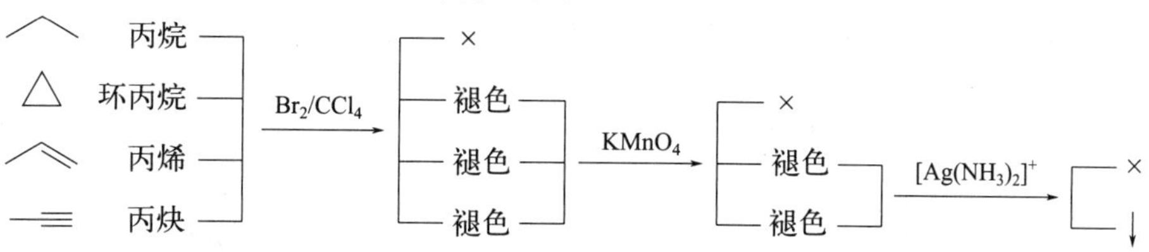

【例 3】某化合物 A 分子式为 C_7H_{10}，用 H_2/Ni 处理后得分子式为 C_7H_{14} 的化合物 B。A 经臭氧氧化后再用 Zn/H_2O 处理，得到 1 mol 化合物 C(OHC—CHO)和 1 mol 化合物 D($CH_3COCH_2CH_2CHO$)。写出 A 和 B 的结构式。

解：从化合物 A 和 B 的不饱和度分别为 3 和 1，且 A 催化氢化后得 B 来看，化合物 A 和 B 均为环状结构；A 用 H_2/Ni 处理后得化合物 B，提示 A 含有两个双键或者一个叁键；再根据 A 经臭氧氧化应后得到 1 mol C(OHC—CHO)和 1 mol D($CH_3COCH_2CH_2CHO$)，说明 A 为六元环的环己二烯；由化合物 D 的结构含有酮羰基，提示 A 的环己二烯结构中一个双键上具有甲基。

综上所述，化合物 A 和 B 的结构为：

A. 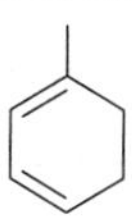　　B. 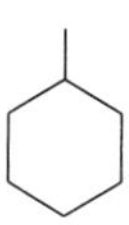

五、综合习题

1. 命名下列化合物。

(1) $CH\equiv CCH_2CH(CH_2CH_3)C\equiv CH$

(2) $(CH_3CH_2CH_2)_2C=CHCH_3$

(3) 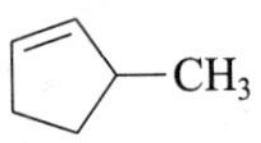

2. 写出 $CH_3CH=CHCH=CHCOOH$ 的顺反异构体，并标出构型关系。

3. 完成下列反应。

(1) 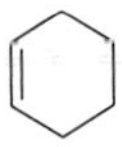 + HCl ⟶

(2) 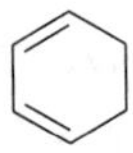 + HCl ⟶

(3) 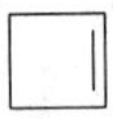 + H_2 $\xrightarrow[\triangle]{Ni}$

4. 将下列化合物按 Z/E 和顺反两种构型法命名。

(1) 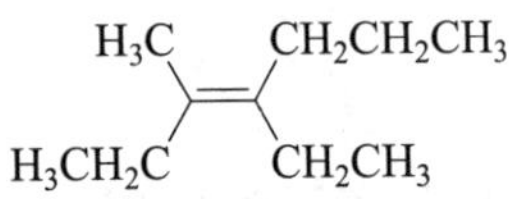

(2) 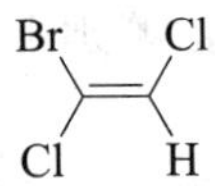

5. 写出分子式为 C_5H_8 所有的二烯烃的结构式，并回答下列问题。

(1) 哪些是共轭二烯烃?

(2) 哪些具有顺反异构体?

6. 下列试剂中，哪些可以与乙烯反应，哪些可以与乙炔反应，产物分别是什么?

(1) $[Ag(NH_3)_2]NO_3$

(2) $KMnO_4/OH^-$溶液

(3) $H_2O(Hg^{2+}/H^+)$

(4) $H_2(Pt)$

(5) HOCl

(6) Br_2

7. 用反应式分别表示 2-甲基戊-1-烯与下列试剂的反应。

(1) HBr(有过氧化物存在)

(2) HCl(有过氧化物存在)

8. 经高锰酸钾氧化后得到下述产物，试写出原烯烃的结构式。

(1) CO_2 和 CH_3COOH

(2) CH_3COOH 和 $(CH_3)_2CHCOOH$

(3) $(CH_3)_2CHCOOH$

(4) CO_2 和 HOOCCOOH

9. 用化学方法鉴别下列各组化合物。

(1) 丁烷、丁-1-烯和丁-1-炔

(2) 环己烷、环己烯和己-1-炔

10. 有三种烃，分子式都是 C_5H_{10}，它们与 HBr 反应都生成构造式相同的溴代烷。根据这个事实推出这三种烃的构造式。

11. 某烃 A(C_7H_{14})，用 $KMnO_4$ 氧化或以 O_3 处理，然后与 Zn/H_2O 反应，均得两个产物，且两种氧化方式所得产物相同。请推导 A 的构造式。

12. 化合物 A($C_{10}H_{18}$)催化氢化为 B($C_{10}H_{22}$)。A 用 $KMnO_4$ 氧化得到丙酮、乙酸及 $CH_3COCH_2CH_2COOH$。请推导 A 的可能构造式。

13. A、B 两化合物都含 C(88.24%)，且都能使 Br_2/CCl_4 褪色。A 与氯化亚铜的氨溶液作用生成沉淀，氧化得 CO_2 和$(CH_3)_2CHCOOH$。B 不能与氯化亚铜的氨溶液作用，氧化

得 CO_2 和 $CH_3COCOOH$。写出 A 和 B 的构造式。

14. 某一化合物含 C(85.5%)、H(14.5%)，该化合物 1.00 g 正好使 38.00 g 5%溴的四氯化碳溶液褪色，该烃经臭氧化和还原水解后只得到一种产物，写出这个化合物的可能构造式。

15. 某烃分子式为 $C_{11}H_{20}$，催化氢化时 1 mol 该烃可吸收 2 mol H_2，进行剧烈氧化得到以下化合物：$CH_3CH_2COCH_3$、$HOOCCH_2CH_2COOH$ 和 CH_3CH_2COOH，试写出化合物的构造式。

16. 某烯烃 0.70 g 能与 2.00 g 溴完全作用，不论是否有过氧化物存在，与溴化氢加成反应只得到一种一溴代烷，试推测该化合物的构造式。

六、综合习题参考答案

1.（1）3-乙基己-1,5-二炔　（2）3-正丙基己-2-烯

（3）3-甲基环戊烯

2. 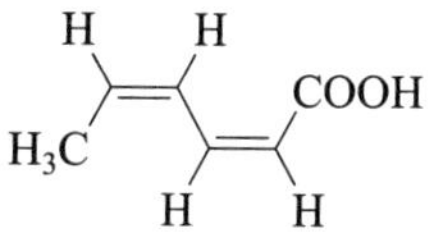

顺,顺己-2,4-二烯酸

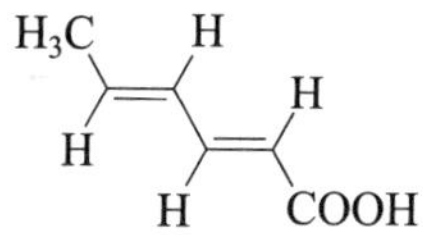

反,反己-2,4-二烯酸

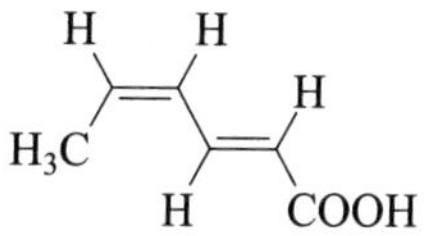

反,顺己-2,4-二烯酸

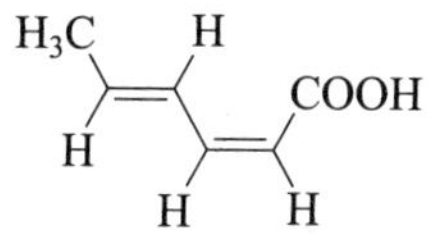

顺,反己-2,4-二烯酸

3.（1）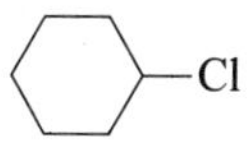　（2）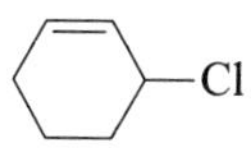　（3）$CH_3CH_2CH_2CH_3$

4.（1）(*E*)-4-乙基-3-甲基庚-3-烯　顺-4-乙基-3-甲基庚-3-烯

（2）(*Z*)-1-溴-1,2-二氯乙烯　反-1-溴-1,2-二氯乙烯

5. a. $CH_2{=}CHCH{=}CHCH_3$　b. $CH_2{=}CH(CH_3)C{=}CH_2$

c. $CH_2{=}C{=}CHCH_2CH_3$　d. $CH_3CH{=}C{=}CHCH_3$

e. $CH_2{=}C{=}C(CH_3)_2$　f. $CH_2{=}CHCH_2CH{=}CH_2$

（1）a 和 b 是共轭二烯烃

（2）a 有顺反异构体

6. 能与乙烯反应的试剂及产物：

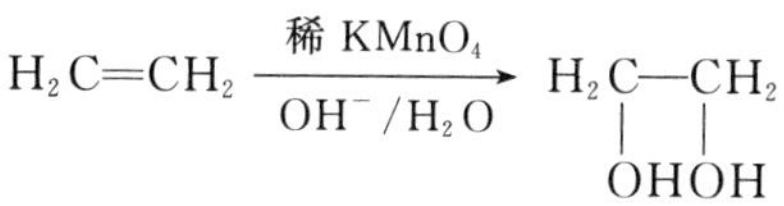

$$H_2C{=}CH_2 + H_2 \xrightarrow{Pt} CH_3{-}CH_3$$

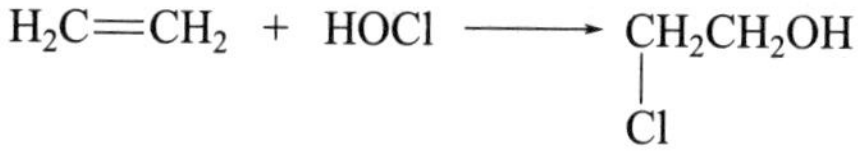

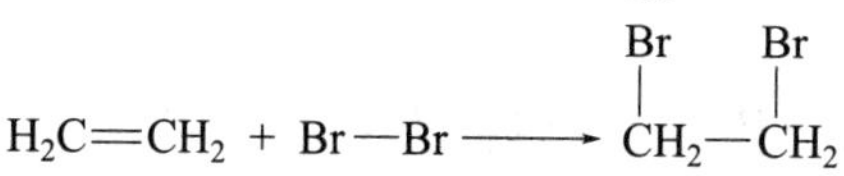

能与乙炔反应的试剂及产物：

$HC\equiv CH + 2[Ag(NH_3)_2]NO_3 \longrightarrow AgC\equiv CAg\downarrow + 2NH_3\uparrow + 2NH_4NO_3$

$HC\equiv CH + KMnO_4 + H_2O \longrightarrow CO_2\uparrow + MnO_2$

$HC\equiv CH + H_2O \xrightarrow[H^+]{Hg^{2+}} CH_3CHO$

$HC\equiv CH \xrightarrow[H_2]{Pt} CH_3CH_3$

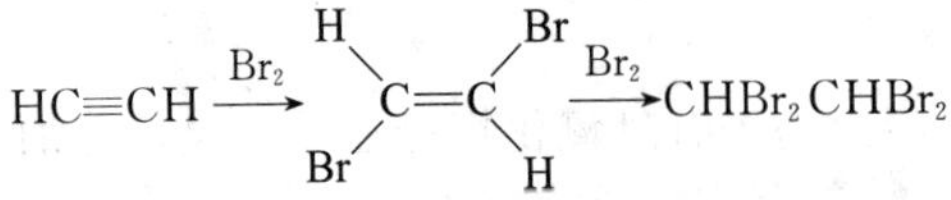

7.(1) $H_2C{=}C(CH_3)CH_2CH_2CH_3 + HBr$(有过氧化物)$\longrightarrow BrCH_2CH(CH_3)CH_2CH_2CH_3$

(2) $H_2C{=}C(CH_3)CH_2CH_2CH_3 + HCl$(有过氧化物)$\longrightarrow CH_3CCl(CH_3)CH_2CH_2CH_3$

8.(1) $CH_2{=}CHCH_3$　　(2) $CH_3CH{=}CHCH(CH_3)_2$

(3) $(CH_3)_2CHCH{=}CHCH(CH_3)_2$　　(4) $CH_2{=}CHCH{=}CH_2$

9.(1) 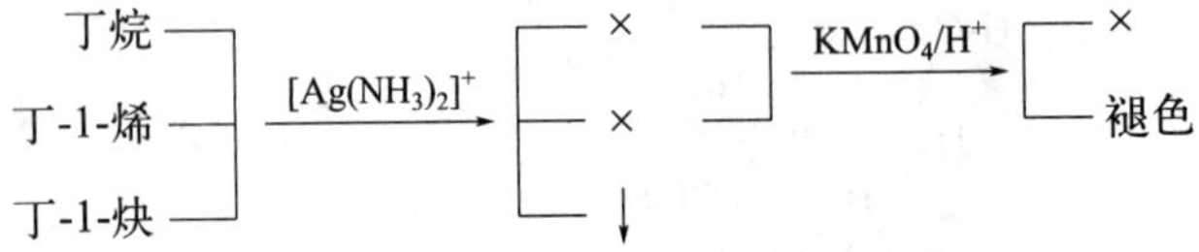

(2) 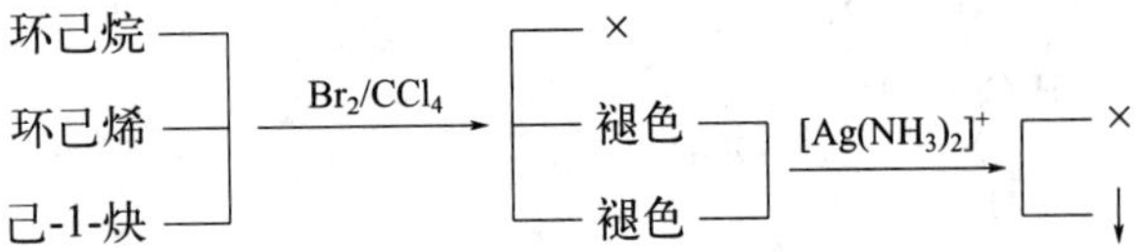

10. $CH_3CH_2(CH_3)C{=}CH_2$，$CH_3CH{=}C(CH_3)_2$， 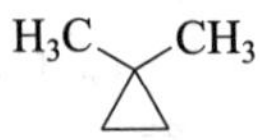

11. $(CH_3)_2C{=}C(CH_3)CH_2CH_3$

12. $CH_3CH{=}C(CH_3)CH_2CH_2CH{=}C(CH_3)_2$ 或 $CH_3CH{=}CHCH_2CH_2(CH_3)C{=}C(CH_3)_2$

13. A 的构造式为$(CH_3)_2CHC\equiv CH$

B 的构造式为 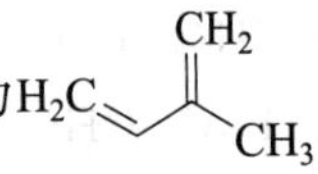

14. $(CH_3)_2C{=}C(CH_3)_2$ 或 $CH_3CH_2CH{=}CHCH_2CH_3$

15. 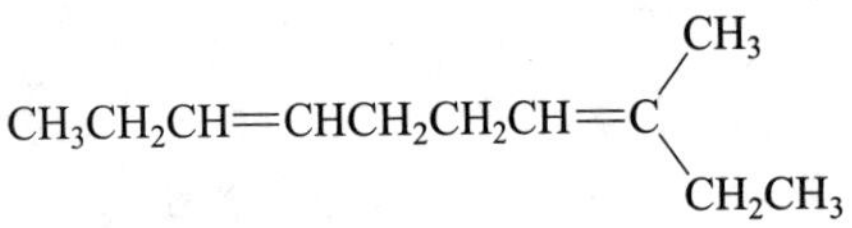

16. $CH_3CH{=}CHCH_3$

七、教材课后习题参考答案

1.(1) 戊-2-烯　　(2) 3,3-二甲基戊-1,4-二烯

(3) 辛-1,7-二烯-4-炔

2.(1) 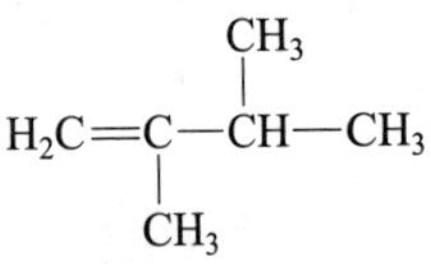　　(2) $HC\equiv C—CH_2—CH_2—C\equiv CH$

（3） 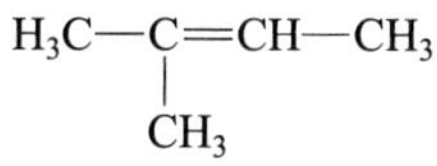

（4） 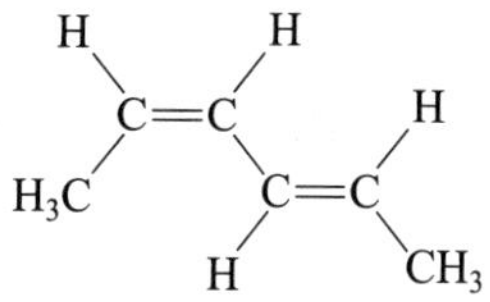

（5） 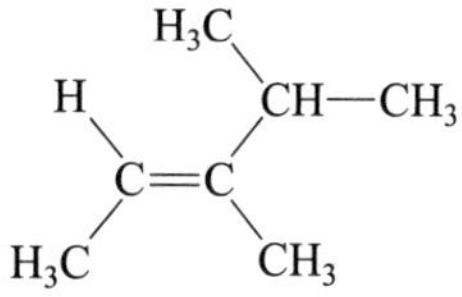

3.（1）没有

（2）有

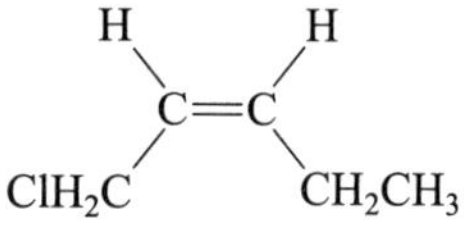

(Z)-1-氯戊-2-烯

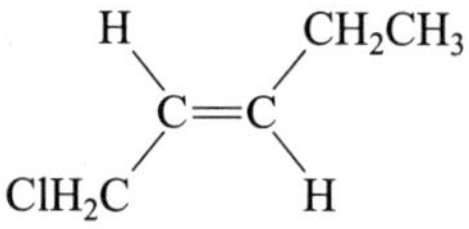

(E)-1-氯戊-2-烯

（3）有

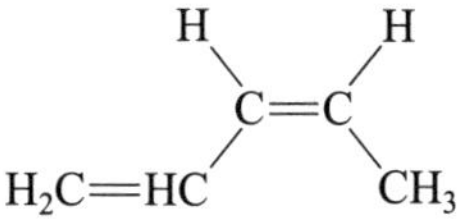

(Z)-戊-1,3-二烯

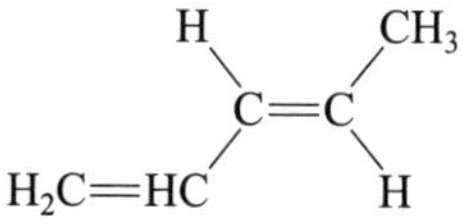

(E)-戊-1,3-二烯

（4）有

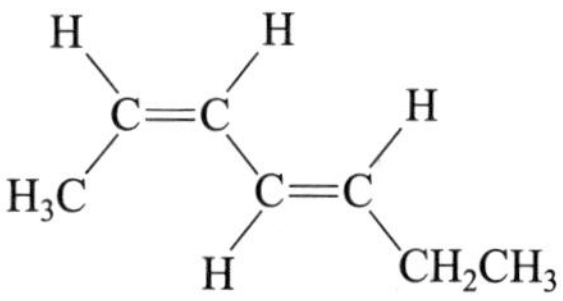

(2Z, 4E)-庚-2,4-二烯

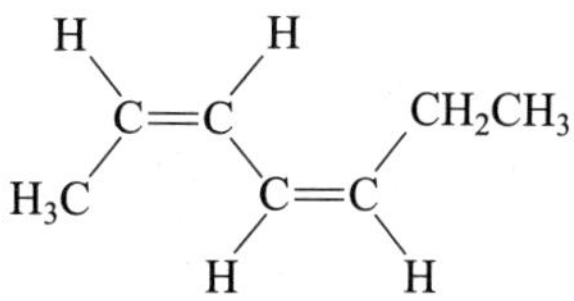

(2Z, 4Z)-庚-2,4-二烯

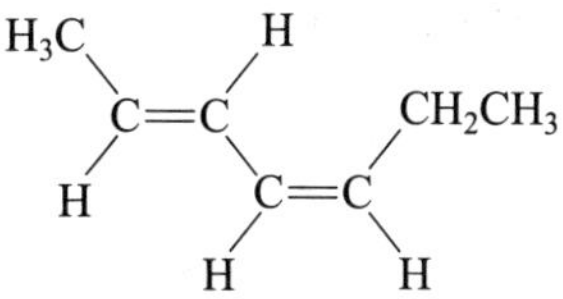

(2E, 4Z)-庚-2,4-二烯

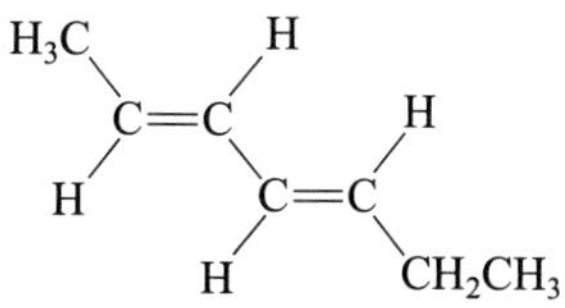

(2E, 4E)-庚-2,4-二烯

4.（1）（Z）-2-氯戊-2-烯　　（2）（Z）-3-甲基戊-2-烯或反-3-甲基戊-2-烯

5. 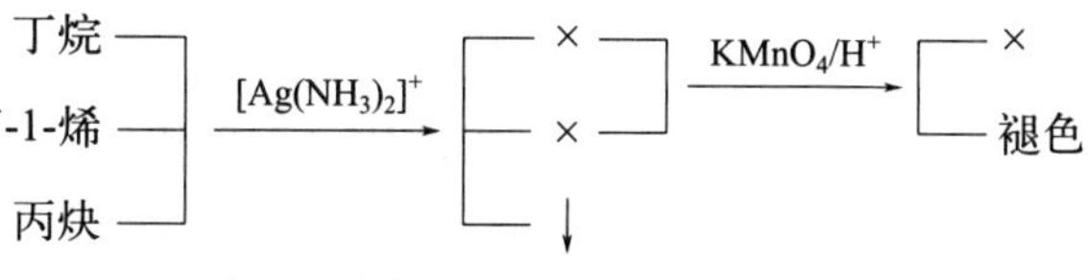

6.（1） 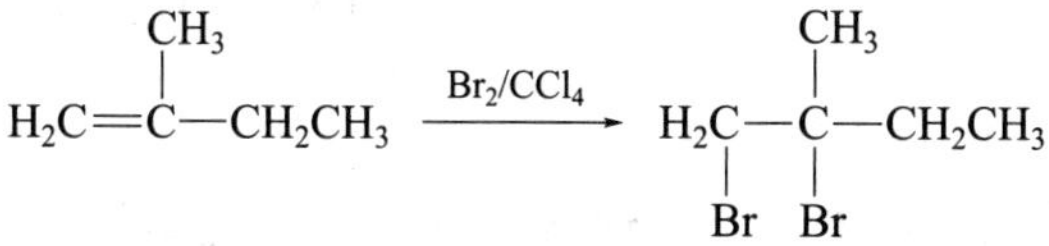

（2） 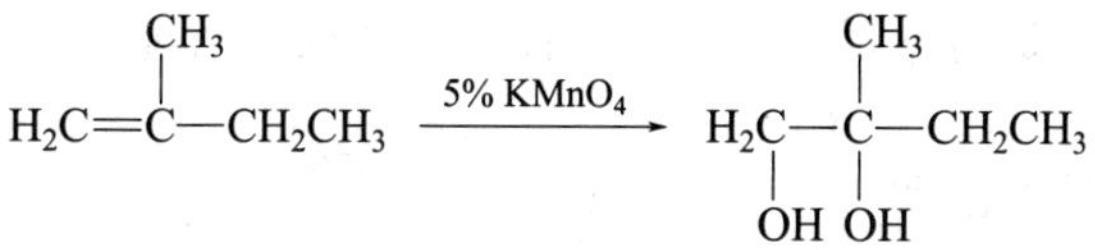

（3）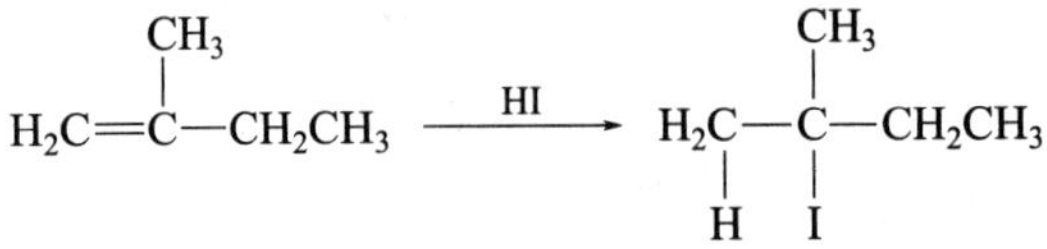

（4）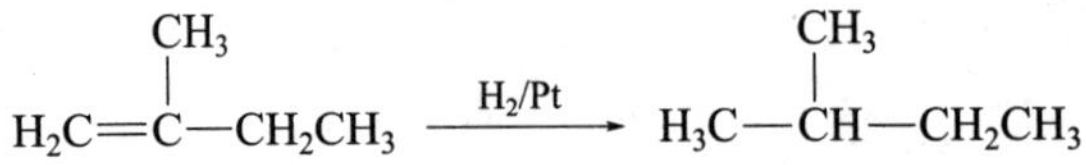

（5）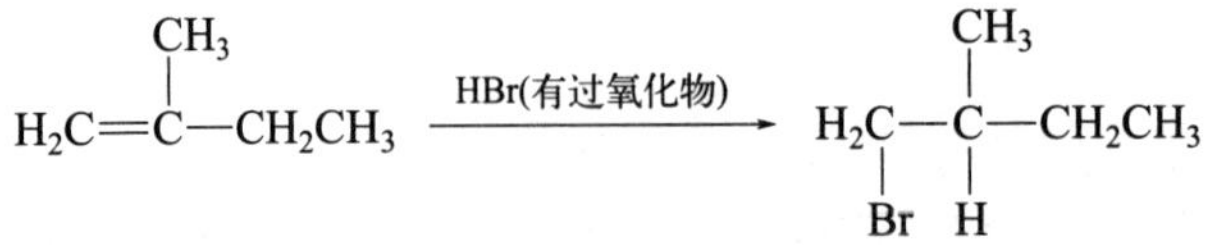

（6）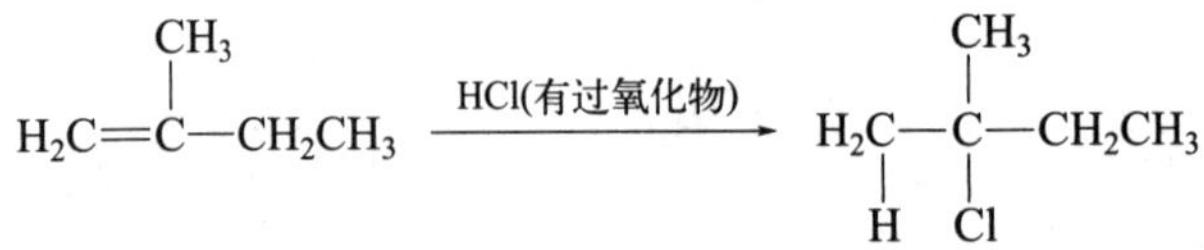

7.（1）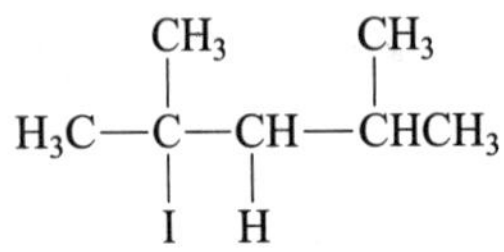

（2）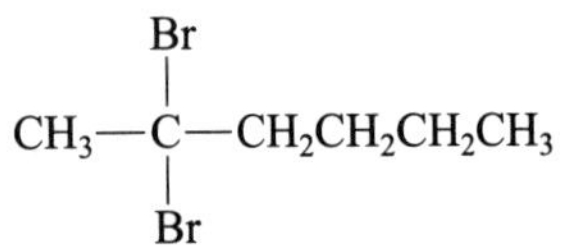

（3）$AgC \equiv C—CH_2CH_3$

（4）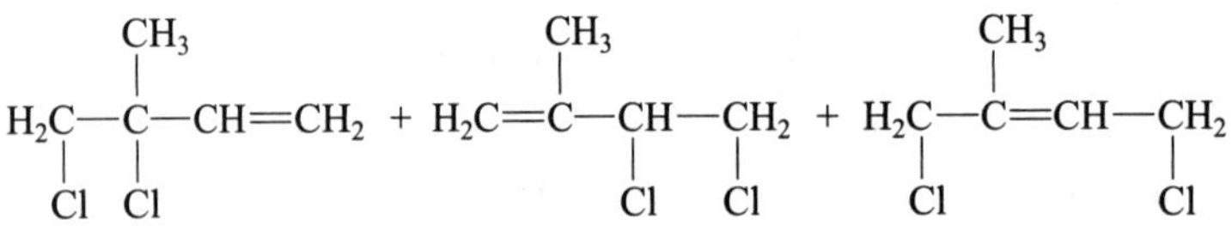

（5）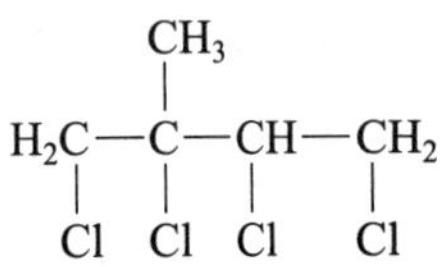

（6）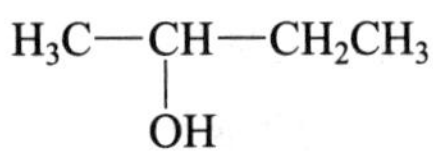

（7）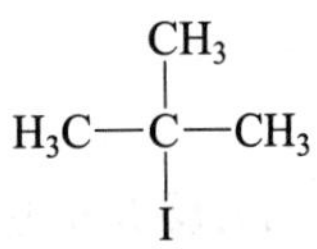

（8）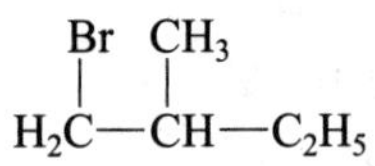

（9）$CH_3COOH+CH_3CH_2COOH$

8.（1）$CH_3CH_2CH_2CH=CH_2$

（2）$(CH_3)_2CHCH=CHCH_3$

（3）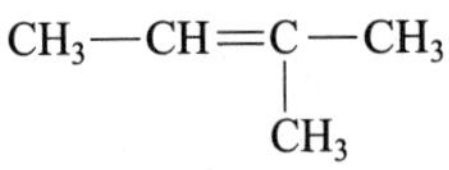

（4）$CH_3CH=CHCH_2CH=CH_2$

9. $H_2C=CH—CH_2CH_3$ 和 $CH_3CH=CHCH_3$

10. 分子式为 C_4H_6，不饱和度为 2，能使高锰酸钾溶液褪色，因此结构可能为链状炔烃、二烯烃、环烯，因不能与硝酸银的氨溶液反应，所以不能为末端炔。可能结构如下：

$CH_3C \equiv CCH_3$，$H_2C=CH—CH=CH_2$，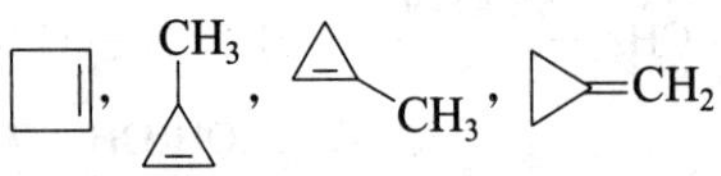

11. 由臭氧氧化，Zn/H_2O 还原的产物与烯烃结构之间对应关系，即可得到原烯烃的结构：$CH_3CH_2\underset{\displaystyle CH_3}{\underset{|}{C}}=CHCH_2CH_2CH=CHCH_2CH_3$

12. $n(C):n(H)=(88.82/12):(11.18/1)=2:3$，最简式为 C_2H_3。

因甲能与硝酸银的氨溶液生成沉淀，说明甲为含有炔氢的炔烃，所以甲、乙的分子式为 C_4H_6，然后由甲、乙氧化产物可推得原甲、乙的结构：

甲为 $HC{\equiv}CCH_2CH_3$，乙为 $H_2C{=}CH{-}CH{=}CH_2$

13. C_6H_{12} 催化加氢得到正己烷，表明为直链的烯烃，用高锰酸钾氧化得到两种不同的羧酸，所以结构只有 $CH_3CH{=}CHCH_2CH_2CH_3$。

14. $HC{\equiv}CCH_2\overset{\displaystyle CH_3}{\overset{|}{C}H}{-}CH_3$

15. $CH_3CH_2C{\equiv}CCH_2CH_3$ 或 $CH_3CH{=}CHCH{=}CHCH_3$

第四章
立体化学基础

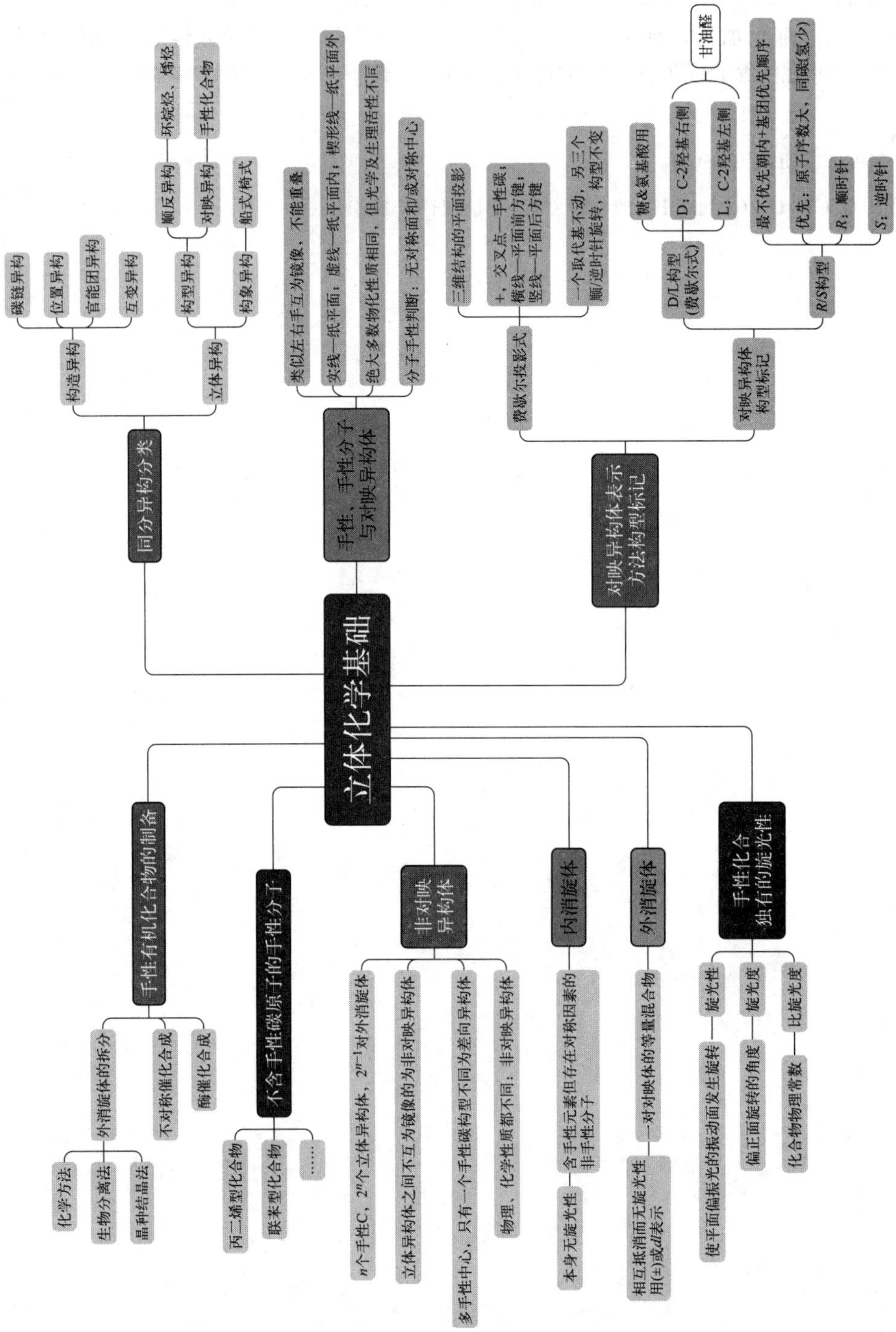
立体化学基础
同分异构分类
构造异构
碳链异构
位置异构
官能团异构
互变异构
立体异构
构型异构
顺反异构
环烷烃、烯烃
对映异构
手性化合物
构象异构
船式/椅式
手性、手性分子与对映异构体
类似左右手互为镜像，不能重叠
实线—纸平面，虚线—纸平面内，楔形线—纸平面外
绝大多数物化性质相同，但光学及生理活性不同
分子手性判断：无对称面和/或对称中心
对映异构体表示方法构型标记
费歇尔投影式
三维结构的平面投影
+，交叉点—手性碳；横线—平面前方键；竖线—平面后方键
一个取代基不动，另三个顺/逆时针旋转，构型不变
对映异构体构型标记
D/L构型（费歇尔式）
糖&氨基酸用
D：C-2羟基右侧
L：C-2羟基左侧
甘油醛
R/S构型
最不优先朝内+基团优先顺序
优先：原子序数大，同碳(氢少)
R：顺时针
S：逆时针
手性有机化合物的制备
外消旋体的拆分
化学方法
生物分离法
晶种结晶法
不对称催化合成
酶催化合成
不含手性碳原子的手性分子
丙二烯型化合物
联苯型化合物
……
非对映异构体
n个手性C，2^n个立体异构体，2^{n-1}对外消旋体
立体异构体之间不互为镜像的为非对映异构体
多手性中心，只有一个手性碳构型不同为差向异构体
物理、化学性质都不同，非对映异构体
内消旋体
含手性元素但存在对称因素的非手性分子
本身无旋光性
外消旋体
一对对映体的等量混合物
相互抵消而无旋光性用(±)或dl表示
手性化合物独有的旋光性
旋光性
使平面偏振光的振动面发生旋转
旋光度
偏正面旋转的角度
比旋光度
化合物物理常数

一、学习要求

1. 阐述立体化学、同分异构、手性、手性分子和对映体的概念；
2. 辨别立体异构的类型；
3. 判断有机化合物的对称因素，化合物是否存在对映体；
4. 阐述平面偏振光、比旋光度、旋光性等概念；
5. 概括费歇尔投影式的意义和书写方法；
6. 判断对映体的 D/L 和 R/S 构型；
7. 区分非对映异构体、内消旋化合物；
8. 复述外消旋体的拆分方法；
9. 描述手性分子的来源与生物作用；
10. 判断光学异构体的绝对构型；
11. 解释立体化学在生物医药中的作用。

二、内容精讲

1. 同分异构现象的分类

- 同分异构
  - 构造异构（构造式不同）
    - 碳链异构
    - 位置异构
    - 官能团异构
    - 互变异构
  - 立体异构（构造式相同）
    - 构型异构（构型不同）
      - 对映异构(旋光异构、光学异构)
      - 几何异构(顺反异构)
    - 构象异构（构型相同）

2. 手性分子与对映异构体

当一个化合物分子与其镜像不能相互重叠时，这种分子就具有手性，具有手性的分子称为手性分子。手性分子必然存在着一个与其镜像相应的异构体，它们的关系就互称为对映异构体，简称对映体。这种异构现象就称为对映异构现象。

有机化合物中，如果与中心碳原子相连的四个原子或基团都不相同，该碳原子称为手性碳原子或不对称碳原子，常以 C^* 表示。手性碳原子又称为手性中心。

产生手性的必要和充分条件是分子与其镜像不能重叠。

3. 对映异构体的表示方法和构型标记

（1）费歇尔投影式

（2）对映异构体的构型标记

① D/L 构型表示法

以甘油醛为标准，人为规定在其费歇尔投影式中，甘油醛的手性碳原子上—OH 在“右边”的称为 D 型，甘油醛的手性碳原子上—OH 在“左边”的称为 L 型。

标准物质构型规定后，其他手性物质的构型就可以通过化学转变的方法与标准物质镜像关联来确定。这种与人为规定的标准物质进行关联而得到的手性物质的构型称为相对构型。在糖类和氨基酸类化合物中较多地使用 D、L 来表达构型。

② R/S 构型表示法

这种表示法是化合物的实际构型，即绝对构型，它不需要与其他化合物联系比较。

含一个手性碳原子的分子命名时，首先把手性碳所连的四个原子或基团(a、b、c、d)按照顺序法则排列其优先顺序，如 a＞b＞c＞d。其次，将此排列次序中排在最后的原子或基团(即 d)放在离观察者最远的地方。然后再观察从最优先的 a 开始到 b 再到 c 的次序，如果是顺时针方向排列的，这个分子的构型即用 R 表示；如果 a→b→c 是逆时针方向排列，则此分子的构型用 S 表示。

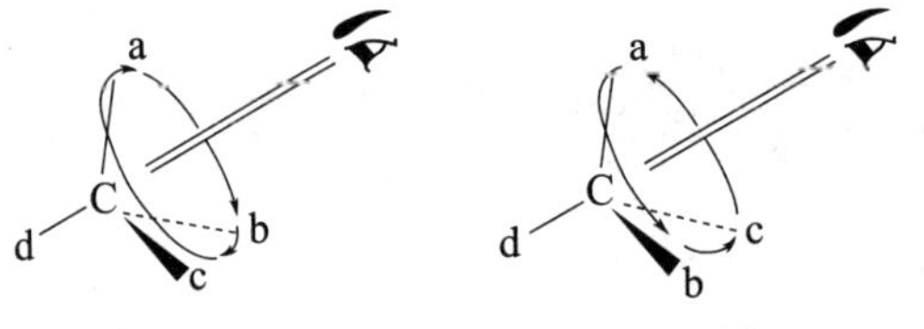

(R)　　　　(S)

右手螺旋法则：首先，找到手性中心上优先级最低的基团(通常是 H)，使拇指指向该基团，同时其余四指自然弯曲，并按优先级从高到低(a→b→c)的方向环绕手性中心。此时，符合右手螺旋法则的即为 R 构型，反之则为 S 构型。

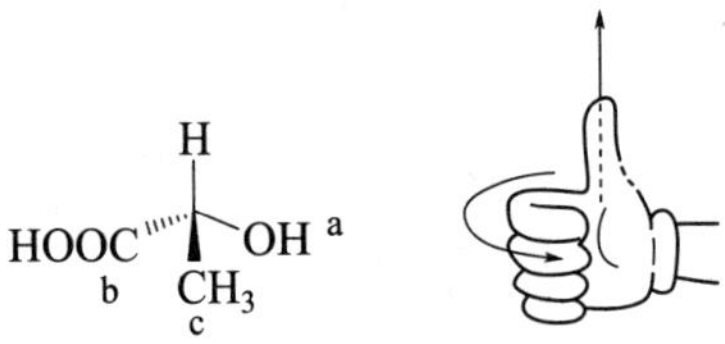

乳酸的R构型及右手螺旋法则判断构型示意图

4. 对映异构体的光学性质

(1) 平面偏振光

只在一个平面内振动的光叫平面偏振光，简称偏振光。

(2) 旋光性和比旋光度

能使偏振光的振动面旋转一定角度的物质称为旋光性物质或光学活性物质，它们具有旋光性。偏振光通过盛有旋光物质的盛液管后，振动面旋转的角度 α 称为旋光度。

有些化合物能使偏振光的振动面顺时针旋转，叫右旋体，以“+”或“d”表示；另一些化合物则使偏振光的振动面逆时针旋转，叫左旋体，以“−”或“l”表示。

就任一化合物来说，实验测得的旋光度不是固定的，因为它和溶液的浓度及盛液管的长度成正比。此外，旋光度也和测量时的温度、光源波长及所用的溶剂有关。因此通常用比旋光度$[\alpha]$来表示某一物质的旋光性。其定义为

$$[\alpha]_{\lambda}^{t}=\frac{\alpha}{lc}$$

式中，α 为溶液的旋光度；l 为盛液管的长度，dm；c 为溶液的质量浓度，$g\cdot mL^{-1}$；λ 为旋光仪所使用光源的波长，通常是钠光(亦称 D 线，589 nm)；t 为温度，℃。

比旋光度是旋光性物质的一种物理常数。

5. 含一个手性碳原子的分子

含有一个手性碳原子的有机化合物，其实物和镜像不能重叠，它们代表两种不同的化合物，彼此互称为对映体。一对对映体包括一个左旋体和一个右旋体，它们的比旋光度的绝对值相等，但旋光方向相反。

外消旋体和相应的左旋体或右旋体除旋光性不同外，其他物理性质也有差异。在生理作用方面，外消旋体仍各自发挥其左旋体和右旋体的相应效能。

6. 含多个手性碳原子的分子

(1) 含两个不相同的手性碳原子的分子

当分子中含两个不相同的手性碳原子时就有四种立体异构体。当分子中含两个或两个以上手性中心时，就有非对映异构现象存在。非对映体之间不仅旋光性不同，物理和化学性质也有一定的差异。

(2) 含两个相同手性碳原子的分子

这类分子中，两个手性碳原子所连的四个基团完全相同，如酒石酸分子中两个手性碳原子上所连接的四个基团相同。这种分子只有三种立体异构体：一对对映体和一个内消旋体。

内消旋体是一种纯物质；外消旋体是由两种等量的旋光度相同、旋光方向相反的对映体组成的混合物。

(3) 含 n 个手性碳原子的分子

当分子中含有 n 个不相同的手性碳原子时，最多可以有 2^n 种立体异构体，最多可以组成 2^{n-1} 个外消旋体。

(4) 不含手性碳原子的手性分子

① 丙二烯型 当丙二烯的两端各连有两个不同的基团时，它便具有立体异构体(一对对映体)，该手性分子中所含的不是手性碳原子而是包括分子中若干个原子的手性轴。

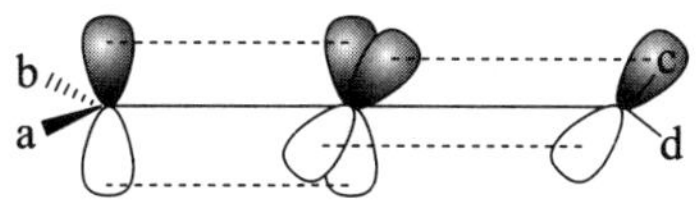

当 a≠b，c≠d，分子具有手性轴，是个手性分子。

② 联苯型化合物 在一些 2,6 和 2′,6′位置有取代基的联苯化合物中，当取代基足够大时，由于单键自由旋转受阻，两个苯环平面处于相互的交叉状态。这样，取代基不相同的一些 2,6 和 2′,6′取代联苯有手性轴，是手性分子。旋转受阻的取代联苯立体结构如下：

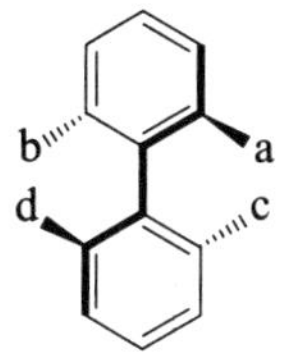

(5) 环状化合物的旋光异构

环状化合物的旋光异构和几何异构是同时存在的。分子的手性一般是由手性碳原子引起的，其手性碳原子的构型可用 R/S 表示法。

7. 手性有机化合物的制备

将外消旋体分离成单一对映体的过程称为外消旋体的拆分。

(1) 外消旋体的拆分

① 化学方法：

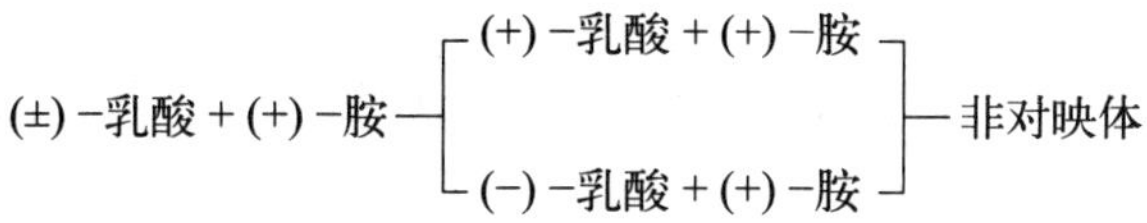

所得到的非对映体结晶的溶解度不同，可选择适当的溶剂用分步结晶的方法将它们分离。

② 生物分离法(略)。

③ 晶种结晶法(略)。

(2) 不对称合成

三、重点难点

重点：手性、手性分子和对映异构体的判断；费歇尔投影式的书写；D/L 和 R/S 构型判断。

难点：D/L 和 R/S 构型判断。

四、典型例题解析

【例 1】判断下列叙述是否正确?

(1) 具有 R 构型的化合物是右旋的。

(2) 非手性化合物可以有手性中心。

(3) 在化学反应中，由 R 构型反应物变为 S 构型的产物，一定伴随构型的翻转。

解：(1) 错。旋光性是通过旋光仪测定的，与 R、S 构型之间没有必然联系。R 构型的化合物可以是右旋或者左旋的，其对映体 S 构型的化合物也可以是左旋或者右旋的。

(2) 对。内消旋体是非手性化合物，但有手性中心。

(3) 错。不一定发生构型翻转。有时可因为与手性中心相连的基团的变化，而导致按次序规则在排列顺序上发生变化，从而会有不同的表示结果。因此，不是一定发生了构型的翻转。

【例 2】标出下列化合物的 R/S 构型。

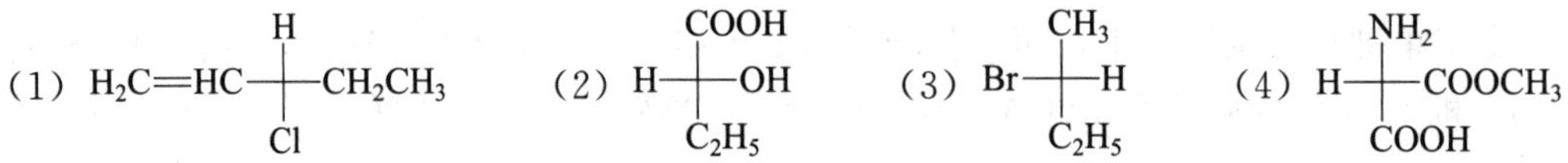

解：第一步排列手性碳原子上四个原子或者基团的优先次序：a>b>c>d；第二步按照右手螺旋法则判断，符合的是 R 构型，不符合的是 S 构型。

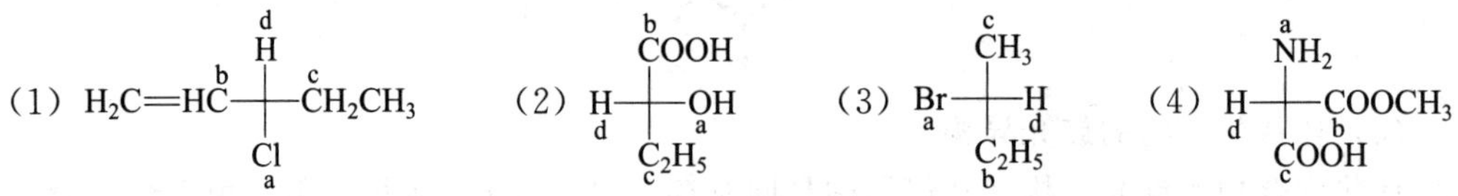

(1) d 在竖线上，代表纸平面的后方，大拇指朝纸里面，剩下的基团符合右手螺旋法则，则为 R 构型。

(2) d 在横线上，代表在纸平面的前方，大拇指朝纸外面，剩下的基团符合右手螺旋法则，则为 R 构型。

(3) d 在横线上，代表在纸平面的前方，大拇指朝纸外面，剩下的基团符合右手螺旋法则，则为 R 构型。

(4) d 在横线上，代表在纸平面的前方，大拇指朝纸外面，剩下的基团符合左手螺旋法则，则为 S 构型。

【例 3】CHFClBr 的结构式可写成如下的七种费歇尔投影式。试问(2)～(7)与(1)呈什么关系？

(1) 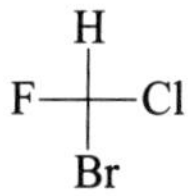 (2) 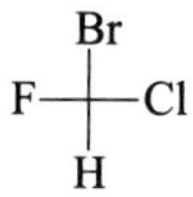 (3) 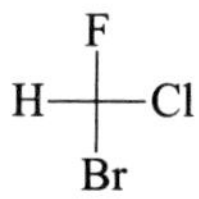 (4) 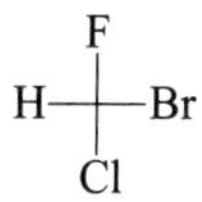

(5) 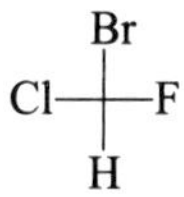 (6) 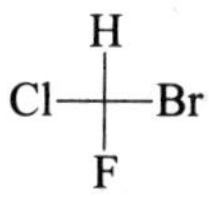 (7) 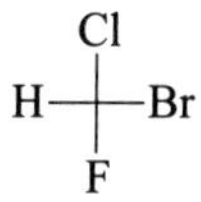

解：本题目中化合物(1)～(7)的碳原子连接基团一致，只要判断出每个化合物的绝对构型，即可得出与(1)的关系。其中化合物(1)为 *S* 构型：

化合物	绝对构型	与(1)的关系
(2)	*R*	对映体
(3)	*R*	对映体
(4)	*S*	等同
(5)	*S*	等同
(6)	*S*	等同
(7)	*R*	对映体

五、综合习题

1. 选择题

(1) 2-溴-3-氯丁烷可能有的旋光异构体有(　　)。

A. 2 种　　B. 3 种　　C. 4 种　　D. 5 种

(2) 具有 n 个手性碳原子的化合物，能产生的旋光异构体应为(　　)。

A. 至少有 2^n 种　　B. 至多有 2^n 种

C. 一定有 2^n 种　　D. 必少于 2^n 种

(3) 下列化合物中，既能产生顺反异构，又能产生旋光异构的是(　　)。

A. 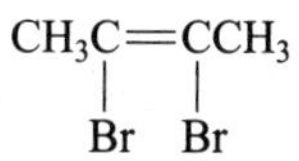　　B. $CH_3CHBrCH{=}CHCH_3$

C. 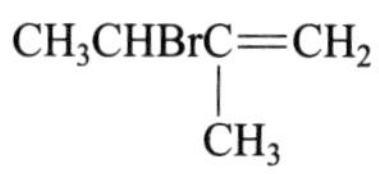　　D. 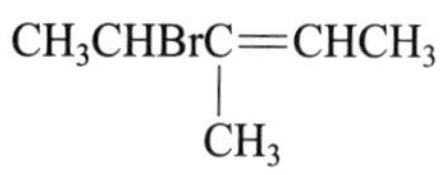

(4) 费歇尔投影式为 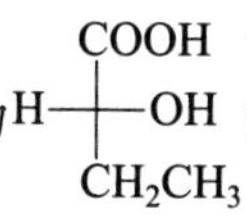 的化合物，其构型是(　　)。

A. *R* 型　　B. *S* 型　　C. *E* 型　　D. *Z* 型

(5) 3-氯己-2,5-二醇的所有可能的对映体有(　　)。

A. 2 种　　B. 4 种　　C. 6 种　　D. 8 种

(6) 具有手性的分子是(　　)。

A. 顺 1,2-二氯环丁烷　　B. 顺 4-氯戊-2-烯

C. (*R*,*S*)-酒石酸　　D. 顺丁-2-烯

(7) 下列化合物中，可能以内消旋体存在的是(　　)。

A. 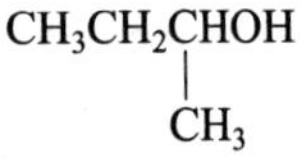　　B. 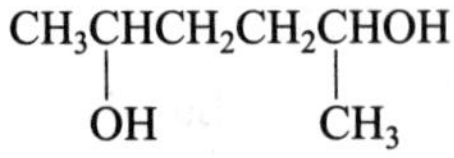

C. 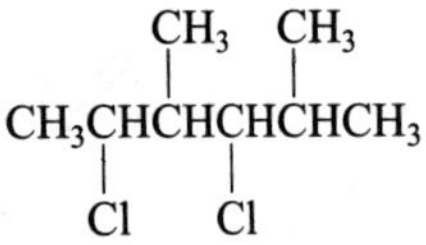　　D. 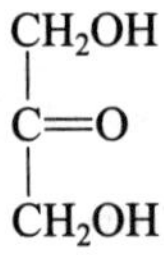

(8) 甘油醛与 HCN 加成后，再经水解，得到的产物可能产生的立体异构体为(　　)。

A. 2 种　　B. 3 种　　C. 4 种　　D. 5 种

(9) 下列叙述中错误的是(　　)。

A. 与其镜像不能重叠的分子叫手性分子

B. 手性分子具有旋光性

C. 手性分子与其镜像互为对映体

D. 具有手性碳原子的分子必定具有手性

(10) 具有手性碳原子但无旋光性的化合物是(　　)。

A. 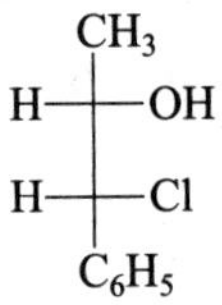　　B. 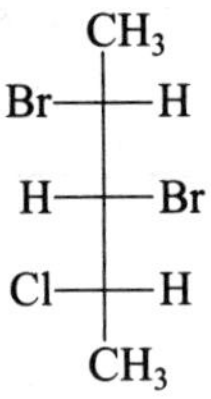　　C. 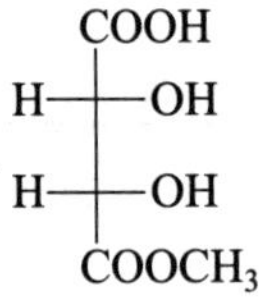　　D. 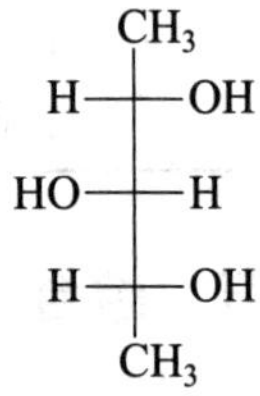

(11) 不具有旋光性的分子是(　　)。

A. 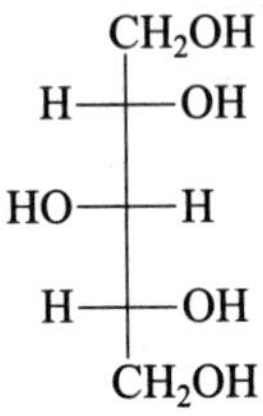　　B. 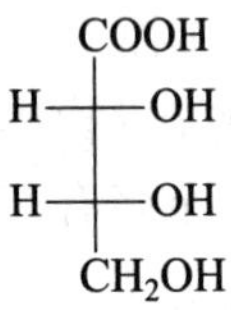　　C. 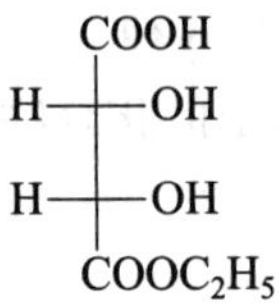　　D. 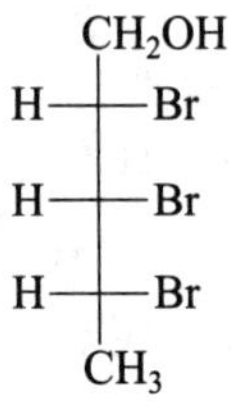

(12) 具有对称面的分子是(　　)。

A. (2*R*,3*S*)-酒石酸　　B. (2*R*,3*R*)-2-氯-3-羟基丁二酸

C. (2*S*,3*S*)-2-氯-3-羟基丁二酸　　D. (2*R*,3*R*)-酒石酸

(13) 胆固醇 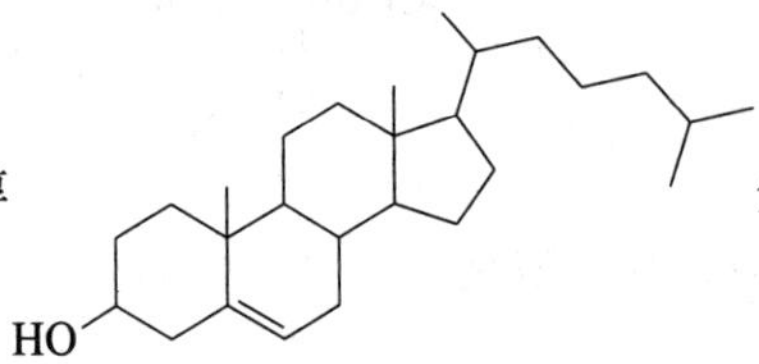 分子中所含的手性碳原子共有(　　)。

A. 5 个　　B. 6 个　　C. 7 个　　D. 8 个

(14) $CH_3CH(OH)CH(OH)CH(OH)CH_3$ 能产生的立体异构体有(　　)。

A. 8 种旋光异构体即 4 对对映体

B. 6 种旋光异构体，其中 2 对对映体，2 个内消旋体

C. 4 种旋光异构体构成 2 对对映体

D. 4 种立体异构体，其中 1 对对映体，2 个内消旋体

2. 下列物质哪些是手性分子？写出它们的费歇尔投影式，并用 R/S 表示法标示其构型。

（1）3-溴己烷　（2）3-氯-3-甲基戊烷　（3）3-甲基丁-2-醇

（4）3-氯丁-2-醇　（5）2,3-二溴丁酸　（6）6-乙基辛-2-烯酸

（7）2,3-二羟基戊二酸

3. 写出下列化合物的费歇尔投影式。

（1）(R)-丁-2-醇　（2）(S)-4-溴戊-1-烯

（3）($2R,3R,4S$)-2,3-二溴-4-氯己烷　（4）(R)-戊-2-醇

（5）(S)-$HOCH_2CHOHCH_2NH_2$　（6）(R)-甲基仲丁基醚

（7）($2R,3R,4R$)-2,3-二溴-4-氯己-1-醇

4. 指出下列各式是 R 型还是 S 型。

（1）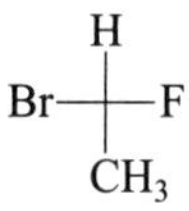　（2）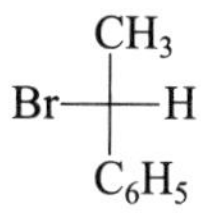　（3）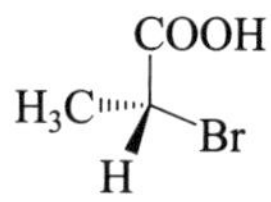

（4）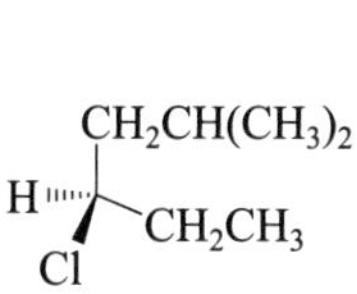　（5）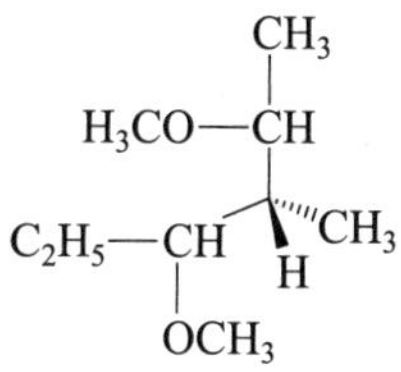

5. 下列哪一对是相同的化合物？

（1）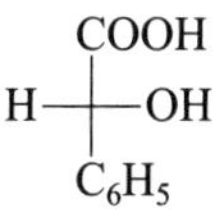 和 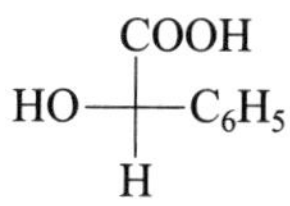　（2）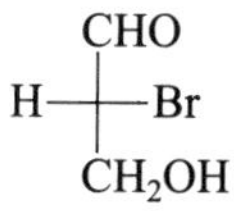 和 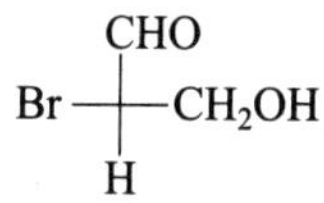

（3）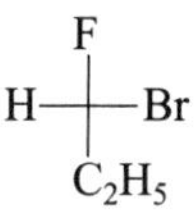 和 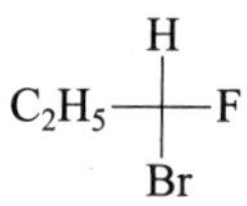　（4）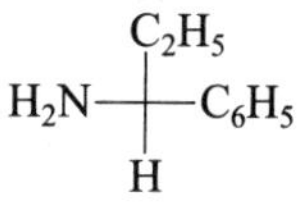 和 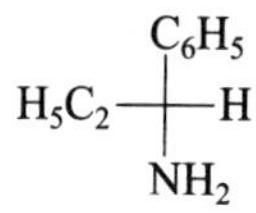

6. 指出化合物(1)与其他各式的关系(同一化合物、对映体、非对映体)。

（1）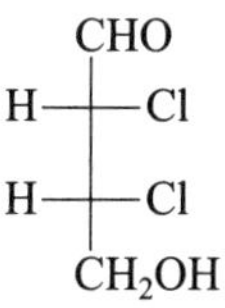　（2）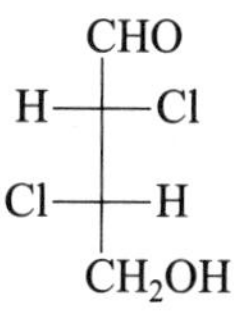　（3）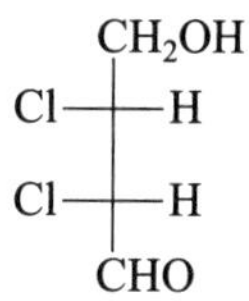

（4）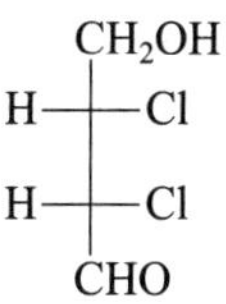　（5）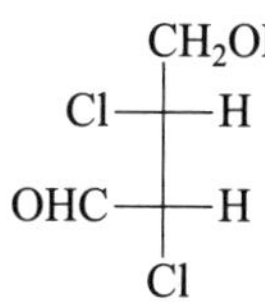　（6）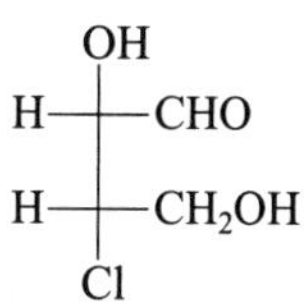

7. 下列物质中，除构象异构外，各存在哪种类型的立体异构现象？

（1）丁-2,3-二醇　（2）5-乙基庚-2-烯酸　（3）2-溴丁烷

（4）3,5-二甲基己烷　（5）2,5-二氯己-2-烯

（6）3-羟基-7-甲基辛-6-烯　（7）2,3-二氯丁酸

8. 醇 A($C_6H_{12}O$)具有旋光性。催化氢化后，生成无旋光性的醇 B($C_6H_{14}O$)。写出 A 和 B 的构造式。

六、综合习题参考答案

1. 选择题

(1) C　(2) B　(3) B　(4) A　(5) D　(6) B　(7) B

(8) C　(9) D　(10) D　(11) A　(12) A　(13) D　(14) B

2. (1)(3)(4)(5)(7)是手性分子

(1) 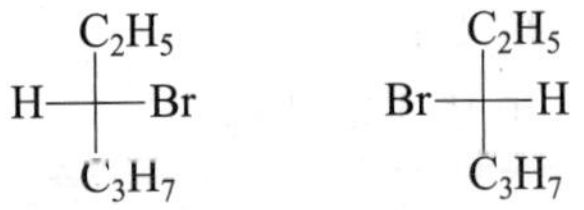

(S)　(R)

(3) 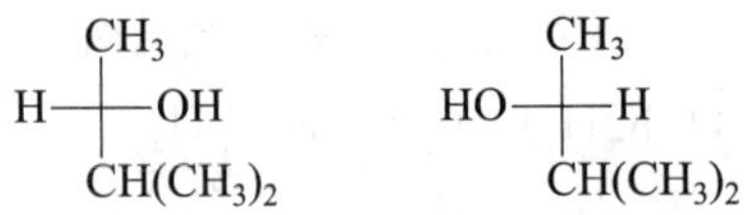

(S)　(R)

(4) 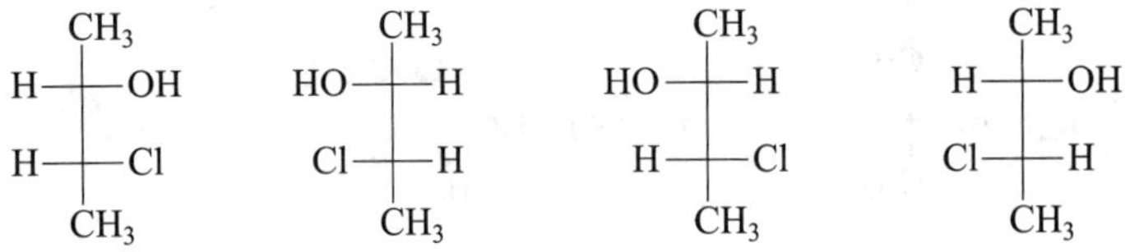

(2S, 3R)　(2R, 3S)　(2R, 3R)　(2S, 3S)

(5) 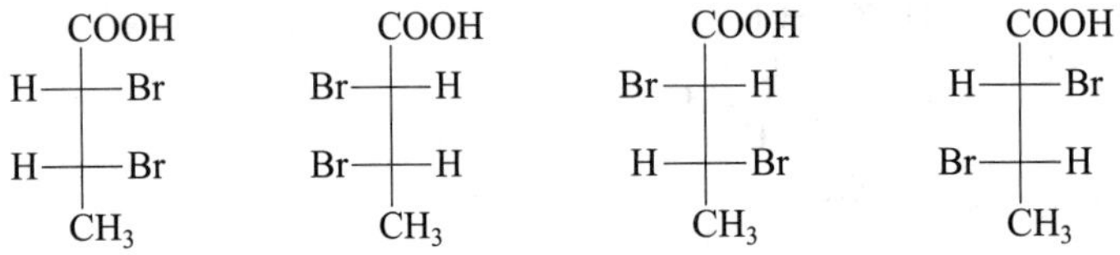

(2S, 3R)　(2R, 3S)　(2R, 3R)　(2S, 3S)

(7) 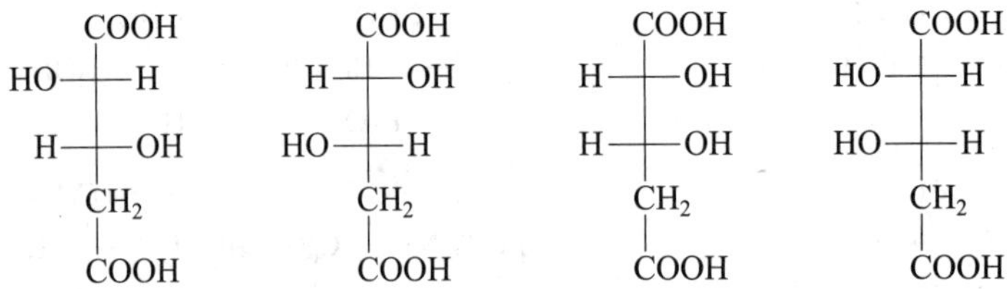

(2S, 3R)　(2R, 3S)　(2R, 3R)　(2S, 3S)

3. (1) 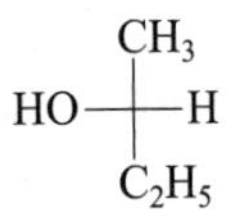

(2) 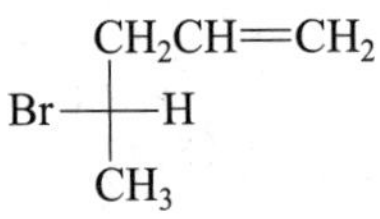

(3) 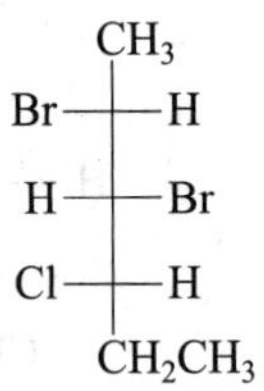

(4) 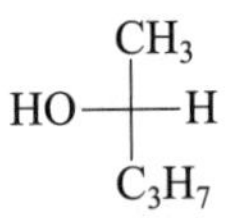

(5) 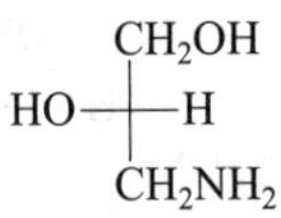

(6) 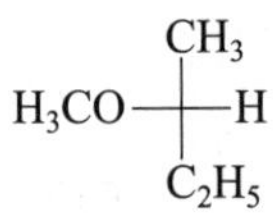

(7) 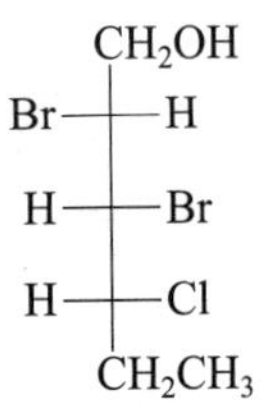

4. (1) R 型　(2) R 型　(3) R 型　(4) R 型　(5) S 型

5. (1)和(2)是两对相同的化合物

6.（1）和（3）相同；（1）与（4）、（6）互为对映体；（1）与（2）、（5）为非对映体。

7.（1）旋光异构　（2）顺反异构　（3）旋光异构

（4）旋光异构　（5）旋光和顺反异构

（6）旋光异构　（7）旋光异构

8. A. 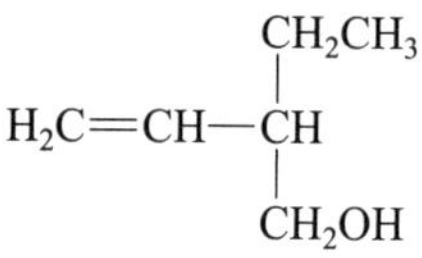　B. 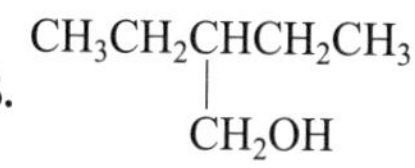

或 A. 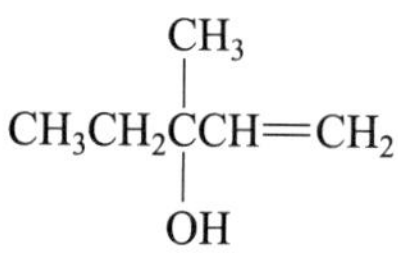　B. 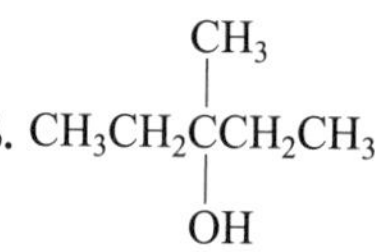

七、教材课后习题参考答案

1.（1）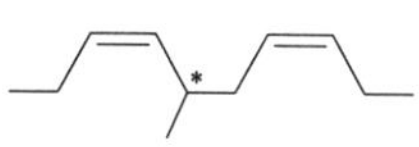　（2）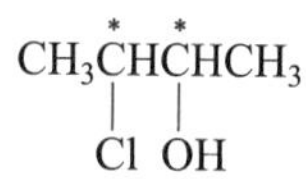

（3）无　（4）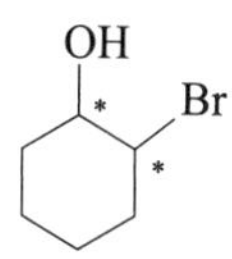　（5）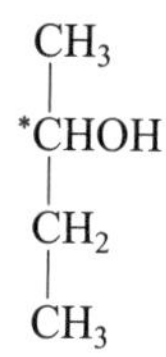

2.（1）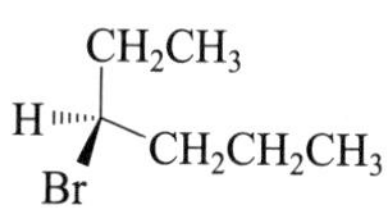　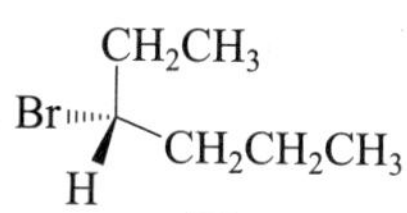

(*S*)　(*R*)

（2）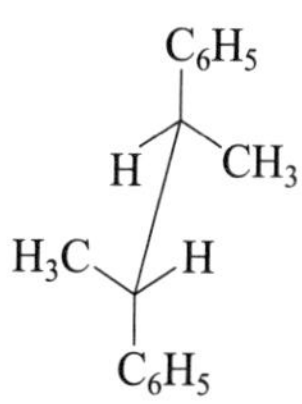　≡　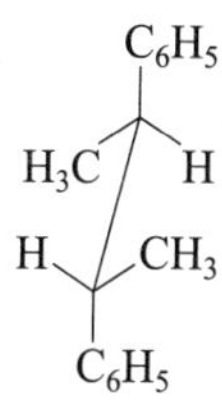　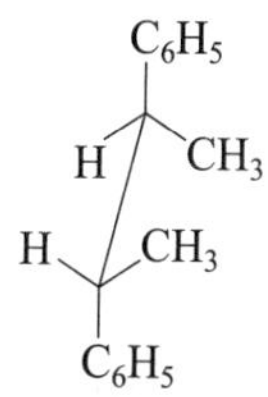　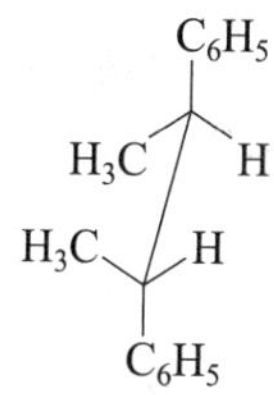

(1*S*, 2*R*)　(1*R*, 2*S*)　(1*S*, 2*S*)　(1*R*, 2*R*)

（3）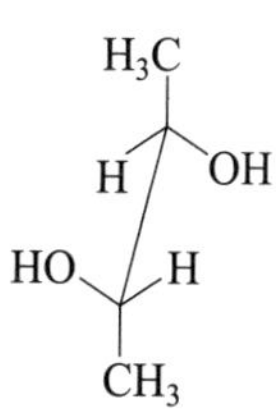　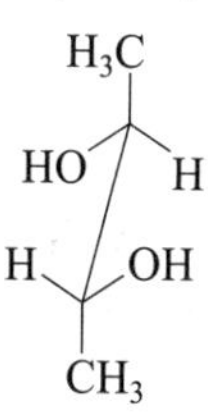　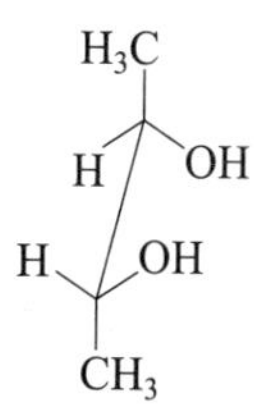　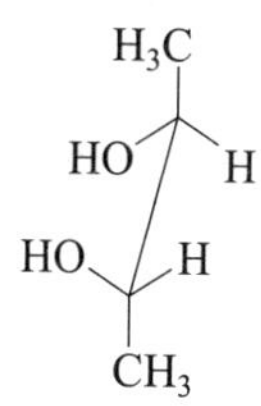

(2*R*, 3*S*)　(2*S*, 3*R*)　(2*S*, 3*S*)　(2*R*, 3*R*)

（4）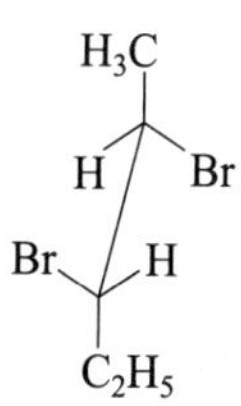

(2*R*, 3*S*)

（5）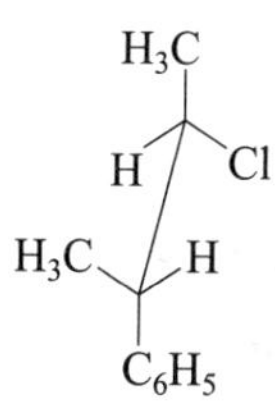

(2*R*, 3*S*)

3.（1）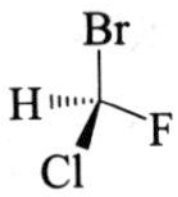（2）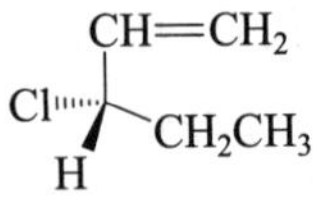（3）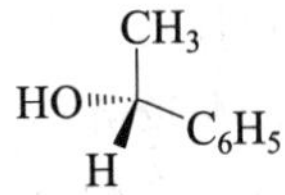

4.（1）手性分子

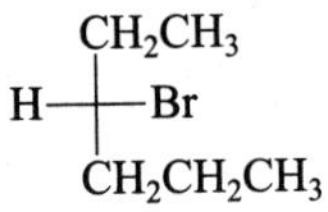
(*S*)

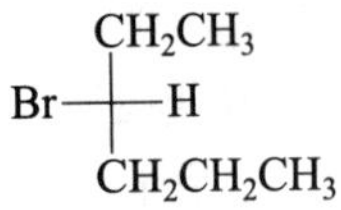
(*R*)

（2）非手性分子

（3）手性分子

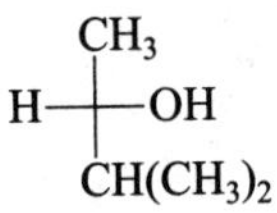
(*S*)

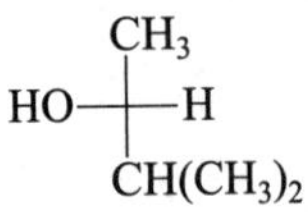
(*R*)

（4）手性分子

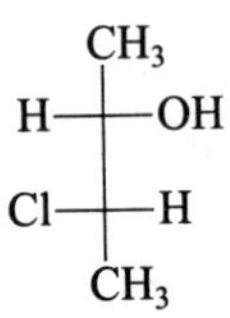
(2*S*, 3*S*)

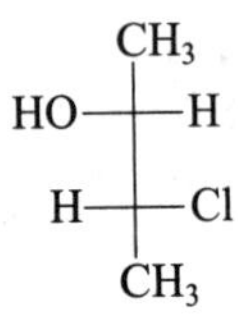
(2*R*, 3*R*)

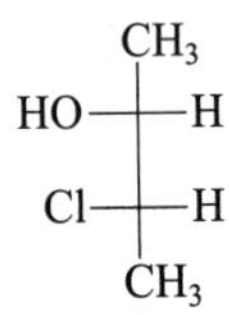
(2*R*, 3*S*)

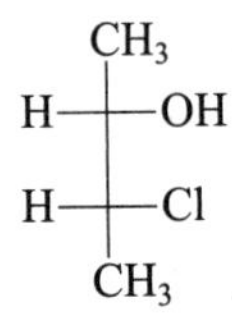
(2*S*, 3*R*)

（5）手性分子

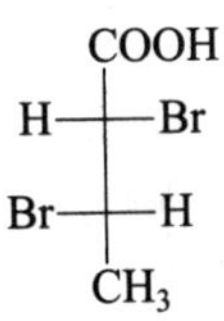
(2*S*, 3*S*)

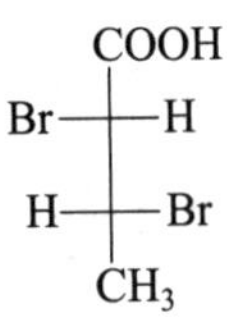
(2*R*, 3*R*)

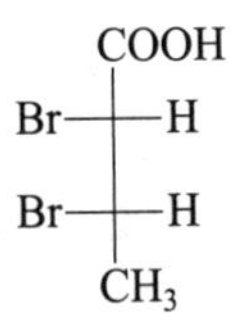
(2*R*, 3*S*)

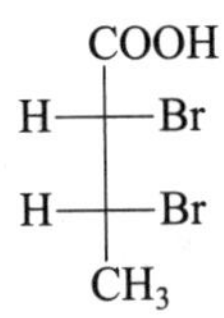
(2*S*, 3*R*)

（6）非手性分子

（7）手性分子

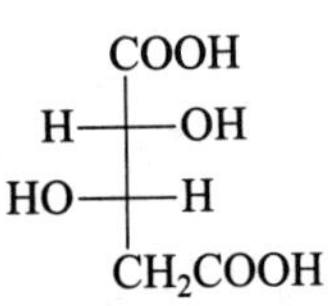
(2*R*, 3*S*)

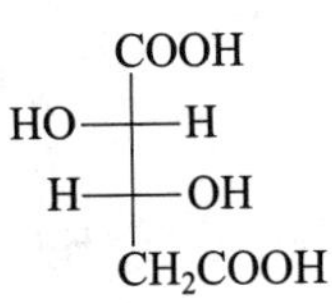
(2*S*, 3*R*)

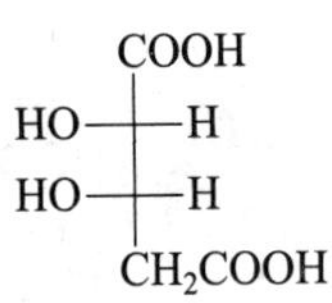
(2*S*, 3*S*)

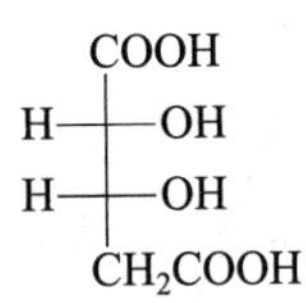
(2*R*, 3*R*)

5.（1）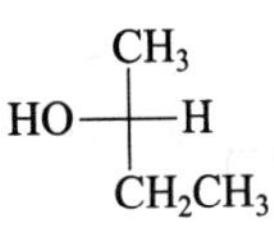（2）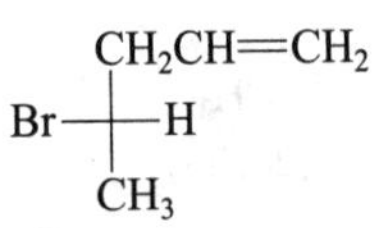（3）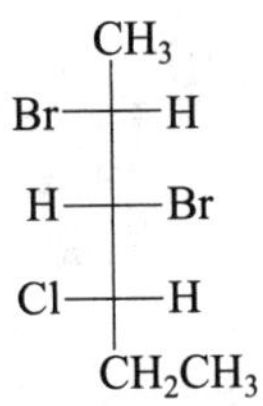

6.（1）*R*　（2）*R*　（3）*R*

7.（1）2 个手性碳原子，理论上有 4 种立体异构体。

（2）3 个手性碳原子，理论上有 8 种立体异构体。

（3）8 个手性碳原子，理论上有 256 种立体异构体。

8.(1)(2)

9.(1)与(2)是非对映体；(1)与(3)是相同化合物；

(1)与(4)是对映体；(1)与(5)是非对映体；(1)与(6)是对映体。

10.(1) 对映异构 (2) 顺反异构 (3) 无 (4) 对映异构 (5) 顺反异构、对映异构 (6)对映异构 (7) 对映异构

第五章
芳香烃

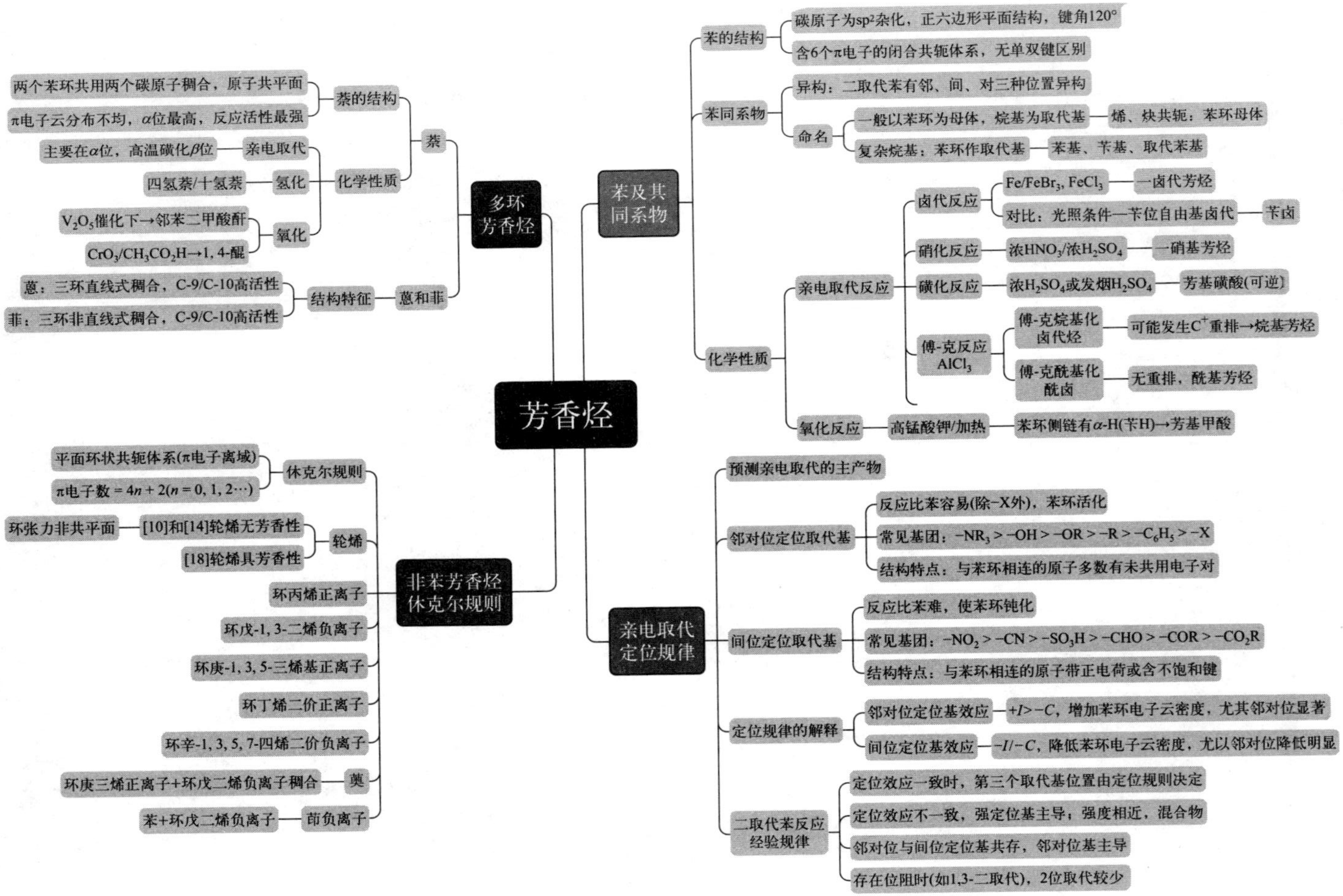
芳香烃
苯及其同系物
苯的结构
碳原子为sp²杂化，正六边形平面结构，键角120°
含6个π电子的闭合共轭体系，无单双键区别
苯同系物
异构：二取代苯有邻、间、对三种位置异构
命名
一般以苯环为母体，烷基为取代基
烯、炔共轭：苯环母体
复杂烷基：苯环作取代基
苯基、苄基、取代苯基
化学性质
亲电取代反应
卤代反应
Fe/FeBr$_3$, FeCl$_3$
一卤代芳烃
对比：光照条件—苄位自由基卤代
苄卤
硝化反应
浓HNO$_3$/浓H$_2$SO$_4$
一硝基芳烃
磺化反应
浓H$_2$SO$_4$或发烟H$_2$SO$_4$
芳基磺酸(可逆)
傅-克反应 AlCl$_3$
傅-克烷基化 卤代烃
可能发生C$^+$重排→烷基芳烃
傅-克酰基化 酰卤
无重排，酰基芳烃
氧化反应
高锰酸钾/加热
苯环侧链有α-H(苄H)→芳基甲酸
亲电取代定位规律
预测亲电取代的主产物
邻对位定位取代基
反应比苯容易(除-X外)，苯环活化
常见基团：$-NR_3>-OH>-OR>-R>-C_6H_5>-X$
结构特点：与苯环相连的原子多数有未共用电子对
间位定位取代基
反应比苯难，使苯环钝化
常见基团：$-NO_2>-CN>-SO_3H>-CHO>-COR>-CO_2R$
结构特点：与苯环相连的原子带正电荷或含不饱和键
定位规律的解释
邻对位定位基效应
$+I>-C$，增加苯环电子云密度，尤其邻对位显著
间位定位基效应
$-I/-C$，降低苯环电子云密度，尤以邻对位降低明显
二取代苯反应经验规律
定位效应一致时，第三个取代基位置由定位规则决定
定位效应不一致，强定位基主导；强度相近，混合物
邻对位与间位定位基共存，邻对位基主导
存在位阻时(如1,3-二取代)，2位取代较少
多环芳香烃
萘
萘的结构
两个苯环共用两个碳原子稠合，原子共平面
π电子云分布不均，α位最高，反应活性最强
化学性质
亲电取代
主要在α位，高温磺化β位
氢化
四氢萘/十氢萘
氧化
V$_2$O$_5$催化下→邻苯二甲酸酐
CrO$_3$/CH$_3$CO$_2$H→1, 4-醌
蒽和菲
结构特征
蒽：三环直线式稠合，C-9/C-10高活性
菲：三环非直线式稠合，C-9/C-10高活性
非苯芳香烃 休克尔规则
休克尔规则
平面环状共轭体系(π电子离域)
π电子数 = $4n+2(n=0, 1, 2\cdots)$
轮烯
[10]和[14]轮烯无芳香性
环张力非共平面
[18]轮烯具芳香性
环丙烯正离子
环戊-1, 3-二烯负离子
环庚-1, 3, 5-三烯基正离子
环丁烯二价正离子
环辛-1, 3, 5, 7-四烯二价负离子
薁
环庚三烯正离子+环戊二烯负离子稠合
茚负离子
苯+环戊二烯负离子

一、学习要求

1. 识别苯的结构、同分异构与命名，多环芳烃的结构与命名；

2. 概述芳香性概念、苯的化学性质、亲电取代反应机理及芳环上亲电取代反应定位规则及应用；

3. 简述苯的物理性质、共振式对亲电取代反应定位规则的解释；

4. 分析蒽和菲的化学性质；

5. 利用休克尔规则判断化合物的芳香性；

6. 应用苯的化学性质解决芳香化合物的合成问题；

7. 灵活运用所学推断化学反应的产物。

二、内容精讲

1. 苯及其同系物

从结构上看，芳香化合物一般具有平面或接近平面的环状结构，键长趋于平均化，并有较高的 C/H 比值。从性质上看，芳香化合物的芳环一般难以氧化、加成，而易于发生亲电取代反应。这些特点就是人们经常说的芳香性。具有芳香性的碳氢化合物称为芳香烃，包括苯及其衍生物和一些不含苯环但具有芳香性的物质。含苯环的芳香烃叫作苯型芳香烃，不含苯环的芳香烃叫作非苯型芳香烃。

苯型芳香烃又分为单环芳烃和多环芳烃。

苯分子中的碳原子都是 sp^2 杂化的。在苯环体系中，环上有六个碳原子和六个 π 电子，离域的电子云完全平均化，体系能量低，比较稳定。π 电子云均匀分布在苯环平面的上下两侧。苯分子中的 C—C 键长也完全平均化，没有碳碳单键和碳碳双键的区别。

苯的同系物是指苯分子中的氢原子被烃基取代的衍生物。一般以苯环为母体命名，烃基作为取代基。环上取代基的列出次序原则与链烃相同。

二烷基苯两个烷基在苯环上的相对位置有三种可能性：邻位（*o*-，*ortho*）、间位（*m*-，*meta*）和对位（*p*-，*para*），所以有三种异构体。

当烷基很复杂时，可将苯环作为取代基，链烃为母体。

2. 苯及其同系物的性质

（1）物理性质

苯及其同系物均不溶于水，易溶于乙醚、四氯化碳和石油醚等有机溶剂。一般有毒性，长期吸入它们的蒸气会损害造血器官和神经系统，使用时要注意防护。苯及其同系物易燃烧，且火焰带有黑烟。

（2）化学性质

化学性质稳定、难氧化、难加成、易取代是苯的芳香性在化学性质上的表现。

① 亲电取代反应

在一定条件下，苯环的氢原子易被其他的原子或原子基团取代，发生卤代、硝化、磺化、傅-克烷基化及酰基化。反应过程是由一个带正电荷的原子或原子基团（E^+）首先进攻苯环，然后 H^+ 离去，因此是亲电取代反应。整个反应历程分为两步，可用通式表示如下：

第一步：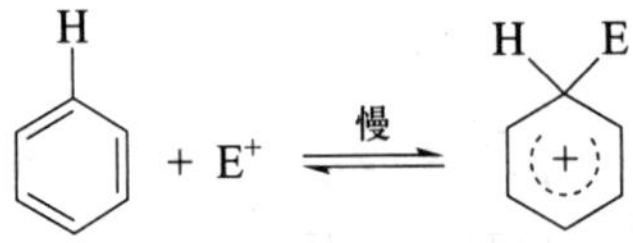

碳正离子(σ配合物)

第二步：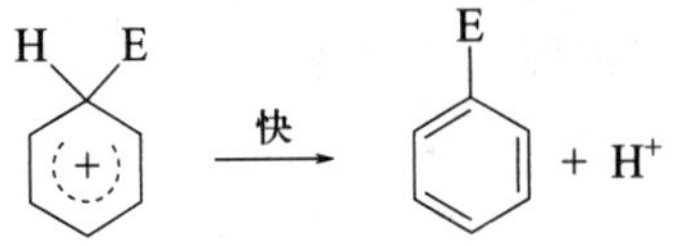

第一步是由亲电试剂 E^+ 进攻苯环，形成 σ 配合物中间体。此时与 E^+ 结合的碳原子由 sp^2 杂化转变为 sp^3 杂化形式，分别与 E^+ 和原有氢原子形成 σ 键。第二步是碳原子与氢原子的 σ 键逐渐断裂，最终脱掉 H^+，生成取代产物。

比较两步的反应速率，由于第一步需要较高的活化能，反应速率较慢，因此是决速步骤；第二步需要的活化能较低，反应速率较快。

在苯的卤代、硝化、磺化、傅-克烷基化及酰基化反应中，E^+ 分别是 X^+、NO_2^+、SO_3、R^+ 和 $RC^+{=}O$。

② 氧化

苯环只要侧链上有 α-氢，不论侧链烷基长短，都被氧化为与苯环相连的羧基。叔丁基苯侧链不含 α-氢，在上述条件下不被氧化。苯环在剧烈条件和催化剂存在下才被氧化。

③ 加成反应

苯环比较稳定，一般不容易发生加成反应。但在一定条件下，如有催化剂、高温或光照的影响下，也可以发生加成反应。

苯的同系物与卤素在日光下不发生加成反应，而是进行侧链自由基取代反应。

3. 苯环上亲电取代反应的定位规律

一是苯环上已有的取代基对第二个取代基进入的难易有相当的影响；二是苯环上已有的取代基能在很大程度上影响第二个取代基的进入位置。

（1）当苯环上连有邻对位定位基时，再引入的其他基团主要进入它的邻位或对位，而且第二个取代基的引入比在苯上引入更容易(除—X 外)，它们可使苯环活化。下面是常见的邻对位定位基及它们活化苯环的能力顺序：

$$—NR_2 > —NHR > —NH_2 > —OH > —OR > —NHCOR > —R > —C_6H_5 > —X$$

（2）当苯环上连有间位定位基时，再引入的其他基团主要进入它的间位，而且第二个取代基的进入比较难，它们可使苯环钝化。下面是常见的间位定位基及它们钝化苯环的能力顺序：

$$—N^+R_3 > —NO_2 > —CN > —SO_3H > —CHO > —COR > —COOH \approx —COOR \approx —CONH_2$$

（3）二取代苯的亲电取代反应的经验规律：

① 当两个取代基的定位效应一致时，第三个取代基进入的位置由取代基的定位规律决定。

② 当苯环上已有两个邻对位定位基时，第三个取代基进入的位置主要由定位能力强的邻对位定位基决定。如果两个定位基的定位能力接近时，很难预测产物比例。

③ 当苯环上已有一个邻对位定位基和一个间位定位基，第三个取代基进入位置主要由邻对位定位基决定，因为它能活化苯环，其定位影响大于钝化苯环的间位定位基。

4. 多环芳香烃

多环芳香烃包括稠环芳香烃、联苯、联多苯和多苯代脂肪烃。重要的稠环芳烃包括萘、蒽和菲。

（1）萘

分子式为 $C_{10}H_8$。萘分子中的两个苯环及八个氢原子在一个平面上。两个环共用两个碳原子互相稠合在一起。C—C 键的键长既不同于典型的单键和双键，也不同于苯分子中的 C—C 键。萘的结构可表示如下：

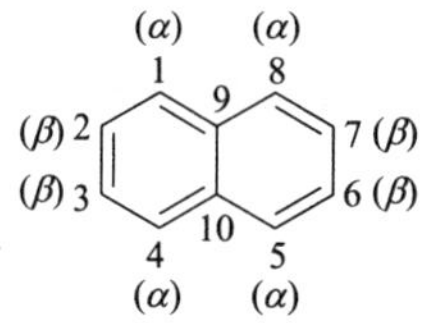

萘分子中的 C-1、C-4、C-5、C-8 为 α 位；C-2、C-3、C-6、C-7 为 β 位。

萘环上的碳原子都是 sp^2 杂化的。萘分子中电子云分布不完全平均化，使萘环上不同位置的碳原子表现出不同的反应能力。α 位碳原子电子云密度高，β 位低些，C-9、C-10 最低，因此它们发生亲电取代反应的难易程度也不同。萘比苯较容易发生亲电取代反应、氧化反应及加成反应。萘的亲电取代反应一般发生在 α 位，磺化温度高时在 β 位。与苯不同的是，萘较易进行加成反应，如加氢还原为十氢萘。萘比苯容易氧化，如在 V_2O_5 催化下被氧化成邻苯二甲酸酐。

（2）蒽和菲

蒽中的三个环是直线式稠合，C-1、C-4、C-5、C-8 位等同，叫作 α 位；C-2、C-3、C-6、C-7 位等同，叫作 β 位；C-9、C-10 等同，叫作 γ 位。菲中的三个环是非直线式稠合，不处在一条直线上，其 C-1、C-8 位，C-2、C-7 位，C-3、C-6 位，C-4、C-5 位及 C-9、C-10 位分别是等同的。蒽和菲的反应主要发生在 C-9、C-10 位。

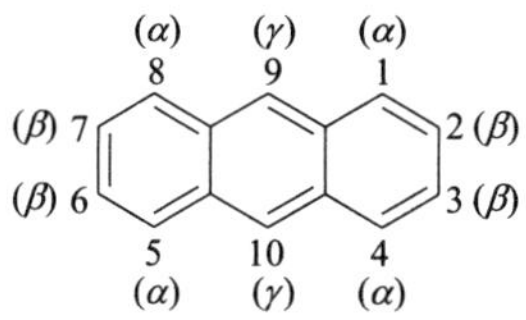

蒽

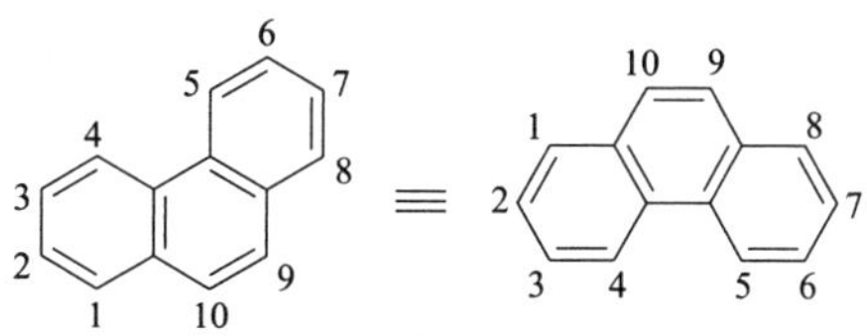

菲

（3）致癌芳香烃

致癌芳香烃是引起恶性肿瘤的一类多环稠苯芳香烃，这一类化合物都含四个或更多的苯环。常见的致癌烃有 3,4-苯并芘、1,2,5,6-二苯并蒽和 1,2,3,4-二苯并菲等。

5. 非苯芳香烃和休克尔规则

一些环多烯，它们也具有芳香性，但不具有苯环，故称为非苯芳香烃。

休克尔规则：

① 分子必须是环状化合物且成环原子共平面；

② 构成环的原子必须都是 sp^2 杂化原子，它们能形成一个离域的 π 电子体系（成环原子中不能有 sp^3 杂化原子中断这种离域 π 电子体系）；

③ π 电子总数必须等于 $4n+2$（$n=0,1,2,3\cdots$ 为整数）。

符合休克尔规则的非苯芳香烃包括环丙烯正离子、环戊二烯负离子、环庚三烯正离子、环丁烯二价正离子及环辛-1,3,5,7-四烯二价负离子、茚负离子、薁、轮烯([10]轮烯和[14]轮烯例外)。

三、重点难点

重点：苯的结构与化学性质；苯环上亲电取代反应及其定位规律。

难点：应用休克尔规则判断化合物的芳香性。

四、典型例题解析

【例 1】 下列化合物进行亲电取代反应活性顺序如何排列？

(1) 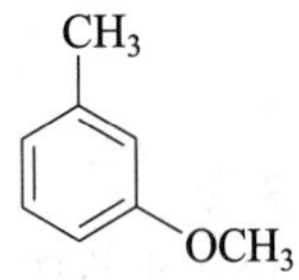 (2) 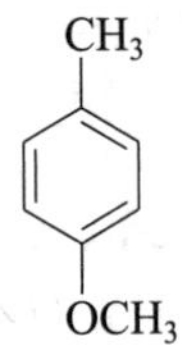 (3) 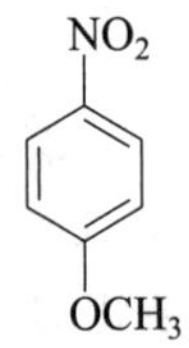 (4) 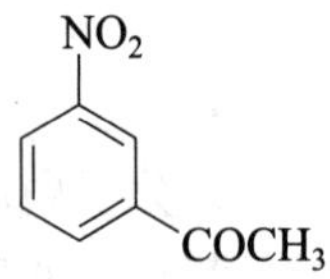

解：(1)＞(2)＞(3)＞(4)

(1)与(2)的两个取代基都为第一类定位基，使苯环活化，其中(1)中的两个取代基定位效应一致，使亲电取代反应的活性程度增加最大。而(2)的两个取代基定位效应不一致，$—CH_3$ 的邻位正好为$—OCH_3$ 的间位，使其活化程度比(1)低。(4)定位效应尽管是一致的(互为间位)，但毕竟是两个强吸电子基，使苯环钝化，活性降低最大。而(3)虽然定位效应不一致，但它只有一个强吸电子基($—NO_2$)，另一个是供电子基($—OCH_3$)，对苯环电子云密度增加有贡献，所以(3)的活性比(4)大。

【例 2】 完成下列反应式。

1. 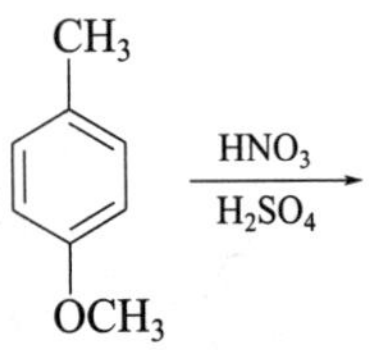

2. 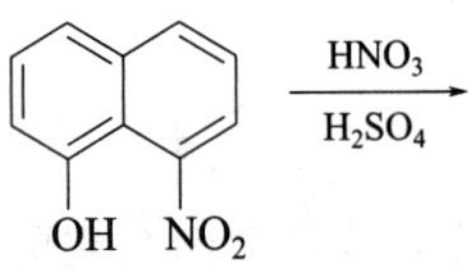

3. 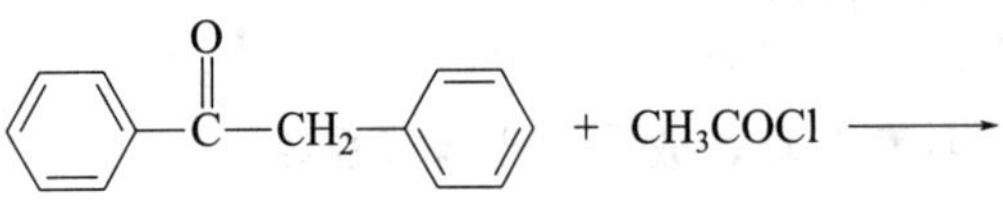

解：1. 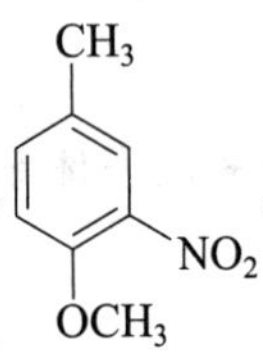。甲基与甲氧基同为邻对位定位基，但甲氧基的致活能力更强，以甲氧基的定位为主，生成甲氧基邻位硝化产物。

2. 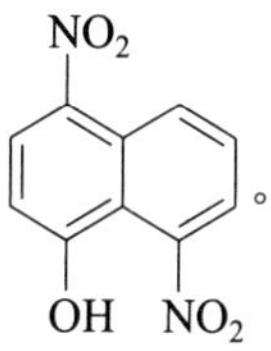。羟基能活化萘的左边苯环，使亲电取代反应优先发生在左环上，且 α 位电子云密度高于 β 位，取代在羟基的对位。

3. 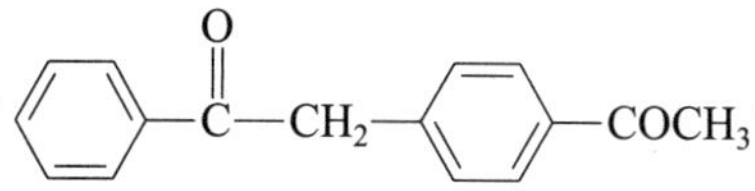。羰基使左边苯环钝化，亚甲基使右边苯环活化，所以酰基化反应发生在亚甲基的对位。

【例 3】判断下列物质是否具有芳香性。

(1) 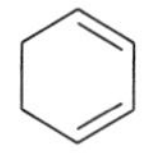　　(2) 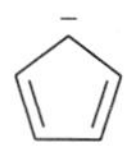　　(3) 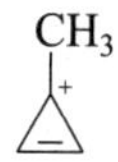

解：(1)没有芳香性，(2)和(3)有芳香性。

物质具有芳香性必须同时满足下列三个条件：

① 分子必须是环状化合物且成环原子共平面；

② 构成环的原子必须都是 sp^2 杂化原子，它们能形成一个离域的 π 电子体系(成环原子中不能有 sp^3 杂化原子中断这种离域 π 电子体系)；

③ π 电子总数必须等于 $4n+2$($n=0,1,2,3,\cdots$为整数)。

上述即是判断芳香性的休克尔规则。

第(1)个不是封闭的环状共轭体系，环上有两个碳原子是 sp^3 杂化，故不具有芳香性；

第(2)个带负电荷的碳原子是 sp^2 杂化，而未杂化的 p 轨道带一对电子参与形成封闭的环状共轭体系，π 电子数为 6 个，符合 $4n+2$，故具有芳香性；

第(3)个中带正电荷的碳原子是 sp^2 杂化，环中的三个碳各用一个 p 轨道形成共轭体系，π 电子数为 2 个，符合 $4n+2$，故具有芳香性。

五、综合习题

1. 写出下列化合物的名称。

(1) 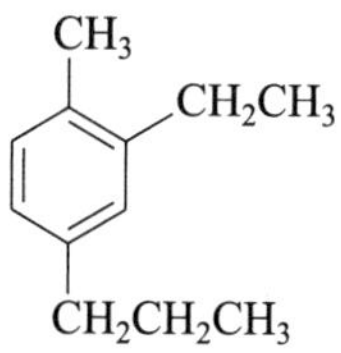　　(2) 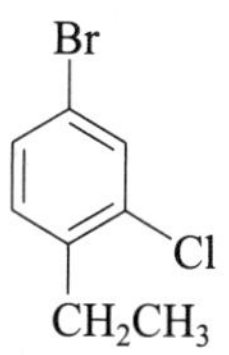　　(3) 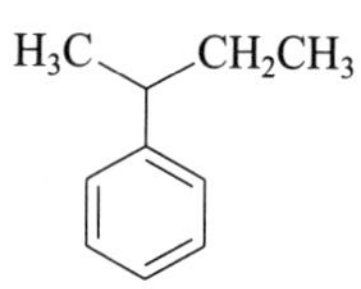　　(4) 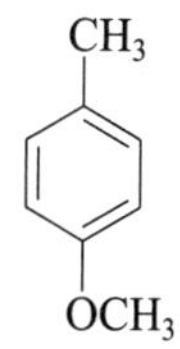

2. 写出下列化合物的构造式。

(1) 2,4,6-三硝基甲苯　　(2) 对羟基苯磺酸　　(3) 对二乙烯基苯

(4) 1,5-二硝基萘　　(5) α-萘乙酸　　(6) 9-硝基蒽

3. 用化学方法区别下列各组化合物。

(1) 甲苯、庚-1-烯和庚烷　　(2) 乙苯、乙烯和乙炔

4. 完成下列反应。

(1) 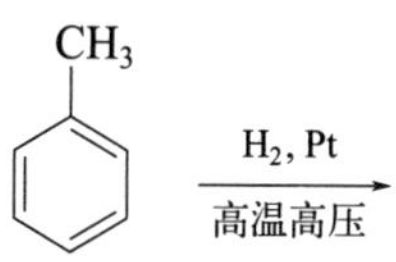

(2) 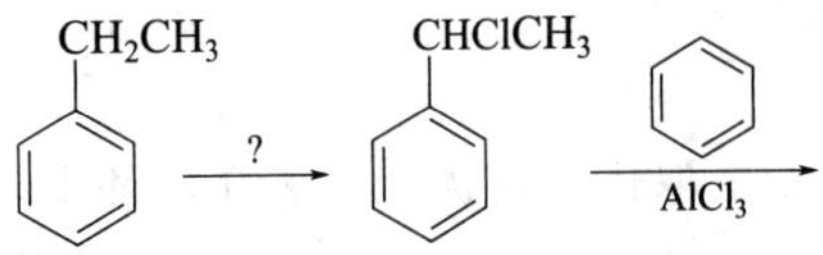

5. 根据休克尔规则，判断下列化合物有无芳香性？请说明理由。

(1) 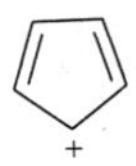　(2) 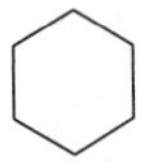　(3) 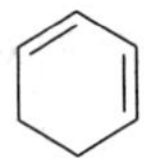

6. 下列化合物硝化的主要产物是什么？写出产物的构造式。

(1) 对氯硝基苯　(2)邻硝基甲苯　(3)对氯苯酚　(4)α-甲基萘　(5)间硝基甲酸

(6) 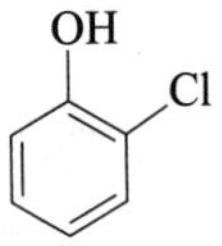

(7) 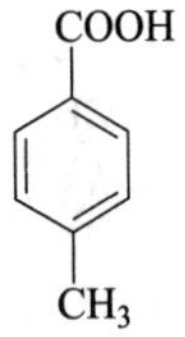

(8) 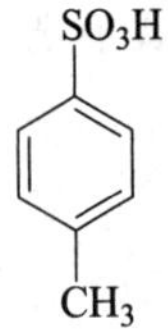

7. 用苯或甲苯为原料合成下列化合物。

(1) 间硝基苯甲酸　(2) 邻硝基苯甲酸　(3) 2-氯-4-硝基甲苯　(4) 4-氯-3-硝基苯甲酸
(5) 4-溴-3-氯苯磺酸

六、综合习题参考答案

1. (1) 2-乙基-1-甲基-4-正丙基苯　(2) 4-溴-2-氯-1-乙基苯
(3) 仲丁基苯　(4) 对甲氧基甲苯

2. (1) 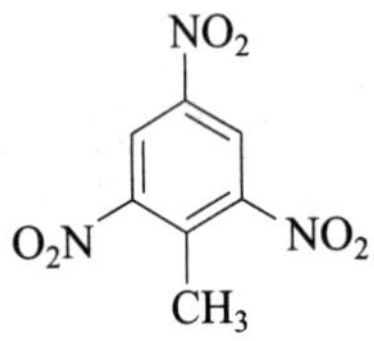

(2) 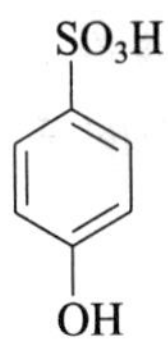

(3) 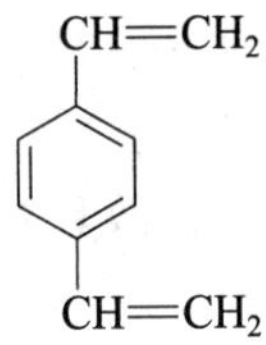

(4) 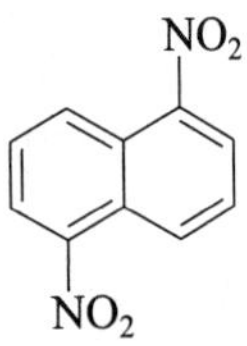

(5) 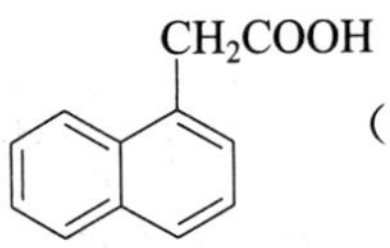

(6) 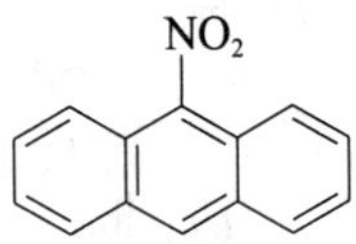

3. (1) 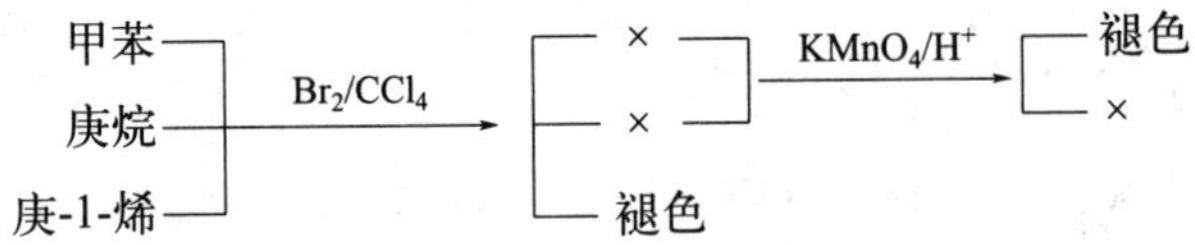

(2) 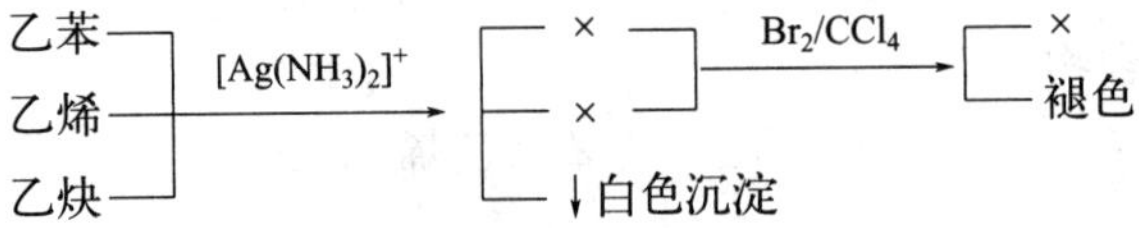

4. (1) 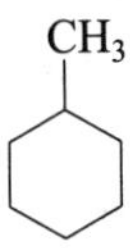

(2) Cl_2/光照；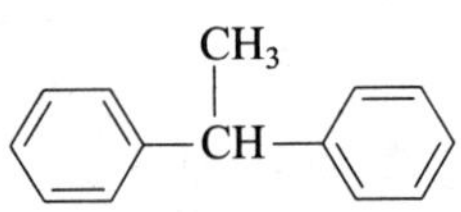

5.（1）无芳香性；π 电子数为 4，不符合 $4n+2$ 规则

（2）无芳香性；无 π 电子，即无共轭体系

（3）无芳香性；无 π 电子共轭体系

6.（1）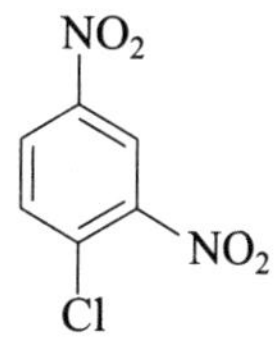
（2）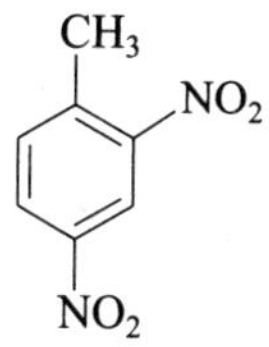
（3）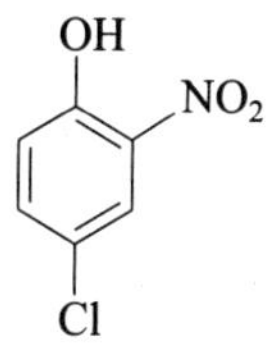

（4）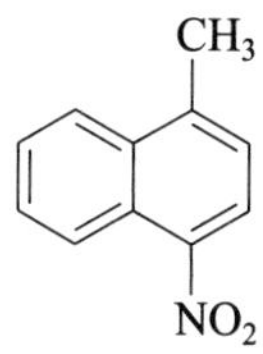
（5）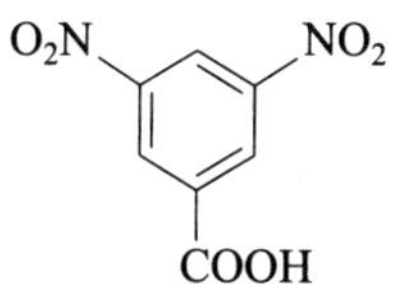
（6）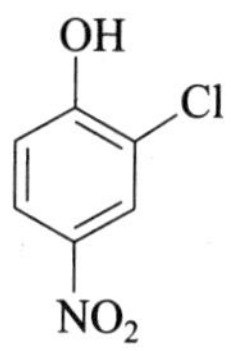

（7）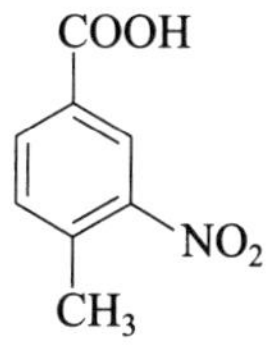
（8）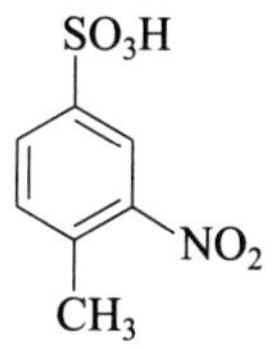

7.（1）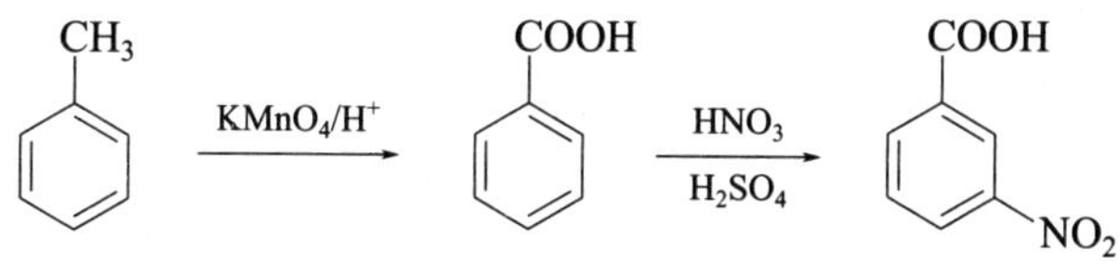

（2）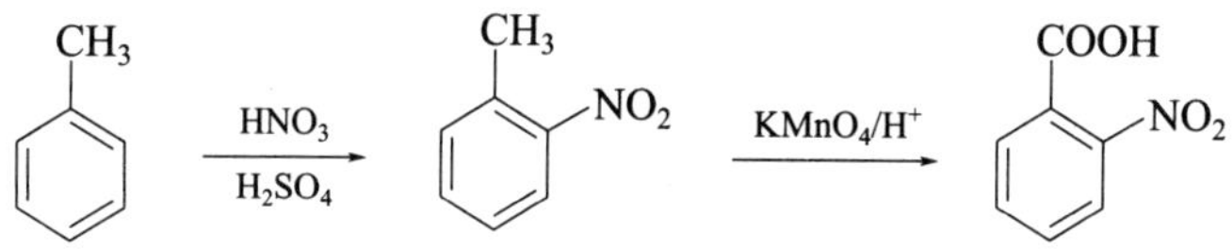

（3）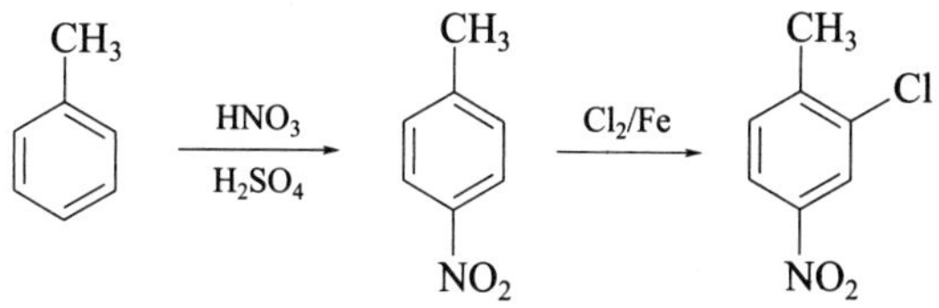

（4）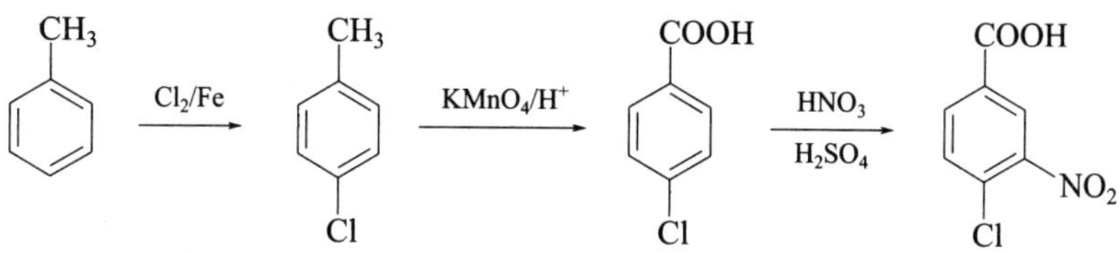

（5）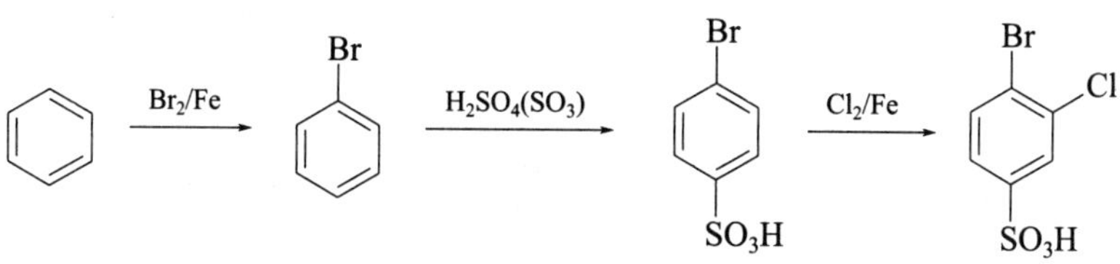

七、教材课后习题参考答案

1.（1）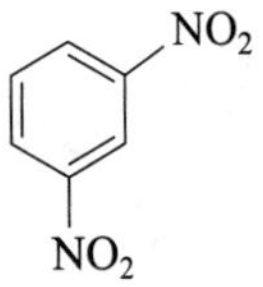（2）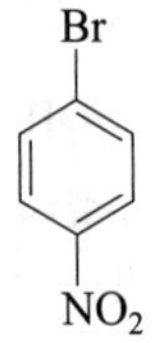（3）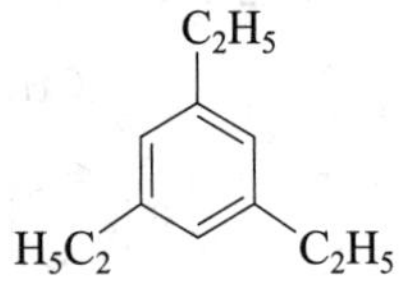

（4）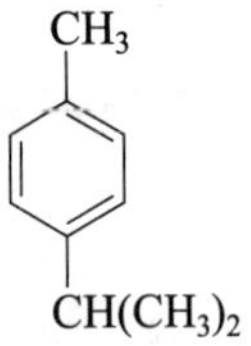（5）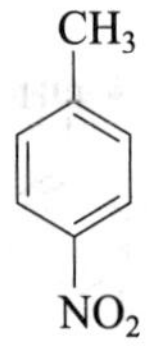（6）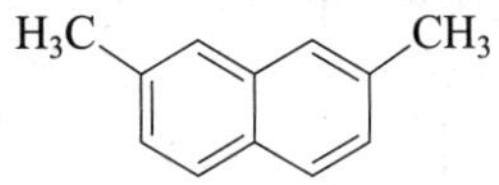

（7）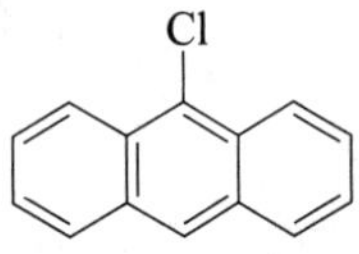（8）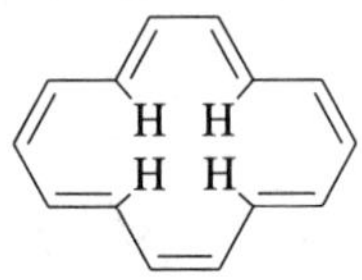

2.（1）1,3,5-三硝基苯　　（2）溴化苄或苄基溴

（3）1,2,3,4-四氢化萘　　（4）1-乙基-4-甲基苯

（5）丙-1-烯-1-基苯　　（6）1-氯-4-甲基苯

3.（1）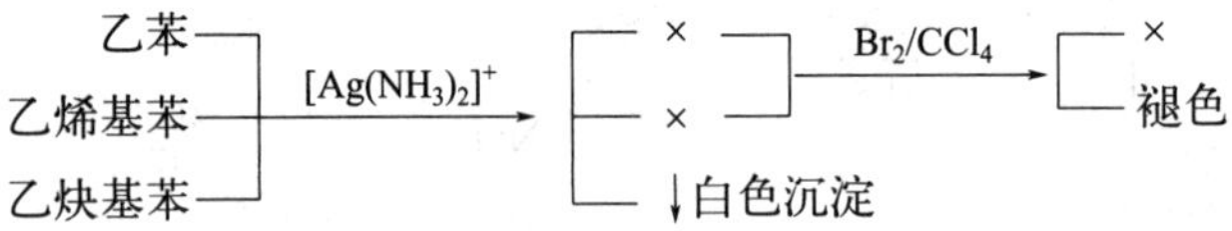

（2）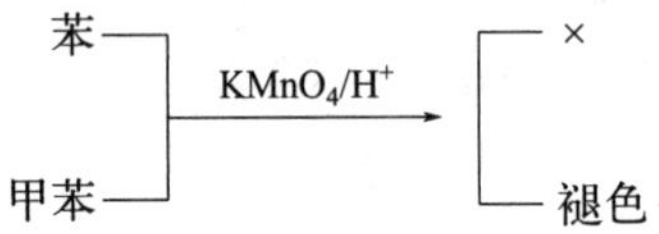

（3）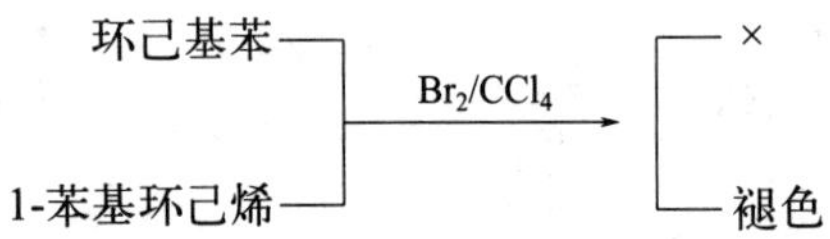

4.（1）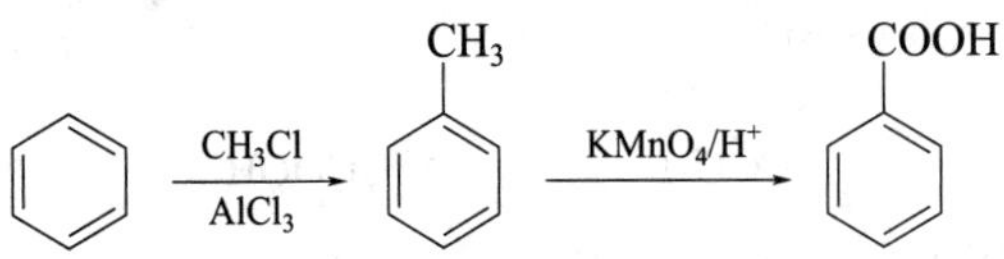

（2）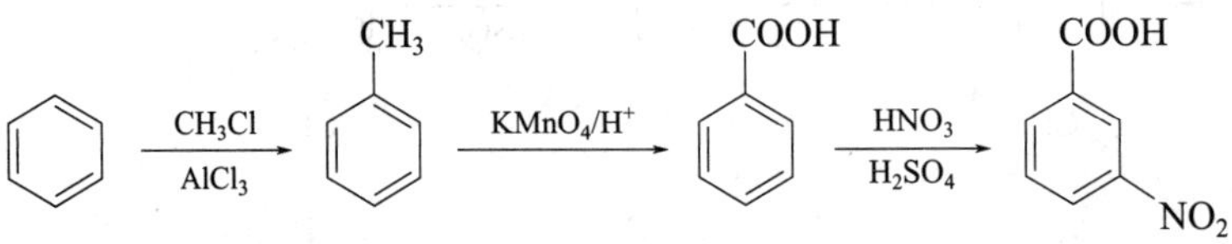

（3）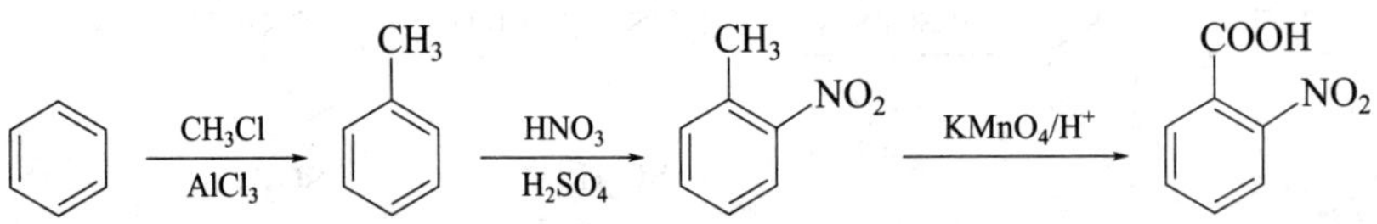

（4）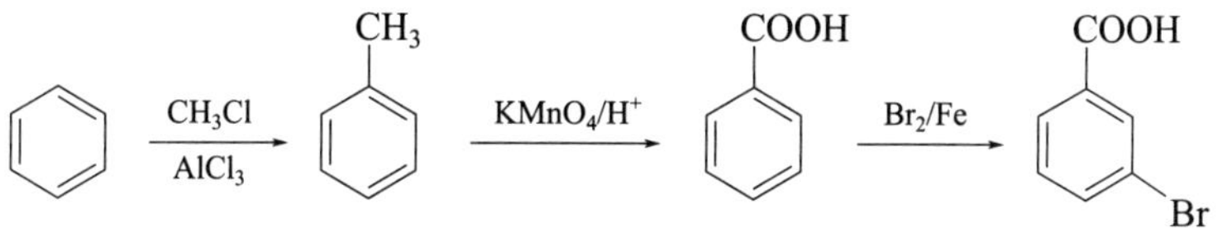

（5）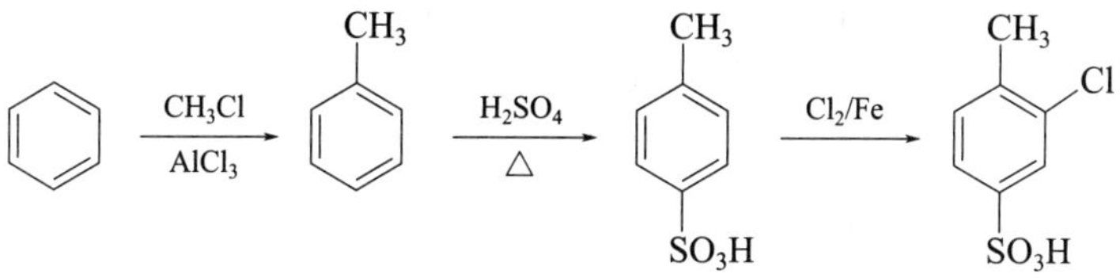

（6）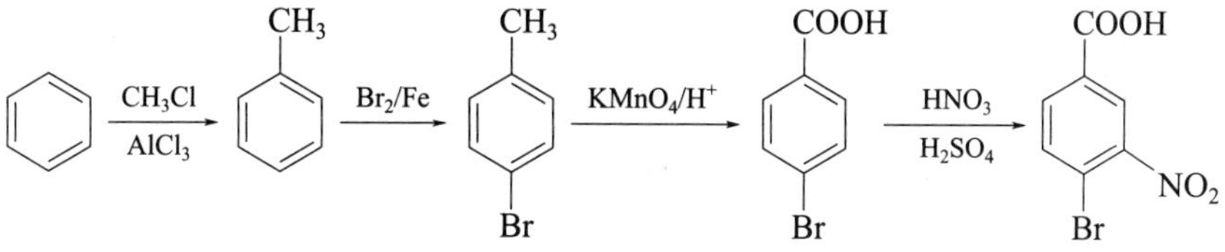

5.（1）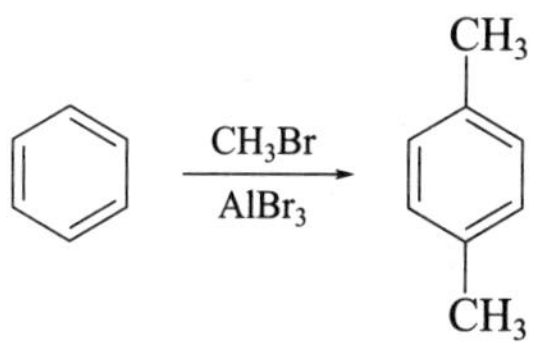

（2）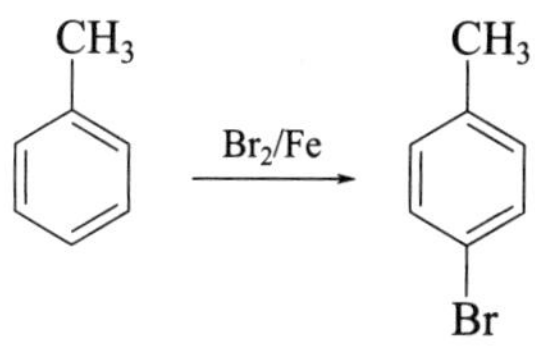

（3）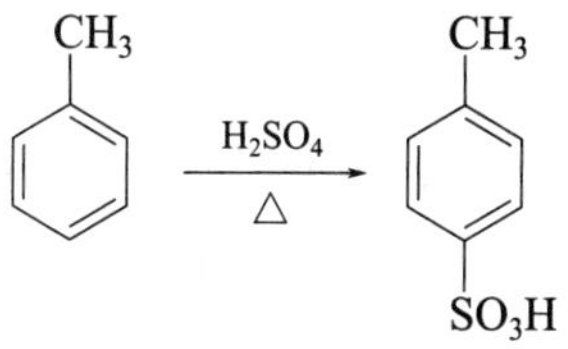

（4）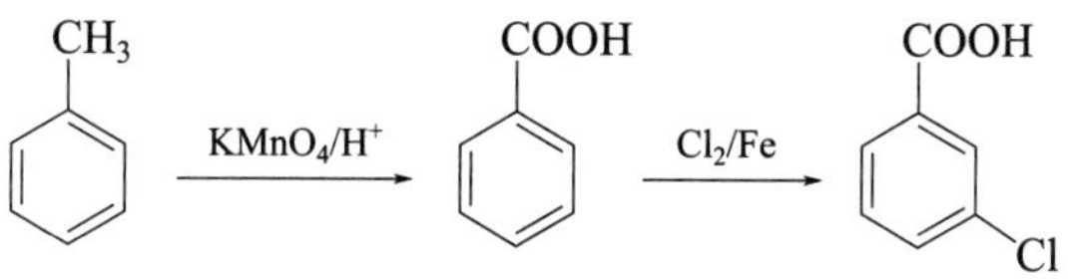

（5）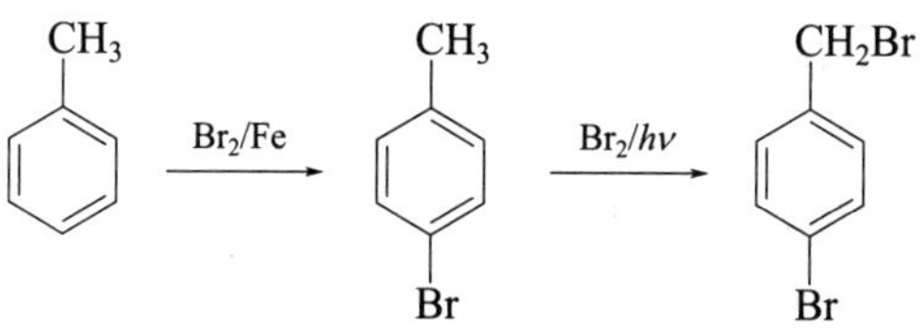

（6）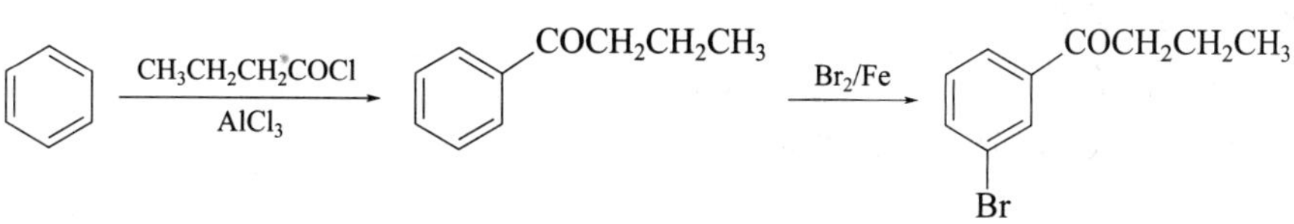

(7) 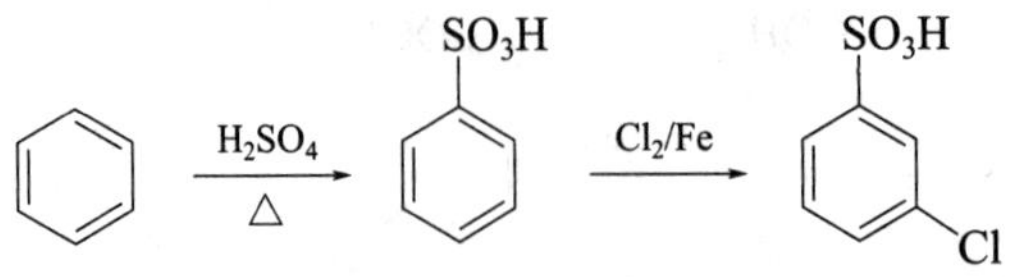

(8) 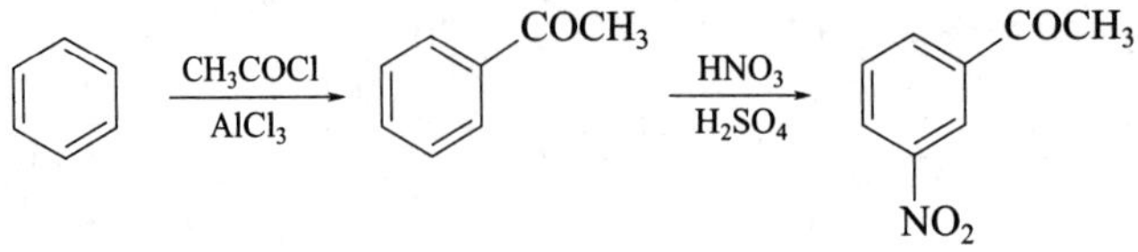

(9) 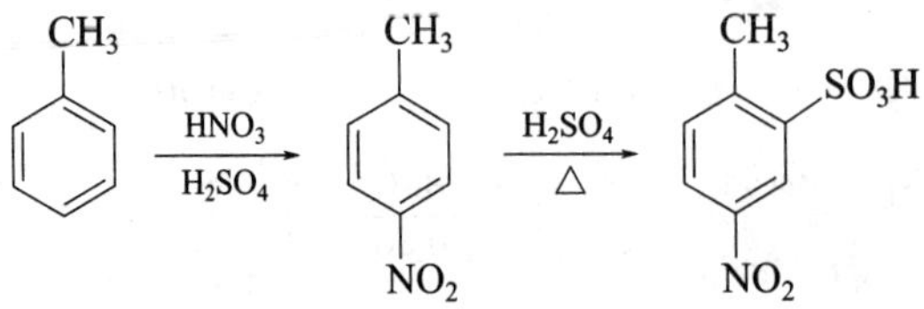

(10) 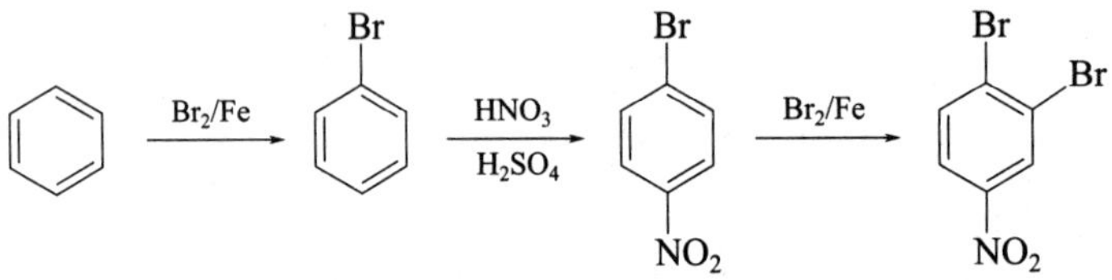

6.(1) $CH_3Cl/AlCl_3$，$H_2SO_4/\triangle$ (2) $CH(CH_3)_2Cl/AlCl_3$，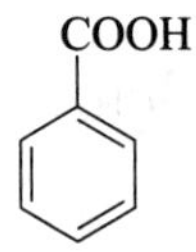

(3) Cl_2/光照，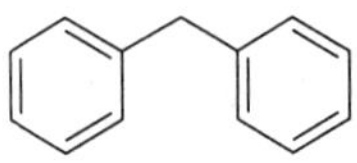 (4) 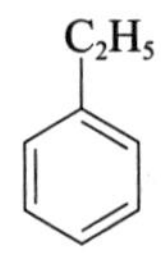

(5) 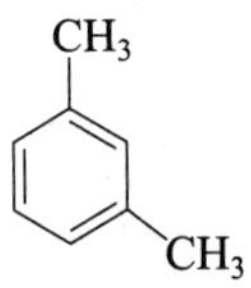 (6) 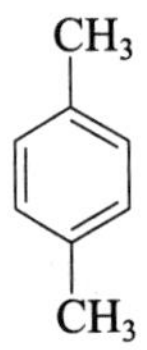 (7) 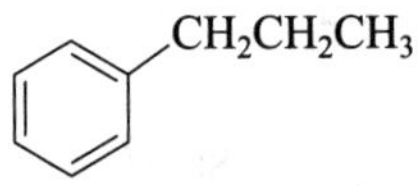 或 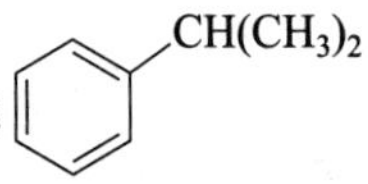

(8) 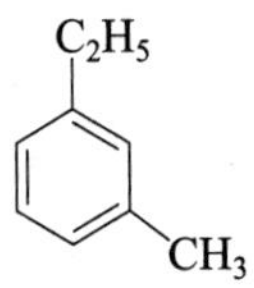

7.(1) 乙苯 (2) 苯甲醚 (3) 2-苯基-1-氯乙烷

8.(1) 无，π 电子数 4，非共平面

(2) 有，环戊二烯负离子，环状闭合共轭体系，π 电子数 6

(3) 有，环状闭合共轭体系，π 电子数 6

(4) 无，非共轭体系

(5) 有，环状闭合共轭体系，π 电子数 10

(6) 无，π 电子数 8，分子不共平面

9.(1) 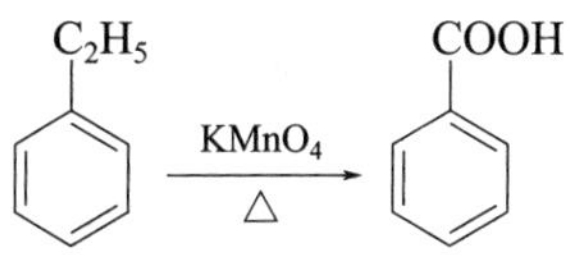

(2) 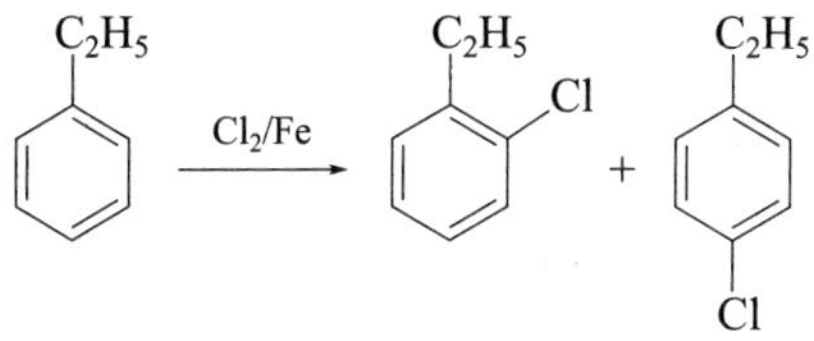

(3) 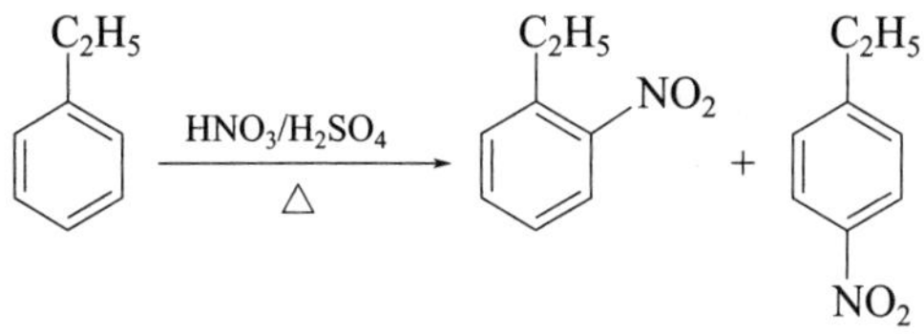

(4) 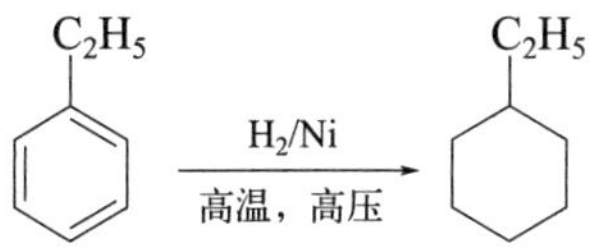

(5) 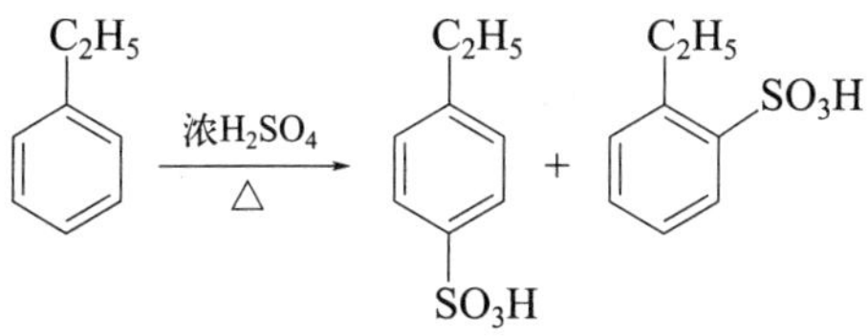

(6) 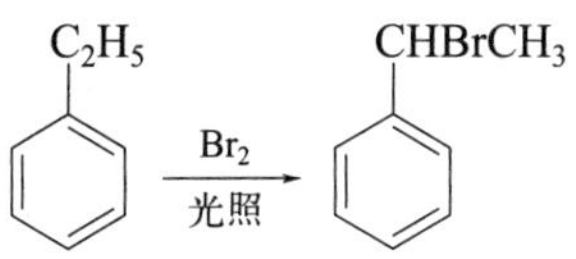

(7) 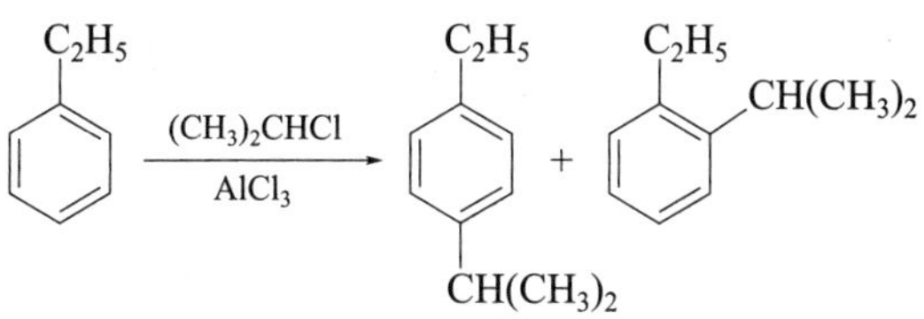

(8) 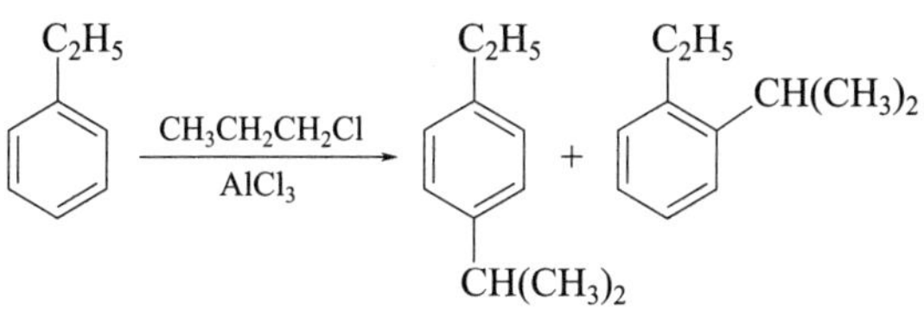

10.(1) 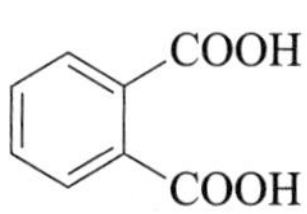

(2) 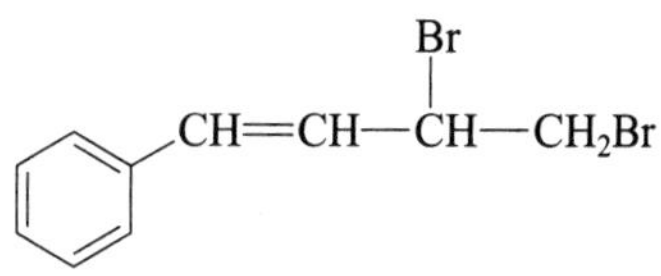

(3) 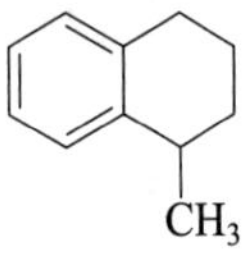　　(4) 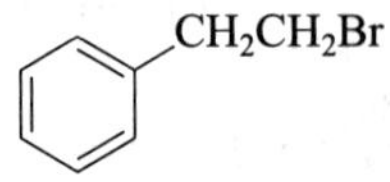

11.(1) 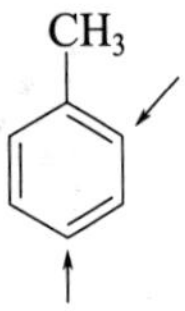　　(2) 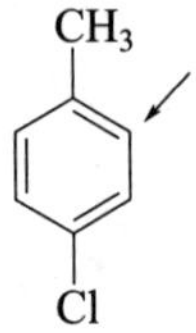　　(3) 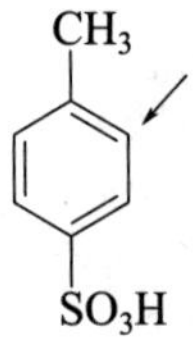

(4) 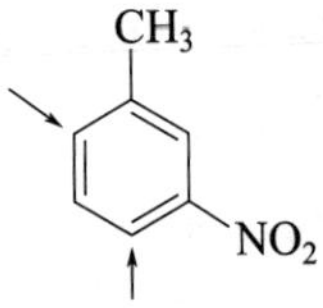　　(5) 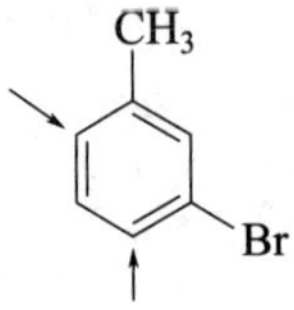　　(6) 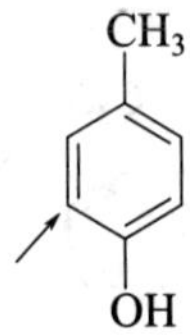

(7) 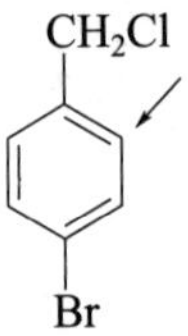　　(8) 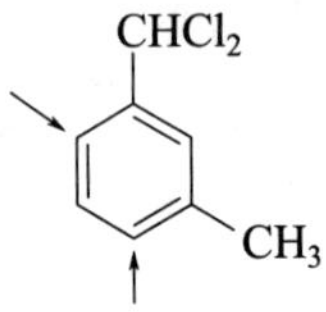　　(9) 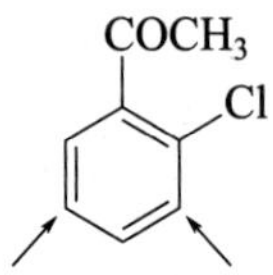

(10) 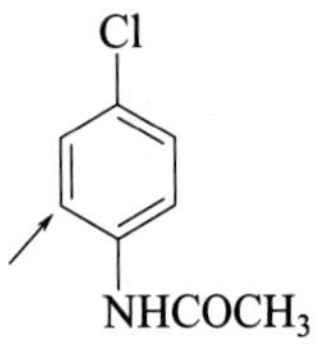　　(11) 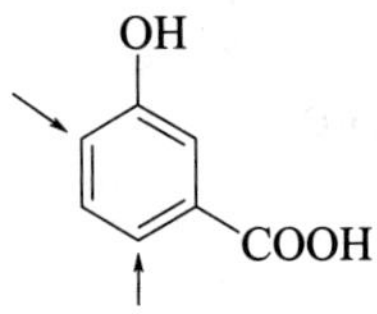　　(12) 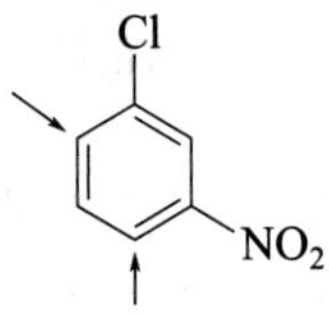

12. A. 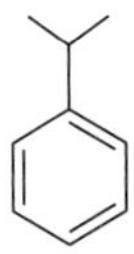 (异丙基苯) 或 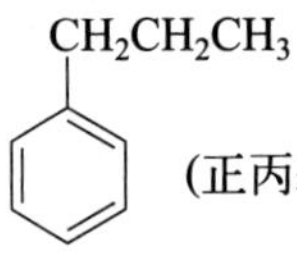 (正丙基苯)

B. 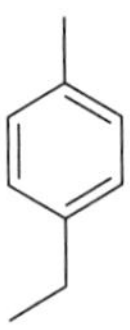 (4-乙基-1-甲基苯)　　C. 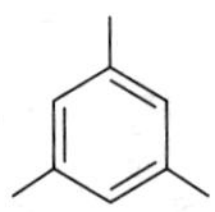 (1, 3, 5-三甲基苯)

13. (1) A. 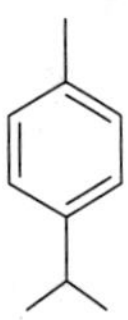　B. 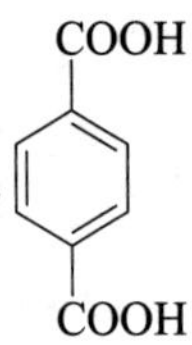　　(2) 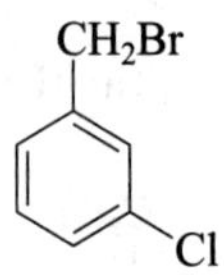　　(3) 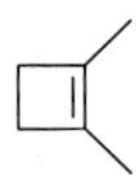

第六章

卤代烃

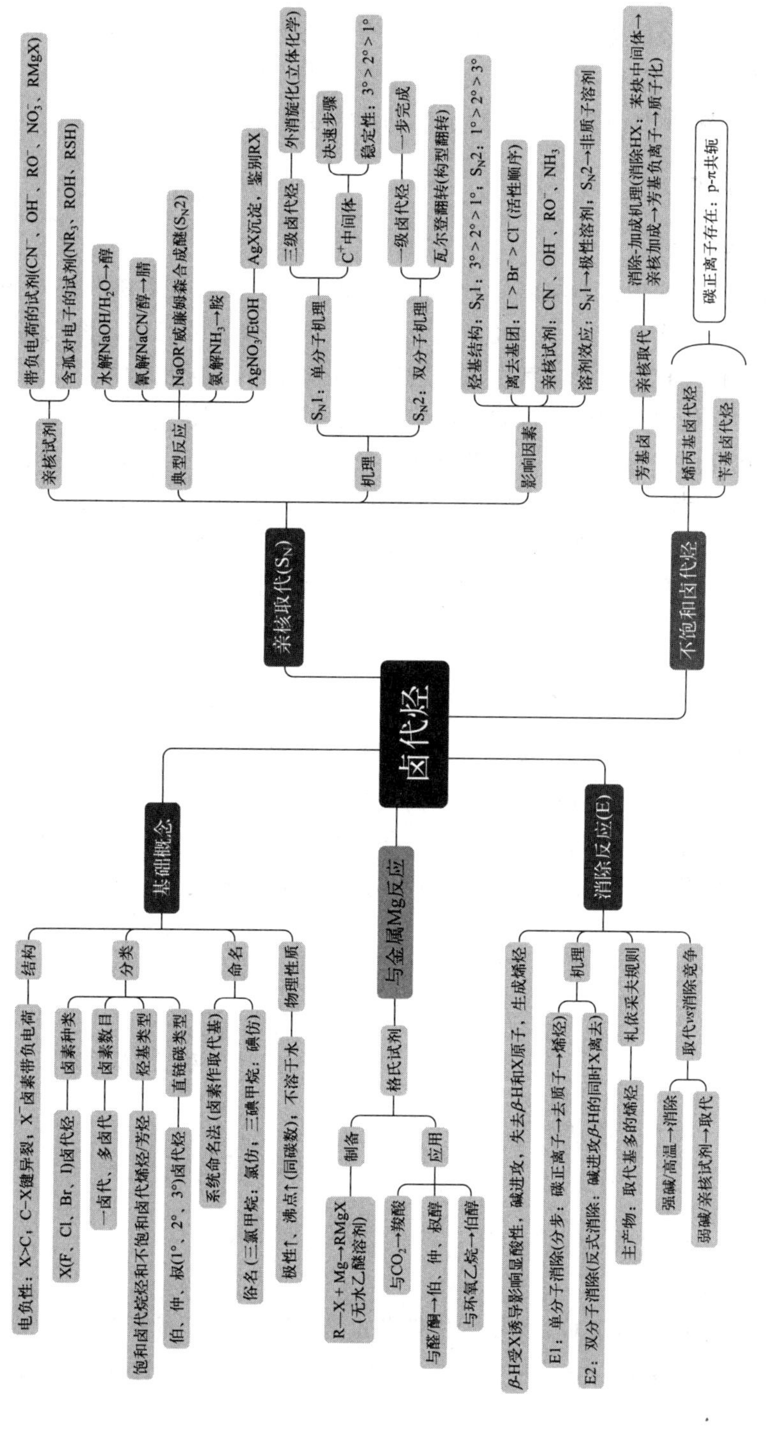
卤代烃
基础概念
结构
电负性：X>C，C−X键异裂，X⁻卤素带负电荷
分类
卤素种类
X(F、Cl、Br、I)卤代烃
卤素数目
一卤代、多卤代
烃基类型
饱和卤代烷烃和不饱和卤代烯烃/芳烃
直链碳类型
伯、仲、叔(1°、2°、3°)卤代烃
命名
系统命名法(卤素作取代基)
俗名(三氯甲烷：氯仿；三碘甲烷：碘仿)
物理性质
极性↑、沸点↑(同碳数)；不溶于水
与金属Mg反应
格氏试剂
制备
R—X + Mg→RMgX
(无水乙醚溶剂)
应用
与CO₂→羧酸
与醛/酮→伯、仲、叔醇
与环氧乙烷→伯醇
消除反应(E)
β-H受X诱导影响显酸性，碱进攻，失去β-H和X原子，生成烯烃
机理
E1：单分子消除(分步：碳正离子→去质子→烯烃)
E2：双分子消除(反式消除：碱进攻β-H的同时X离去)
札依采夫规则
主产物：取代基多的烯烃
取代vs消除竞争
强碱/高温→消除
弱碱/亲核试剂→取代
亲核取代(S_N)
亲核试剂
带负电荷的试剂(CN⁻、OH⁻、RO⁻、NO₃⁻、RMgX)
含孤对电子的试剂(NR₃、ROH、RSH)
典型反应
水解NaOH/H₂O→醇
氰解NaCN/醇→腈
NaOR′威廉姆森合成醚(S_N2)
氨解NH₃→胺
AgNO₃/EtOH
AgX沉淀，鉴别RX
机理
S_N1：单分子机理
三级卤代烃
外消旋化(立体化学)
C⁺中间体
决速步骤
稳定性：3° > 2° > 1°
S_N2：双分子机理
一级卤代烃
一步完成
瓦尔登翻转(构型翻转)
影响因素
烃基结构：S_N1：3° > 2° > 1°；S_N2：1° > 2° > 3°
离去基团：I⁻ > Br⁻ > Cl⁻(活性顺序)
亲核试剂：CN⁻、OH⁻、RO⁻、NH₃
溶剂效应：S_N1→极性溶剂；S_N2→非质子溶剂
不饱和卤代烃
芳基卤
亲核取代
消除-加成机理(消除HX：苯炔中间体→
亲核加成→芳基负离子→质子化)
烯丙基卤代烃
苄基卤代烃
碳正离子存在：p-π共轭

一、学习要求

1. 识别卤代烃的分类；
2. 阐述卤代烃的命名；
3. 简述卤代烃的物理性质和化学性质；
4. 概括亲核取代反应机理及其影响因素；
5. 识别不饱和卤代烃的取代反应；
6. 正确应用卤代烃的化学性质解决化合物合成问题；
7. 根据卤代烃的结构推断化学反应的主产物；
8. 正确认识亲核取代反应和消除反应之间的竞争关系。

二、内容精讲

1. 分类和命名

卤代烃按卤原子的种类不同可分为氟代烃、氯代烃、溴代烃和碘代烃；按分子中卤原子数目不同可分为一卤代烃和多卤代烃；按烃基的不同可分为卤代烷、卤代烯烃和卤代芳烃。卤代烷中以一卤代烷较为重要，其中卤素所连的碳原子可以是伯、仲和叔碳原子，所以又将一卤代烷分为伯卤代烷、仲卤代烷和叔卤代烷(也可用1°、2°、3°卤代烷表示)。

简单的卤代烃用普通命名法，将其看成是烃基的卤代物，根据相应的烃基命名为“某基卤”，或以烃作为母体称为“卤代某烃”。复杂的卤代烃可用系统命名法命名。通常以烃为母体，按烃的命名原则对母体进行编号，将卤素作为取代基，然后按照英文名称字母的顺序排列，依次写在母体名称之前。英文命名时，卤原子用词头 fluoro(氟)、chloro(氯)、bromo(溴)、iodo(碘)表示。

2. 性质

(1) 物理性质

卤代烃均不溶于水，但溶于大多数有机溶剂。除某些卤代烷外，卤代烃的密度一般比水大，分子中卤原子增多，密度增大。许多卤代烃具有强烈的气味，对肝脏有毒害作用。卤代烃中烃基相同而卤原子不同时，沸点随卤原子序数的增加而升高。同系列中卤代烃沸点随碳链增加而升高。同分异构体中，直链卤代烃沸点较高，支链越多，沸点越低。

(2) 化学性质

卤代烃的官能团是卤原子，其化学性质与结构的关系可用一卤代烷(R—X)为代表进行分析。

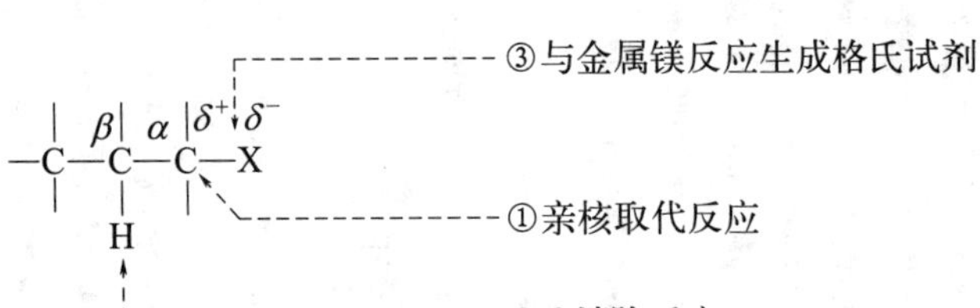

① 亲核取代反应

在卤代烷分子中，由于C—X键为极性共价键，碳原子带部分正电荷因而易受到亲核试剂的进攻，卤原子被取代。该反应是亲核试剂进攻带正电荷的碳原子引起的取代反应，故称为亲核取代反应(nucleophilic substitution)，用缩写字母 S_N 表示。亲核试剂可以是负离子如 HO^-、RO^-、^-CN、ONO_2^-、HS^-、I^-、$RCOO^-$ 等，也可以是具有未共用电子对的中性分子如 H_2O、NH_3 和 ROH 等。

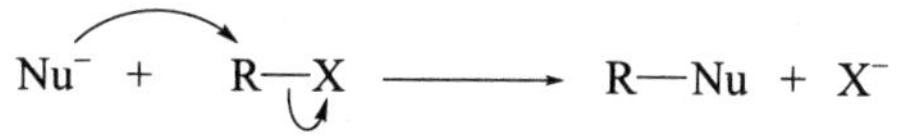

卤代烷与亲核试剂作用，卤原子被其他原子团取代，生成各种产物。

② β-消除反应

卤代烷与氢氧化钠或氢氧化钾的醇溶液共热时，分子中脱去 1 分子卤化氢生成烯烃。这种由于分子中脱去一个小分子(HX、H_2O、NH_3、CH_3OH 等)而生成不饱和化合物的反应称为消除反应(elimination)，用 E 表示。

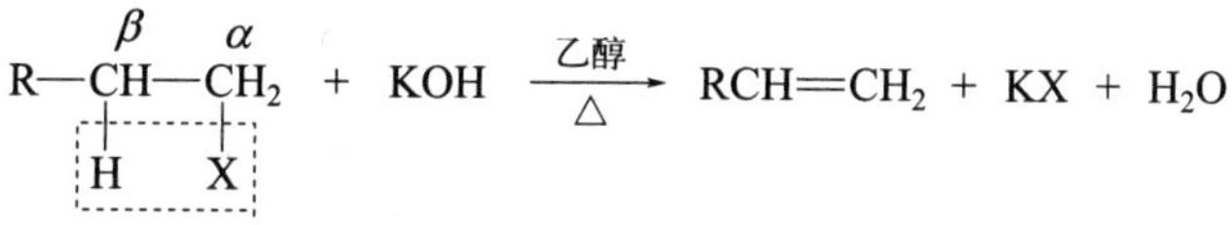

③ 与金属镁反应生成格氏试剂

卤代烷在无水乙醚或无水四氢呋喃中与金属镁作用，生成有机金属镁化合物，该化合物称为格利雅试剂(Grignard reagent)，简称格氏试剂。

$$R{-}X + Mg \xrightarrow{\text{无水乙醚}} RMgX$$

格氏试剂分子中的 C—Mg 键是极性键，碳原子带有部分负电荷，因此其化学性质非常活泼，是有机合成中一类重要的亲核试剂，可以与水、醇、二氧化碳、醛(或酮)、酯等反应生成烃、醇和羧酸等化合物。

3. 亲核取代反应历程

卤代烷的亲核取代反应存在两种反应历程，即双分子亲核取代反应(S_N2)和单分子亲核取代反应(S_N1)。

S_N2 反应历程的特点：

① 双分子反应，反应速率与卤代烷及亲核试剂两者的浓度均成正比；

② 反应是一步完成的，过渡态只是反应过程中的活化状态，旧键断裂和新键形成同时进行；

③ 反应过程伴随构型的翻转。

卤代烷按 S_N2 历程进行反应的活性顺序是：CH_3X>伯卤代烷>仲卤代烷>叔卤代烷。

S_N1 反应历程的特点：

① 单分子反应，反应速率仅与卤代烷的浓度有关；

② 反应是分步进行的；

③ 有活泼中间体碳正离子生成，如果中心碳有手性，则生成外消旋产物。

卤代烃进行 S_N1 反应的活性顺序为：叔卤代烷>仲卤代烷>伯卤代烷>CH_3X，此顺序恰好与 S_N2 反应相反。在通常情况下，S_N1 和 S_N2 两种历程总是同时并存于同一反应中，而且是相互竞争的。

不同类型卤代烃反应活性顺序：烯丙型卤代烃(或苄型卤代芳烃)>卤代烷、孤立型卤代烯(或孤立型卤代芳烃)>乙烯型卤代烃(或卤代苯)。

卤代烃分子的烃基相同而卤素不同时，卤代烃的取代反应活性也不同，其顺序为：碘代物＞溴代物＞氯代物，也就是卤原子半径由大到小的顺序。

4. β-消除反应历程

卤代烷的 β-消除反应包括单分子消除反应（E1）和双分子消除反应（E2）。

E2 反应历程中，β-C—H 键和 α-C—X 键的断裂与 α-碳和 β-碳之间双键的形成是同时进行的。活性顺序为叔卤代烷＞仲卤代烷＞伯卤代烷。

E2 与 S_N2 这两种反应历程的不同之处是碱在 E2 中夺取 β-碳上的氢原子，而在 S_N2 中亲核试剂进攻 α-碳原子。

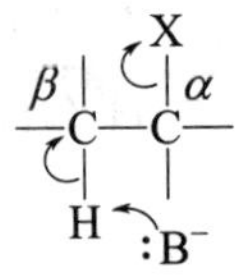

E2

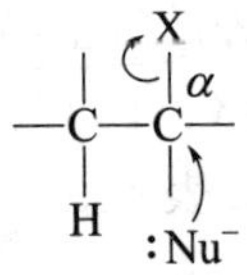

S_N2

E1 反应和 S_N1 反应相似之处是：第一步都先解离成碳正离子。其区别在于第二步反应时，OH^- 进攻碳正离子则发生 S_N1 反应，生成醇；OH^- 进攻 β-碳上的氢原子时，则发生 E1 反应生成烯烃，因此这两种反应也常常同时发生。

通常在高温时有利于 E1 反应，而在极性溶剂及无强碱存在时，S_N1 反应占优势。重排产物是反应作为 E1 或 S_N1 反应机理的标志。与 S_N1 反应相同，生成的碳正离子的稳定性决定了 E1 反应的活性顺序为：叔卤代烷＞仲卤代烷＞伯卤代烷。卤代烷无论是按 E2 还是按 E1 机理进行消除反应，其活性顺序是相同的。在通常用于脱卤化氢的碱浓度条件下，E2 是主要的反应途径，E1 多发生在叔卤代烷和低碱浓度的溶液中。

三、重点难点

重点：卤代烃的化学性质；单分子亲核取代反应（S_N1）和双分子亲核取代反应（S_N2）的反应机理。

难点：亲核取代反应（S_N）与消除反应（E）的竞争。

四、典型例题解析

【例 1】化合物（*R*）-2-溴丁烷与 NaOH 在乙醇/水混合溶剂中反应，主要产物为丁-2-醇。

（1）写出反应方程式，并判断该反应是 S_N1 还是 S_N2 机理。

（2）若将（*R*）-2-溴丁烷改为 2-溴-2-甲基丙烷（叔丁基溴），反应机理将如何变化？请解释原因。

解：（1）该反应主要通过 S_N1 机理进行，产物为外消旋丁-2-醇。

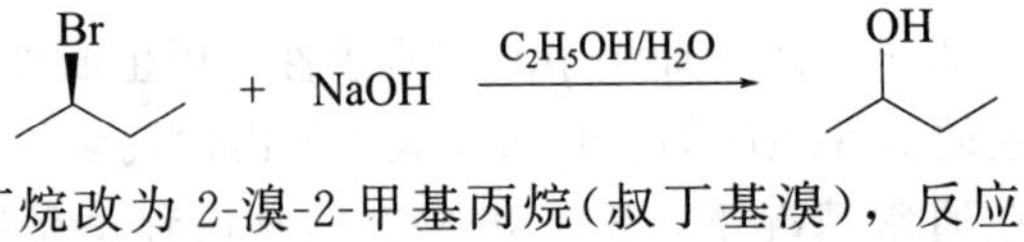

（2）若将（*R*）-2-溴丁烷改为 2-溴-2-甲基丙烷（叔丁基溴），反应仍遵循 S_N1 机理，主要产物为叔醇，且反应速率显著提高。

该题的考点为亲核取代反应机理的判断。对于问题（1），（*R*）-2-溴丁烷作为仲卤代烃，其反应机理需综合考量：立体化学结果显示产物为外消旋体，直接排除了 S_N2 机理（因其要求构型完全翻转）；同时反应体系中 NaOH 提供的强亲核试剂 OH^- 与乙醇/水极性溶剂的协同作用，特别有利于碳正离子的形成与稳定，这些证据共同支持 S_N1 机理的判断。问题(2)中改用叔丁基溴(3°卤代烃)后，由于叔碳中心巨大的空间位阻阻断了 OH^- 从背面进攻中心碳原子的可能，加之极性溶剂对叔碳正离子的稳定化作用，使得反应更确定地遵循 S_N1 机理，且反应活性显著提高。

【例 2】 1-溴-2-甲基丙烷在以下两种条件下反应，分别得到什么主要产物？并解释原因。

(1) KOH/乙醇，加热；

(2) KOH/水，室温。

解：(1)KOH/乙醇，加热的条件下，更有利于 E2 消除机理，生成 2-甲基丙-1-烯。

$$(CH_3)_2CHCH_2Br+KOH \xrightarrow[\triangle]{C_2H_5OH} (H_3C)_2C{=}CH_2+KBr+H_2O$$

(2) KOH/水，室温的条件下，水作为极性质子溶剂，OH^- 作为亲核试剂进攻 α-碳，发生 S_N2 反应，生成 2-甲基丙-1-醇。

$$(CH_3)_2CHCH_2Br+KOH \xrightarrow{H_2O} (CH_3)_2CHCH_2OH+KBr$$

该问题考察了卤代烃中亲核取代反应(S_N)与消除反应(E)的竞争机制。对于一级卤代烃而言，其 S_N2 反应活性较高，在条件二(KOH/水溶液、室温)下，由于水的极性质子溶剂特性能够有效增强氢氧根离子的亲核性，同时质子溶剂环境有利于取代反应的进行，因此主要生成 2-甲基丙-1-醇。而在条件一(KOH/乙醇、加热)时，强碱性环境结合加热的特性，使得反应更倾向于遵循 E2 消除机理，最终产物为热力学更稳定的 2-甲基丙-1-烯。

五、综合习题

1. 用系统命名法命名下列化合物。

(1) $(CH_3)_2CClCHClCH_3$

(2) 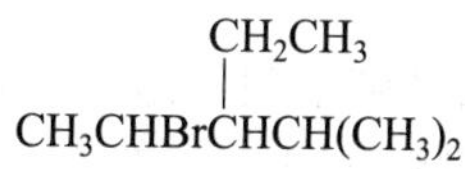

(3) 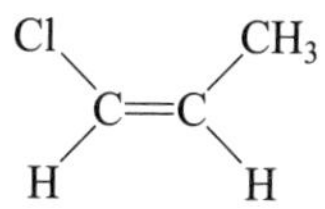

(4) 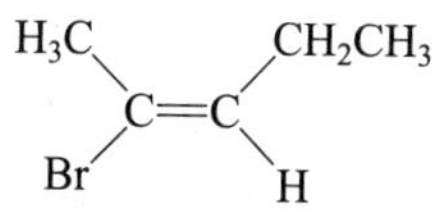

(5) 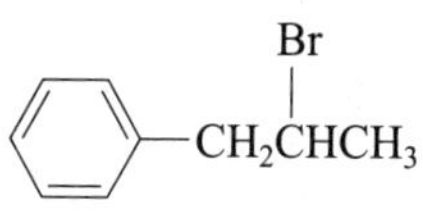

(6) 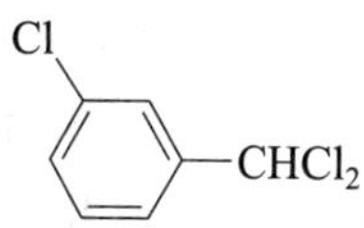

(7) 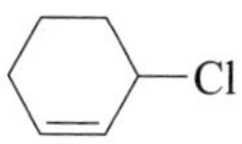

(8) $ClF_2C—CF_2Cl$

(9) 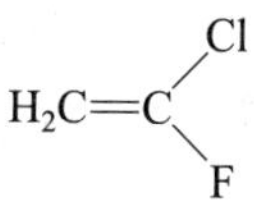

2. 写出下列化合物的构造式。

(1) 1-碘-3-甲基丁烷

(2) 3-溴-2,3-二甲基戊烷

(3) 3-氯-2-甲基戊-2-烯

(4) 1-溴-1,2-二氟乙烯

(5) 1-氯甲基-4-甲基苯

(6) 5-溴-1,3-二氯-2-甲基苯

3. 将下列化合物按照对指定试剂的反应活性从高至低排列。

（1）氢氧化钠水溶液：氯甲基苯、氯苯、氯代环己烷

（2）2%硝酸银乙醇溶液：A. 2-溴戊-2-烯、2-溴戊烷、4-溴戊-2-烯、1-溴-3-甲基丁烷

B. 2-溴-2-甲基丙烷、2-溴丁-2-烯、2-溴丙-2-基苯

4. 判断下列化合物能否与硝酸银的醇溶液反应，如能反应，写出产物结构式，并注明是否需要加热。

（1）1-溴戊-2-烯　　（2）2-溴戊-2-烯　　（3）3-溴戊-2-烯

（4）4-溴戊-2-烯　　（5）5-溴戊-2-烯

5. 完成下列反应式。

（1）$CH_3ClC{=}CHCH_2Cl \xrightarrow{NaOH/H_2O}$

（2）$CH_3CH(CH_3)CHClCH_3 \xrightarrow{KOH/C_2H_5OH}$

（3）$CH_3Br + CH_3CH_2ONa \longrightarrow$

（4）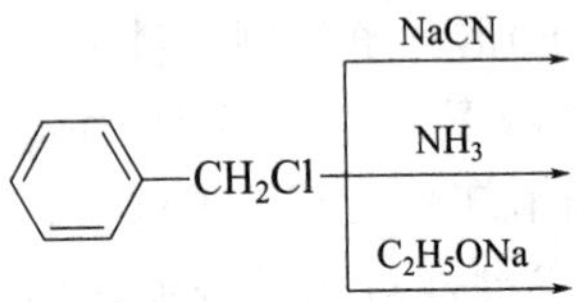

（5）$(CH_3)_2CHCl + NaI \xrightarrow{CH_3COCH_3}$

（6）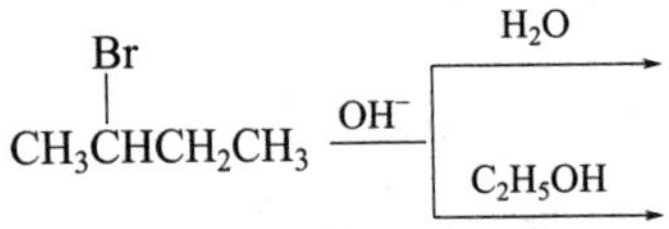

6. 用化学方法区别下列各组化合物。

（1）丁烷、丁-2-烯和1-溴丁烷

（2）1-氯丙烷、3-氯丙-1-烯和2-氯丙-1-烯

（3）氯甲基苯、对氯甲苯和2-氯乙基苯

7. 由指定原料合成下列化合物。

（1）由乙烯合成1,1-二氯乙烷和1,1,2-三氯乙烷

（2）由丙烯合成1,2-二溴-3-氯丙烷

（3）由1-溴丁烷合成丁-2-醇和丁-2-烯

（4）由甲苯合成对氯苯甲醇、对硝基苯乙腈

（5）由丁-1,3-二烯合成己二腈

8. 分子式为C_5H_{10}的烃A，与溴水不反应，在紫外光照射下与等物质的量的溴作用得产物B（C_5H_9Br），B与KOH的醇溶液加热反应得到C（C_5H_8），C经酸性$KMnO_4$氧化得戊二酸，试写出A、B、C的构造式及各步反应式。

六、综合习题参考答案

1.（1）2,3-二氯-2-甲基丁烷　　（2）2-溴-3-乙基-4-甲基戊烷

（3）（*Z*）-1-氯丙-1-烯　　（4）（*E*）-2-溴戊-2-烯

（5）2-溴丙基苯　　（6）1-氯-3-二氯甲基苯

（7）3-氯环己烯　　（8）1,2-二氯-1,1,2,2-四氟乙烷

（9）1-氯-1-氟乙烯

2.（1）$(CH_3)_2CHCH_2CH_2I$　　（2）$(CH_3)_2CHC(CH_3)BrCH_2CH_3$

（3）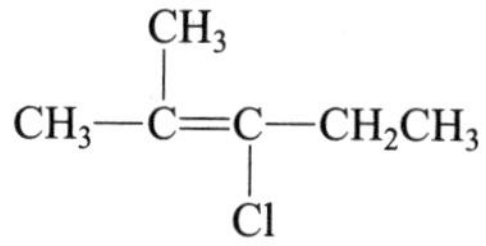　　（4）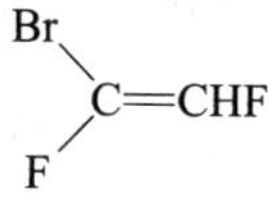

（5）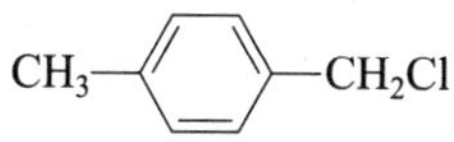　　（6）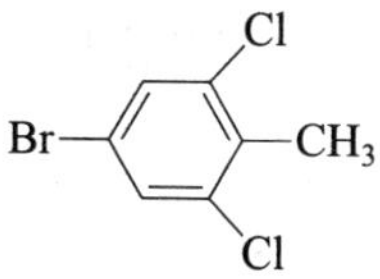

3.（1）氯甲基苯＞氯代环己烷＞氯苯

（2）A. 4-溴戊-2-烯＞2-溴戊烷＞1-溴-3-甲基丁烷＞2-溴戊-2-烯

B. 2-溴丙-2-基苯＞2-溴-2-甲基丙烷＞2-溴丁-2-烯

4.（2）和（3）不与硝酸银的醇溶液反应

（1）$O_2NO—CH_2CH═CH—CH_2—CH_3$（不加热）

（4）$CH_3CH═CHCH(CH_3)ONO_2$（不加热）

（5）$CH_3CH═CHCH_2CH_2ONO_2$（加热）

5.（1）$CH_3ClC═CHCH_2OH$

（2）$(CH_3)_2C═CHCH_3$

（3）$CH_3CH_2OCH_3$

（4）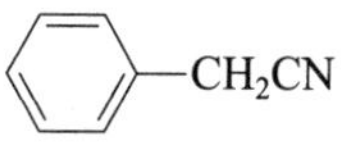　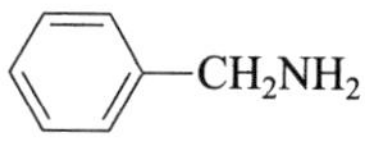　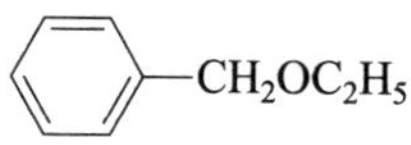

（5）$(CH_3)_2CHI$

（6）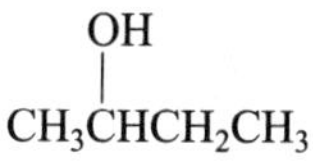、$CH_3CH═CHCH_3$

6.（1）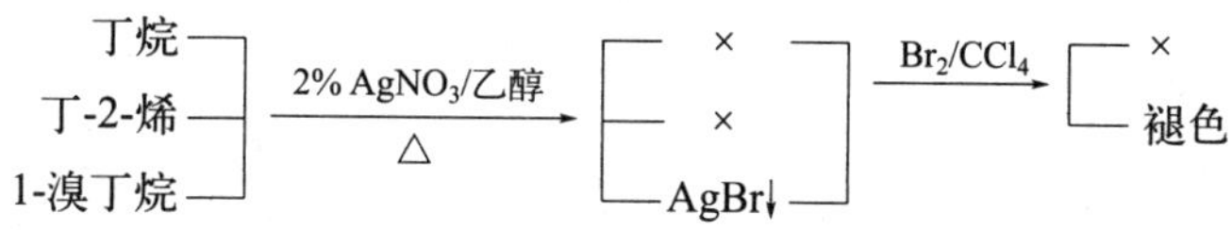

（2）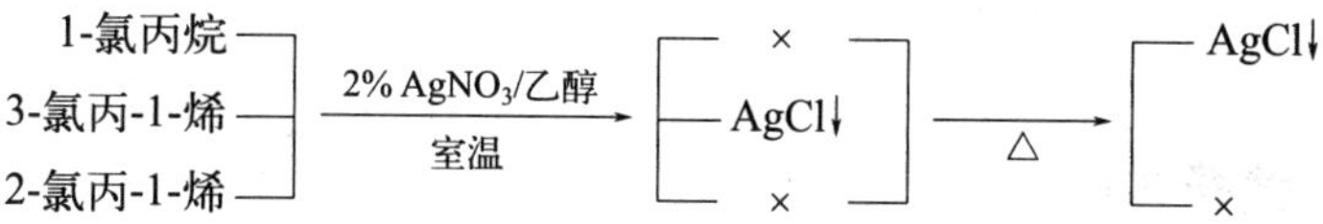

（3）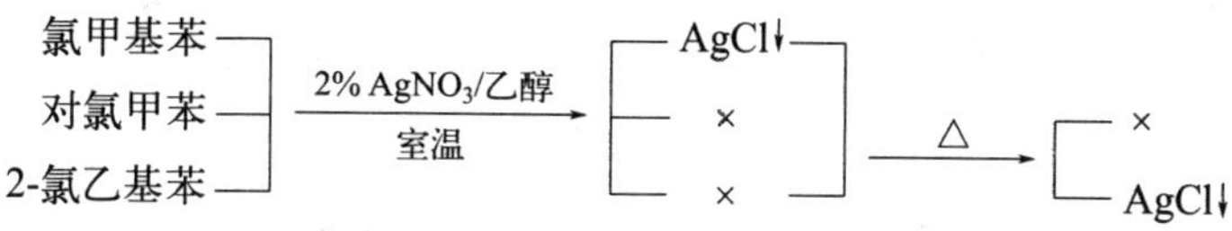

7.（1）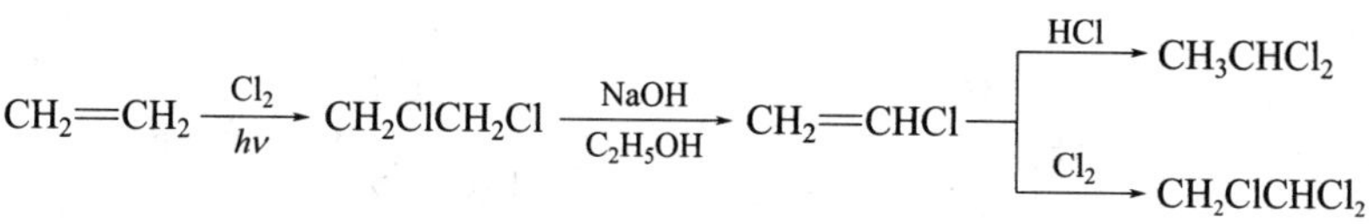

（2）$CH_3CH{=}CH_2 \xrightarrow[h\nu]{Cl_2} CH_2ClCH{=}CH_2 \xrightarrow{Br_2} CH_2BrCHBrCH_2Cl$

（3）$CH_3CH_2CH_2CH_2Br \xrightarrow[C_2H_5OH]{NaOH} CH_3CH_2CH{=}CH_2 \xrightarrow{HBr}$

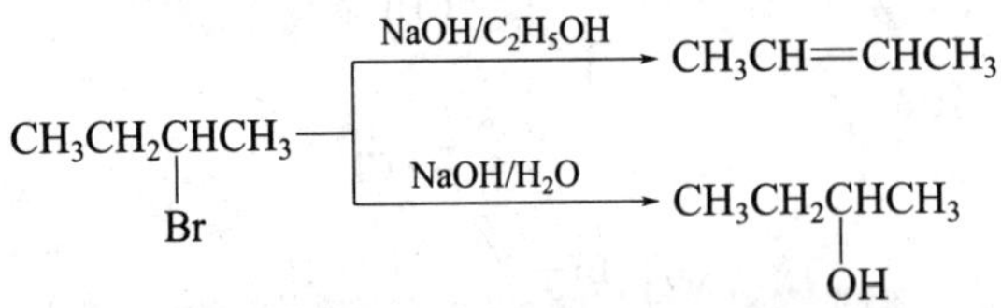

（4）A. 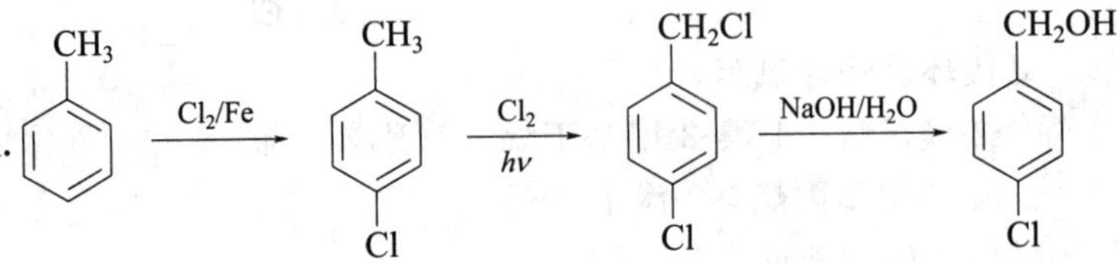

B. 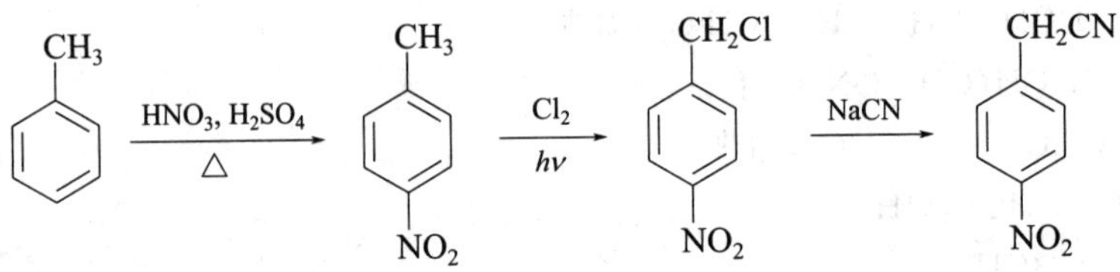

（5）$CH_2{=}CHCH{=}CH_2 \xrightarrow[\triangle]{Cl_2} ClCH_2CH{=}CHCH_2Cl \xrightarrow{H_2/Pt} ClCH_2CH_2CH_2CH_2Cl \xrightarrow{NaCN}$

$CNCH_2CH_2CH_2CH_2CN$

8. A. 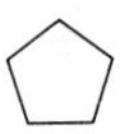 B. 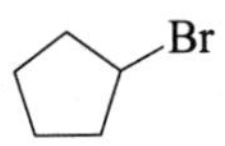 C. 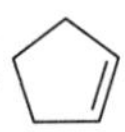

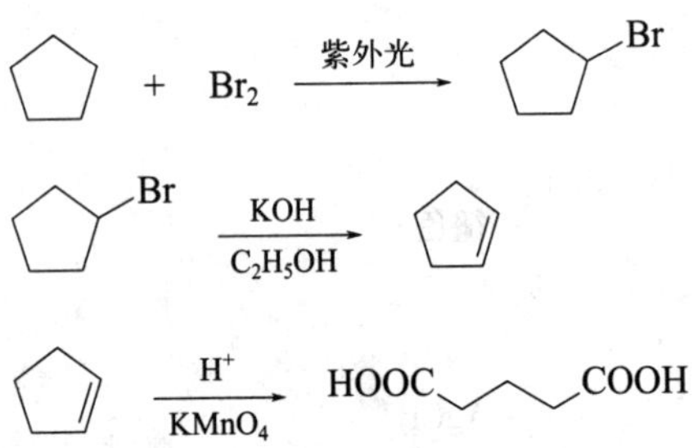

七、教材课后习题参考答案

1.（1）2-氯-4-甲基戊烷 （2）1-溴-4-溴甲基苯（4-溴苄基溴）

（3）（*E*）-2-溴-3-甲基己-3-烯 （4）（*R*）-2-溴-2-氯丁烷

（5）1,3-二氯-3-甲基丁烷 （6）1-溴-4-氯丁烷

2.（1）$CHCl_3$ （2）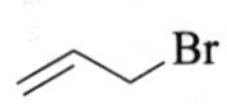 （3）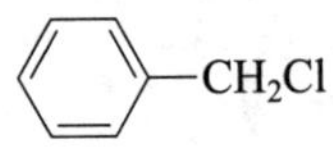

（4）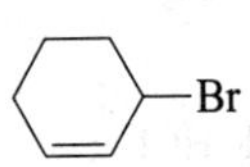 （5）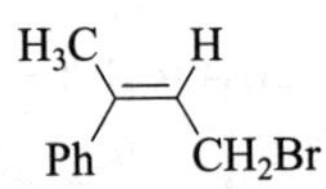 （6）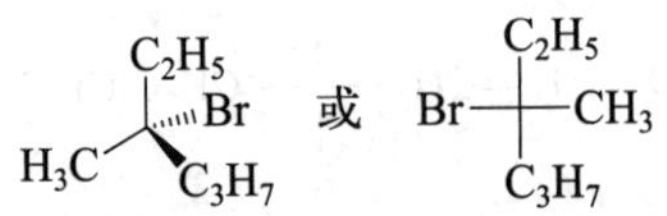

3.(1) 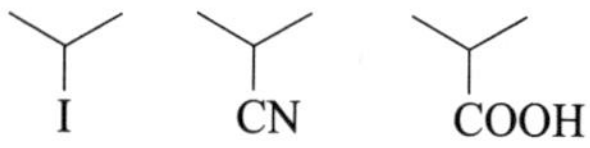

(2) 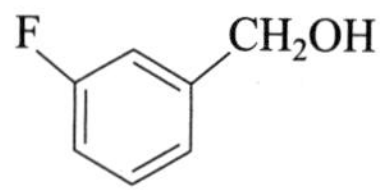

(3) 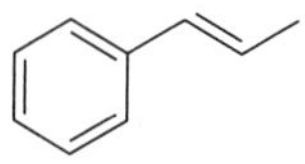

(4) 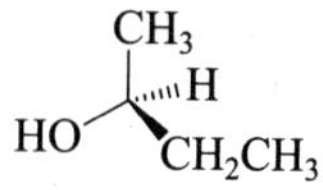

(5) $C_2H_5OC(CH_3)_3$

(6) 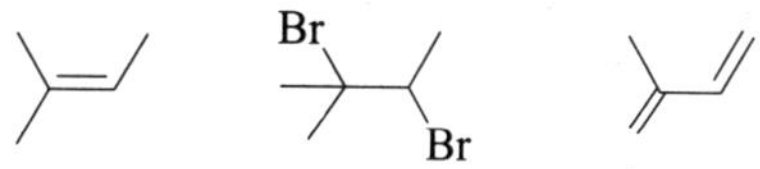

(7) 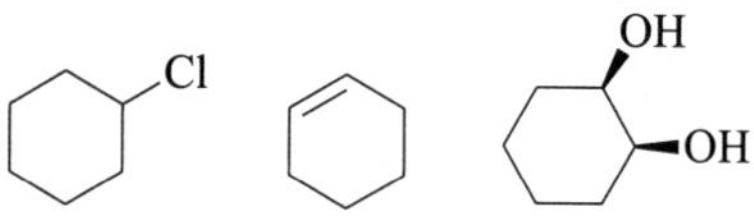

(8) 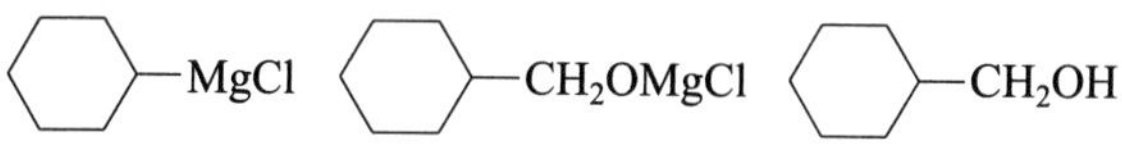

4.(1)(3)(5)属于 S_N2 历程；(2)(4)(6)属于 S_N1 历程。

5.(1) 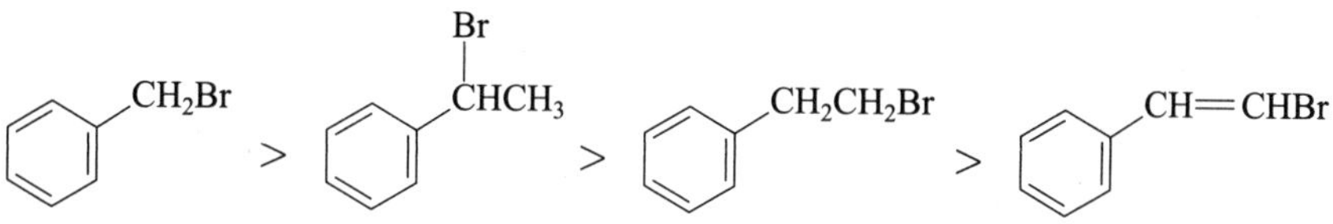

(2) $C_2H_5I > C_2H_5Br > CH_3CH_2CH_2CH_2CH_2Br$

6. 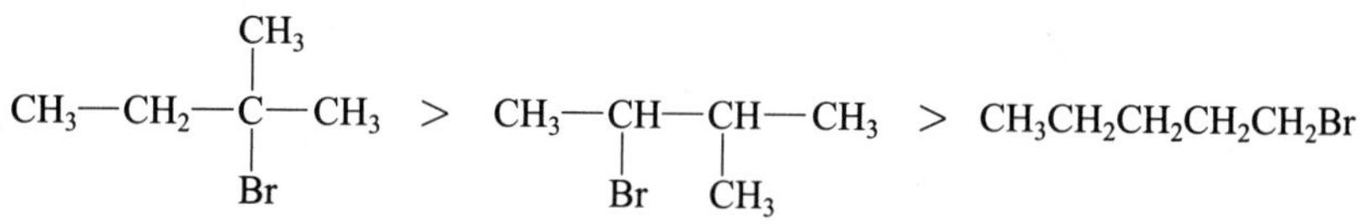

7.(1) 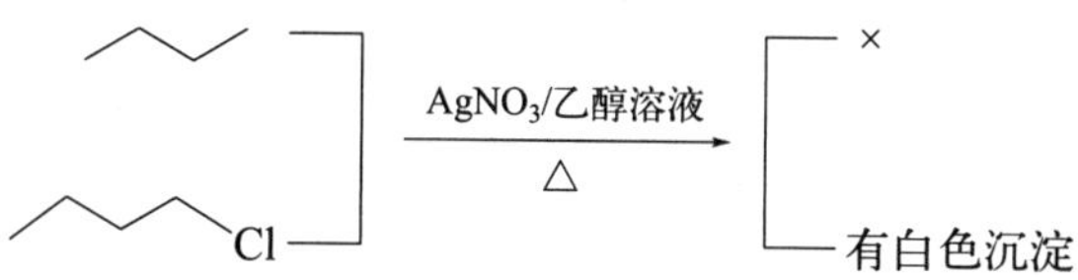

(2) 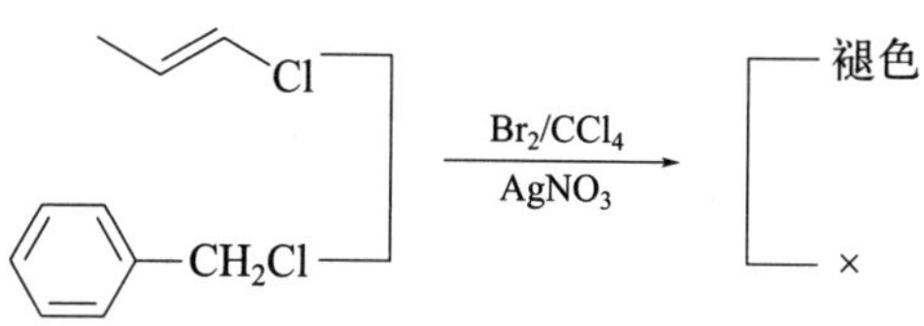

(3) 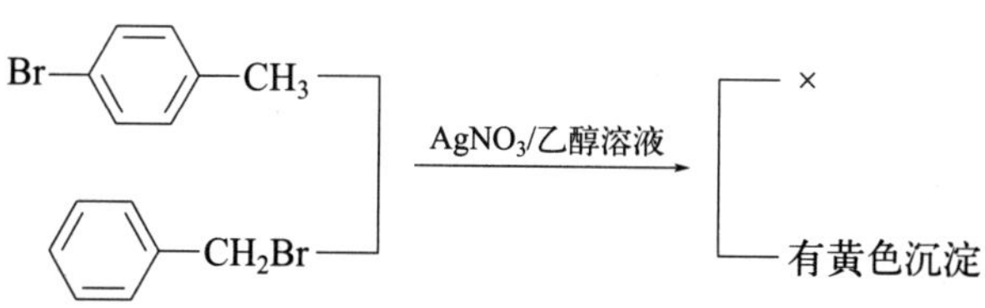

8.(1) 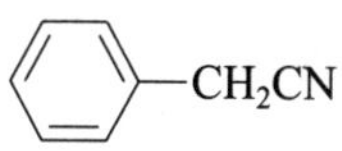

(2) 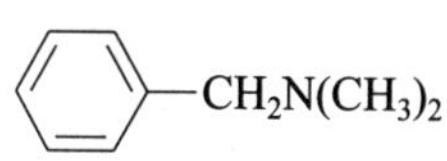

（3）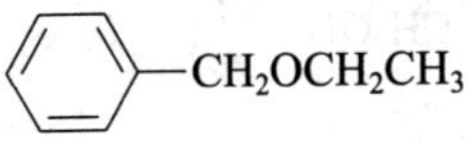

（4）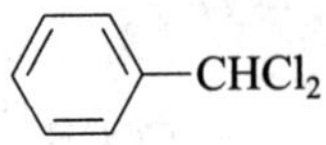

（5）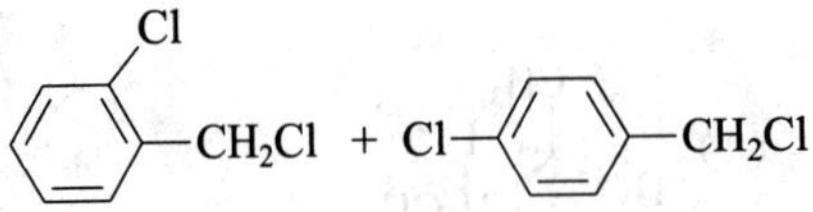

（6）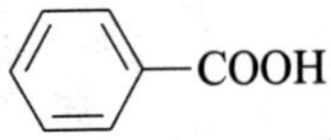

（7）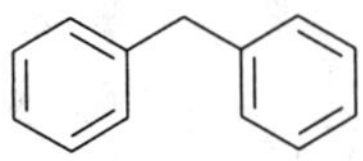

9.（A）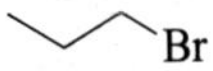

（B）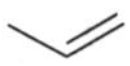

（C）CH_3COOH

（D）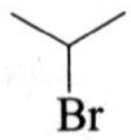

(主产物)

第七章
醇、酚、醚

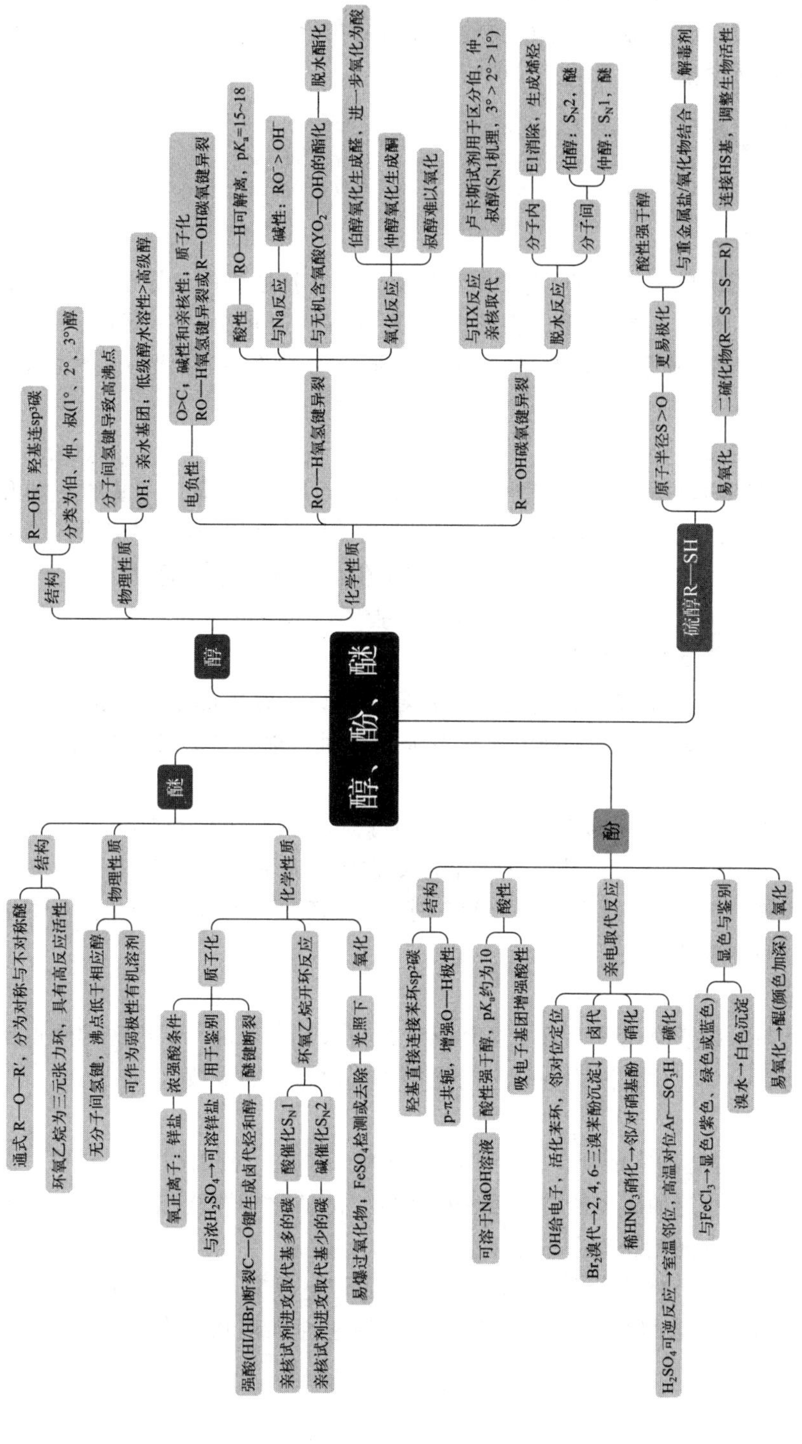

醇、酚、醚
醇
结构
R—OH，羟基连sp³碳
分类为伯、仲、叔(1°、2°、3°)醇
物理性质
分子间氢键导致高沸点
OH：亲水基团；低级醇水溶性>高级醇
化学性质
电负性
O>C，碱性和亲核性；质子化
RO—H氧氢键异裂或R—OH碳氧键异裂
RO—H氧氢键异裂
酸性
RO—H可解离，pK_a=15~18
与Na反应
碱性：RO^->OH
与无机含氧酸(YO_2—OH)的酯化
脱水酯化
氧化反应
伯醇氧化生成醛，进一步氧化为酸
仲醇氧化生成酮
叔醇难以氧化
R—OH碳氧键异裂
与HX反应
亲核取代
卢卡斯试剂用于区分伯、仲、叔醇(S_N1机理，3°>2°>1°)
脱水反应
分子内
E1消除，生成烯烃
分子间
伯醇：S_N2，醚
仲醇：S_N1，醚
硫醇R—SH
原子半径S>O
更易极化
酸性强于醇
与重金属盐/氧化物结合
解毒剂
易氧化
二硫化物(R—S—S—R)
连接HS基，调整生物活性
醚
结构
通式R—O—R'，分为对称与不对称醚
环氧乙烷为三元张力环，具有高反应活性
物理性质
无分子间氢键，沸点低于相应醇
可作为弱极性有机溶剂
化学性质
质子化
浓强酸条件
氧正离子：锌盐
用于鉴别
与浓H_2SO_4→可溶锌盐
醚键断裂
强酸(HI/HBr)断裂C—O键生成卤代烃和醇
环氧乙烷开环反应
酸催化S_N1
亲核试剂进攻取代基多的碳
碱催化S_N2
亲核试剂进攻取代基少的碳
氧化
光照下
易爆过氧化物，$FeSO_4$检测或去除
酚
结构
羟基直接连接苯环sp²碳
p-π共轭，增强O—H极性
酸性
酸性强于醇，pK_a约为10
可溶于NaOH溶液
吸电子基团增强酸性
亲电取代反应
OH给电子，活化苯环，邻对位定位
卤代
Br_2溴代→2, 4, 6-三溴苯酚沉淀↓
硝化
稀HNO_3硝化→邻/对硝基酚
磺化
H_2SO_4可逆反应→室温邻位，高温对位Ar—SO_3H
显色与鉴别
与$FeCl_3$→显色(紫色、绿色或蓝色)
溴水→白色沉淀
氧化
易氧化→醌(颜色加深)

一、学习要求

1. 识别醇、酚、醚的结构；
2. 区分醇、酚、醚的分类；
3. 阐述醇、酚、醚的命名方法；
4. 概括醇、酚、醚的物理性质；
5. 简述醇、酚、醚的化学性质；
6. 正确利用醇、酚、醚的化学性质解决化合物的合成问题；
7. 灵活利用所学推断化学反应的产物。

二、内容精讲

1. 醇

(1) 结构与分类

醇的结构特征是羟基(—OH)连在饱和碳原子上，羟基中的氧原子为 sp^3 杂化。

醇可分为饱和醇、不饱和醇、脂环醇及芳香醇；还可分为一元醇、二元醇、三元醇等；另外，根据与羟基所连碳原子的种类不同，分为伯醇(1°醇)、仲醇(2°醇)和叔醇(3°醇)。

(2) 系统命名法

① 选择连有羟基的最长碳链作为主链，称为“某醇”；从靠近羟基的一端开始对主链碳原子编号，使羟基的位次尽可能小，并在“某”字后面用阿拉伯数字标明羟基的位置；若存在侧链或其他取代基，则按照位置、数目、名称依次写在母体前面。

② 对于脂环醇的命名，根据与羟基相连的脂环烃基为母体，命名为“环某醇”。环上碳原子的编号从连有羟基的碳原子开始。

③ 对于不饱和醇的命名，首先选择连有羟基碳原子在内的最长碳链为主链；编号时从靠近羟基的一端开始编号。当主链中含有不饱和键时，称为“某烯(炔)醇”，并在不饱和键和羟基前标明其位置。

④ 对于芳香醇的命名，通常以脂肪链醇为母体，芳基作为取代基。

⑤ 多元醇的命名应尽可能选择含多个羟基在内的最长碳链作为主链，按羟基数称为某二醇、某三醇等，并标明羟基位置。当羟基连在不同碳原子上，且羟基数与主链碳原子数相同时，不必标明羟基的位次。

(3) 物理性质

低级醇能与水以任意比例混溶，这是由于醇与水形成氢键。低级醇的沸点比与它分子量相近的烷烃要高得多，这是因为醇分子间能形成氢键缔合的缘故。

(4) 化学性质

羟基(—OH)是醇的官能团。由于氧的电负性大于碳，所以醇分子的 C—O 键有一定的极性，与羟基直接相连的碳上的电子云密度较低。醇的化学性质有两方面：一方面是官能团羟基的性质，另一方面是烃基上 α-氢的性质。

由于氧原子的电负性大，所以 O—H 键的成键电子对偏向于氧原子，使醇表现酸性。羟基上的烃基越多，醇的酸性越弱。不同的醇的酸性强弱次序是：甲醇＞伯醇＞仲醇＞叔醇。

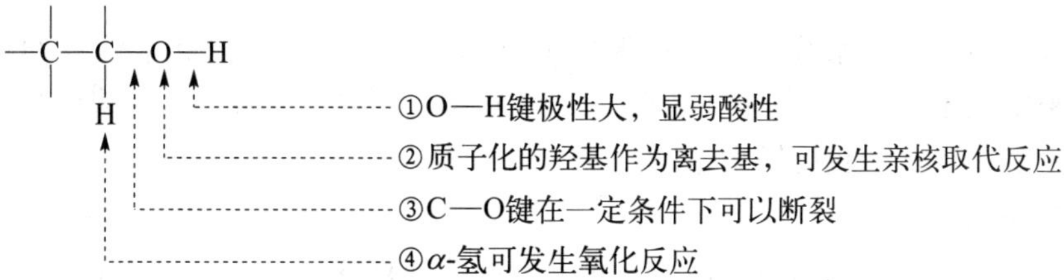

醇与酸脱水生成酯的反应叫作酯化反应。醇可与无机含氧酸如硫酸、硝酸、亚硝酸或磷酸等作用，生成无机酸酯。其中，硫酸、磷酸为多元酸，可生成不同的酯。

醇与氢卤酸(HCl、HBr、HI)作用时，醇羟基被卤素原子取代生成卤代烃，称为卤代反应。该反应属亲核取代反应，是可逆反应。

$$R—OH+HX \rightleftharpoons R—X+H_2O$$

对于同一种醇来说，氢卤酸的活性次序为：HI＞HBr＞HCl(HF一般不反应)；而对于相同的氢卤酸，醇的活性次序为：烯丙式或苄式醇＞叔醇＞仲醇＞伯醇。实验室里，可以用卢卡斯试剂(Lucas试剂)来区分不同类型的醇。叔醇与卢卡斯试剂立刻反应，生成的氯代烃不溶于试剂而呈浑浊；仲醇与卢卡斯试剂振荡后，放置几分钟后开始出现浑浊，而伯醇则几小时也难浑浊。

醇与浓 H_2SO_4 共热发生脱水反应，不同的醇或同一种醇在不同温度下可以有两种脱水方式：分子内脱水和分子间脱水。分子间脱水形成醚，分子内脱水形成烯烃。仲醇及叔醇脱水生成烯烃遵循札依采夫规则，即主要产物是双键上连有最多烃基的烯烃。

伯醇和仲醇可被 $K_2Cr_2O_7$、$KMnO_4$ 或铬酸(CrO_3-冰醋酸)等氧化剂氧化，分别生成醛(进一步氧化成羧酸)或酮。叔醇由于不含α-氢，所以同样条件下不被氧化。

2. 酚

(1) 结构、分类与命名

羟基直接与芳香环相连的化合物称为酚。羟基上氧原子的未共用电子对所在的p轨道和苯环中的π电子轨道平行，因此它们之间也能相互重叠，构成p-π共轭体系，即形成了包括六个碳原子和一个氧原子的大π键。

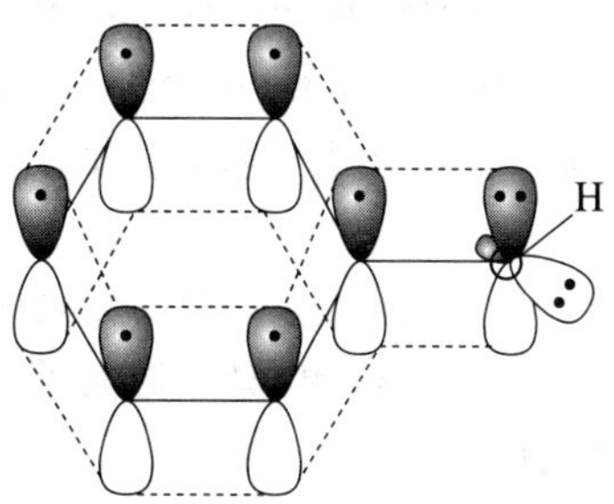

苯酚p-π共轭体系的轨道示意

酚分为一元酚、二元酚、三元酚等，含有两个以上羟基的酚又叫多元酚。酚的命名一般在“酚”字前面加上芳环的名称，以此作为母体，如苯酚、萘酚等，再加上其他取代基的位次数目和名称。

（2）物理性质

由于酚分子间以及与水分子间可以形成氢键，所以熔点、沸点和水溶性均比相应的烃高，其相对密度大于1。酚类能溶于乙醇、乙醚等有机溶剂，微溶于水，多元酚随着分子中羟基数目的增多，水溶性相应增大。

（3）化学性质

酚的化学性质主要表现在两方面：一是酚羟基的酸性较强；二是苯环上的亲电取代反应容易进行。

酚羟基的氢具有酸性，能与碱反应生成酚盐。当苯环上连有硝基等吸电子基团时，酚的酸性增强，尤其是吸电子基位于羟基邻位或对位时，作用更为显著；反之，若苯环上连有供电子基团，则会增加环上电子云密度，导致酚的酸性减弱。

酚类化合物通常能与 $FeCl_3$ 水溶液发生显色反应，而醇羟基一般无此现象，因此该反应可用于区分醇和酚（或醇和烯醇）。

酚极易被氧化，且氧化产物通常较为复杂。在酯化反应中，酚可与酰氯或酸酐作用生成相应的酯。酚醚的制备主要采用 Williamson 合成法，或通过酚与 CH_3I、$(CH_3)_2SO_4$ 等烷基化试剂来直接制备。在有机合成中，常将酚羟基转化为酚醚以起到保护作用。

酚羟基能显著活化苯环，使其更容易发生亲电取代反应。具体表现为：苯酚在室温下与溴水反应时，会立即生成白色的2,4,6-三溴苯酚沉淀，该反应灵敏度高，常用于苯酚的鉴别和分离；与稀硝酸在室温下反应则同时生成邻硝基苯酚和对硝基苯酚，二者可通过水蒸气蒸馏分离。此外，酚的磺化反应表现出明显的温度依赖性特征：在室温条件下，与浓硫酸反应主要生成邻羟基苯磺酸（动力学控制产物）；当温度升至 100 ℃时，反应则优先生成对羟基苯磺酸（热力学控制产物）。

3. 醚

（1）结构与命名

醚可看作是醇或酚羟基上的氢原子被烃基取代后生成的产物，其通式为 R—O—R′。

结构简单的醚常用官能团类别法命名。即写出与氧相连的烃基的名称，再加上“醚”字，一般省去“基”字。简单醚可以在两个相同的烃基名称前冠以“二”字，如烃基为烷基时，则“二”字也可省去。英文称醚为 ether。对于混合醚，则将英文名称首字母排前的取代基放在前面。此外，当醚为环状结构时则称为环醚，环醚也可以称为“环氧某烷”或用相应的杂环母体名称来命名，如环氧乙烷。而对于结构复杂的醚可用取代法系统命名。取较长的烃基作为母体，将余下的碳数较少的烷氧基作为取代基。

（2）物理性质

大多数醚类化合物是挥发性强、易燃的无色液体。以乙醚为例，其极易挥发和燃烧的特性要求在实验操作时必须保持良好通风，并严格禁止接触明火。此外，由于醚分子中的氧原子能与水形成氢键，因此它们通常具有一定的水溶性。

（3）化学性质

醚类化合物具有较高的化学稳定性，其稳定程度仅次于烷烃。这类物质不仅不与金属钠反应，对碱和还原剂也表现出良好的耐受性，因而常被用作有机反应的理想溶剂。

当醚类化合物与浓氢碘酸（HI）或氢溴酸（HBr）共热时，会发生特征性的烷氧键断裂反应。其中，芳基烷基醚与氢碘酸反应时，生成酚和碘代烷。而二芳基醚在氢碘酸的作用下，醚键不发生断裂。此外，对于脂肪族混合醚，断裂通常发生在空间位阻较小的烷氧键上，生成相应的卤代烃。

环氧化物虽然具有醚的一般稳定性，但 1,2-环氧化物因其三元环张力而表现出特殊反应性，在酸碱催化下易与多种试剂发生开环反应。

冠醚是一类含有多个氧原子的大环醚，因其立体结构像王冠，故称冠醚。其结构特点是具有—O—CH_2—CH_2—O—的重复单元。

三、重点难点

重点：醇、酚和醚的结构和化学性质。

难点：醇和酚的酸性。

四、典型例题解析

【例 1】 写出丙-1-醇在浓硫酸作用下加热至 170 ℃时的反应产物，并解释反应机理。

解：丙-1-醇在浓硫酸作用下加热至 170°C 时，发生分子内脱水反应，生成丙-1-烯（$CH_3CH=CH_2$）

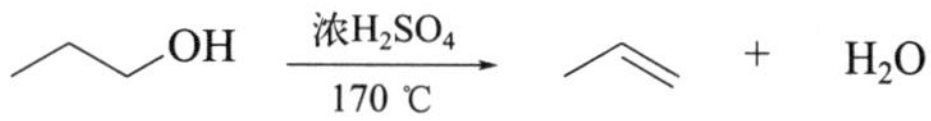

该题主要考察消除反应。相关解题思路如下：丙-1-醇作为伯醇在浓硫酸催化下的脱水反应遵循典型的 E1 消除机理。在 170 ℃的高温条件下，浓硫酸首先质子化羟基生成易离去的 H_2O 分子，从而形成不稳定的伯碳正离子中间体（$CH_3CH_2CH_2^+$）。该碳正离子虽然稳定性较差，但在强酸环境和高温驱动下仍能形成，并迅速发生 β-氢消除（遵循 Saytzeff 规则），最终生成热力学更稳定的丙烯（$CH_3CH=CH_2$）。值得注意的是，该反应条件（浓硫酸＋高温）会优先促进分子内脱水而非分子间成醚反应，这是因为高温更有利于消除反应的进行，且伯醇生成的碳正离子倾向于快速消除而非取代。整个过程中，浓硫酸不仅作为质子源促进羟基离去，其强酸性环境还能稳定反应中间体，而高温则提供了克服能垒的必要能量。

【例 2】 比较苯酚、对硝基苯酚和对甲基苯酚的酸性强弱，并解释原因。

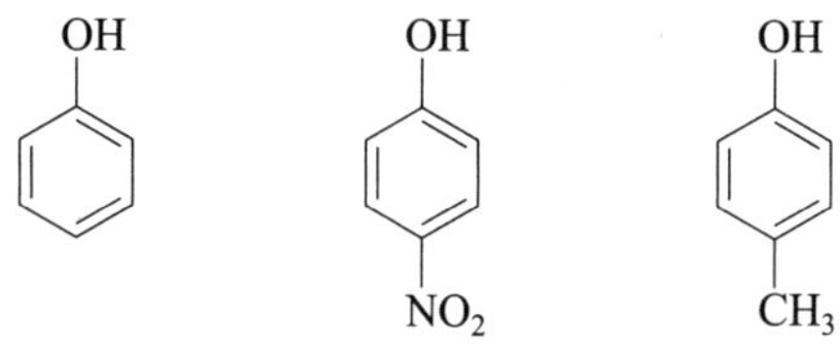

解：对硝基苯酚的酸性最强，苯酚次之，对甲基苯酚的酸性最弱。这是因为硝基的吸电子效应显著增强了羟基的酸性，而甲基的给电子效应减弱了酸性。

该题主要考察不同取代酚的酸性强弱。相关解题思路如下：酚类化合物的酸性强弱本质上取决于其共轭碱（酚氧负离子）的稳定性。苯环上的取代基通过电子效应显著影响这一稳定性。强吸电子基团如硝基（—NO_2）同时通过诱导效应（$-I$）和共轭效应（$-C$）分散酚氧负离子的电荷，大幅提升酸性（$pK_a \approx 7$）；而给电子基团如甲基（—CH_3）则通过 $+I$ 和超共轭效应增加电子云密度，使酚氧负离子更不稳定，导致酸性减弱（$pK_a \approx 10.2$）。未取代的苯酚（$pK_a \approx 10$）作为基准，其酸性介于二者之间。因此，三种酚的酸性顺序为：对硝基苯酚＞苯酚＞对甲基苯酚。这一规律不仅体现了取代基电子效应的本质影响，也为预测芳香族化合物的反应活性提供了重要依据。

【例 3】 写出乙醇在酸催化下生成乙醚的反应式，并说明反应机理。

解：乙醇在酸催化下生成乙醚的反应式为：

$$2CH_3CH_2OH \xrightarrow{H^+} CH_3CH_2OCH_2CH_3 + H_2O$$

该反应通过酸催化促进乙醇分子间的亲核取代反应，生成乙醚。具体机理如下：

乙醇在酸催化下生成乙醚的反应属于分子间脱水成醚反应，这是制备对称醚的经典方法。反应机理上，首先在酸性条件下乙醇分子中的羟基被质子化形成氧鎓离子($CH_3CH_2—OH_2^+$)，这个活化的中间体更容易作为离去基团。随后，另一分子乙醇作为亲核试剂进攻氧鎓离子的 α-碳，通过 S_N2 机理完成亲核取代，最终生成乙醚($CH_3CH_2OCH_2CH_3$)并释放一分子水。该过程需要严格控制反应条件：必须使用浓硫酸等强酸催化剂以促进氧鎓离子的形成，同时反应温度需维持在 140 ℃左右(低于分子内脱水温度 170 ℃)，这个精确的温度控制既能保证成醚反应的顺利进行，又能有效避免副反应(如分子内脱水生成乙烯)的发生。值得注意的是，这种方法仅适用于制备对称醚，若需要合成不对称醚则需采用 Williamson(威廉姆森)合成法。

五、综合习题

1. 写出 $C_5H_{11}OH$ 所有的构造异构体，用系统命名法命名，并分别注明属于伯醇、仲醇还是叔醇。

2. 用系统命名法命名下列化合物。

(1) 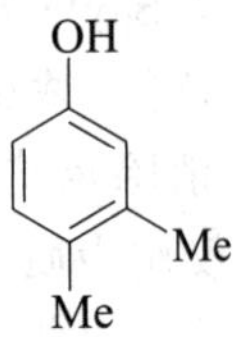

(2) 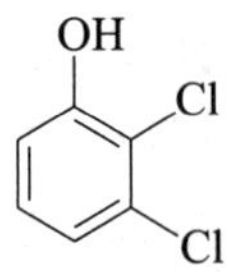

(3) 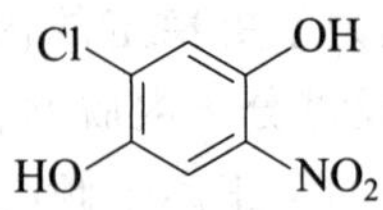

(4) 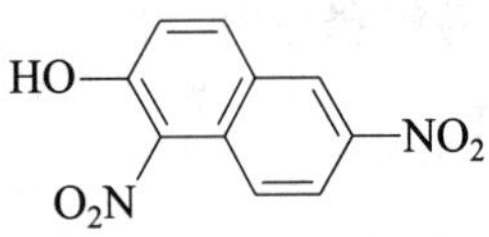

(5) 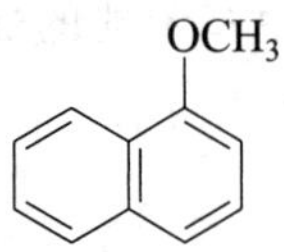

(6) 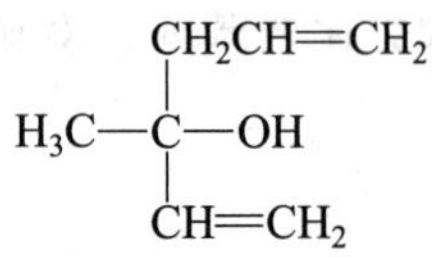

(7) 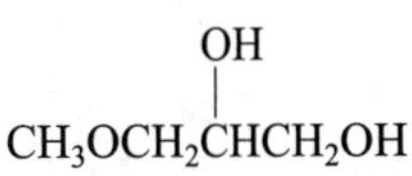

3. 写出下列化合物的构造式。

(1) 邻乙烯基苯酚　(2) 5-甲基苯-1,3-二酚　(3) 2-氯-4-硝基苯酚

(4) 2,4-二氯萘-1-酚　(5) 1,3-二氯丙-2-醇　(6) 丁-2-烯-1-醇

(7) 反-环己-1,3-二醇　(8) 顺-3-溴环戊-1-醇

4. 写出正丁醇与下列试剂反应的产物结构。

(1) Na　(2) HBr　(3) $P+I_2$

(4) $K_2Cr_2O_7$　(5) Cu(高温)　(6) H_2SO_4(130～140 ℃，160 ℃以上)

5. 写出下列反应的主要产物。

(1) 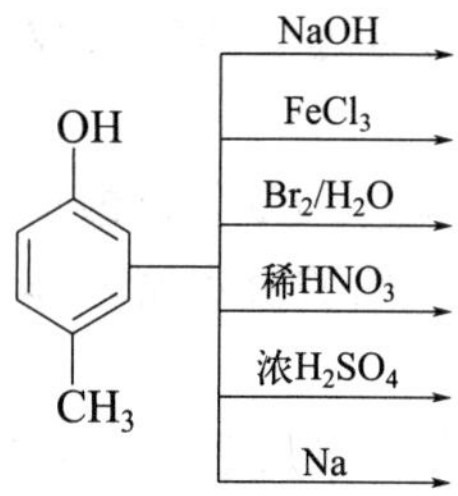

(2) $CH_3CH_2CH{=}CH_2 \xrightarrow[H^+]{H_2O}$

(3) 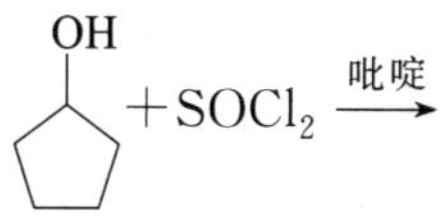

(4) $CH_3CH(CH_3)CH(OH)CH_2CH_3 \xrightarrow[-H_2O]{H^+}$

(5) $(CH_3)_2C(OH)CH_2CH_2CH_2OH \xrightarrow{-2H_2O}$

(6) $CH_2OH-CHOH-CH_2OH \xrightarrow{3HNO_3}$

(7) $CH_3CH{=}CHCH_2OH \xrightarrow{CrO_3\text{-吡啶}}$

6. 下列化合物中，哪些可与 $FeCl_3$ 溶液作用产生颜色？哪些可与 HX 作用？哪些可与 NaOH 溶液作用？

(1) o-$CH_3C_6H_4CH_2OH$　　(2) p-$CH_3C_6H_4OH$

(3) $C_6H_5CHOHCH_3$　　(4) p-ClC_6H_4OH

7. 如何证明在邻羟基苯甲醇中含有一个酚羟基和一个醇羟基。

8. 将下列各组化合物按其与 Lucas 试剂反应的快慢排序。

(1) 丁-2-醇，2-甲基丁-2-醇，2-甲基丙-1-醇

(2) 3-苯基丙-1-醇，丁-2-烯-1-醇，1-苯基丙-2-醇

9. 将下列化合物按其沸点升高的次序排列，并说明其理由。

$CH_2OH-CH_2OCH_3$　　CH_2OH-CH_2OH　　$CH_2OCH_3-CH_2OCH_3$

10. 用化学方法区别下列各组化合物。

(1) 乙醚、乙醇和己烷　　(2) 苯甲醚、苯酚和苄醇

(3) 丙三醇、正丙醇和异丙醇　　(4) 仲丁醇、己-1-炔和环己烷

(5) 甲苯、丁-2-醇与叔丁醇　　(6) 苯乙炔、对甲酚与苯甲醇

11. 选择适当的原料合成下列化合物。

(1) 异丙醚　　(2) 苯乙醚　　(3) 2-甲氧基丙烷

12. 欲通过 Williamson 法制取苯甲醚，应选用什么原料？为什么？写出反应方程式。

13. 某化合物的分子式是 $C_6H_{14}O$，室温下不与金属钠作用，与过量的氢碘酸共热时只生成一种碘代烷，后者水解后生成丙醇，试推测该化合物构造式。

14. 一芳香族化合物 A，分子式为 C_7H_8O，A 与钠不发生反应，与浓氢碘酸反应生成两个化合物 B 和 C，B 能溶于氢氧化钠并与 $FeCl_3$ 作用呈蓝色。C 与硝酸银水溶液作用，生成黄色的碘化银。写出 A、B、C 的构造式。

15. 有一化合物甲，分子式为 $C_5H_{11}Br$，甲和 NaOH 水溶液共热后生成乙（$C_5H_{12}O$）。乙能和钠作用放出氢气，能被重铬酸钾氧化，能和浓硫酸共热生成丙（C_5H_{10}）。丙经臭氧化和水解反应生成丙酮和乙醛。试推测甲的构造式。

16. 化合物 A（C_7H_8O）与金属钠或 $SOCl_2$ 无反应，与 HI 一起加热可得两产物，一为 CH_3I，另一为 B（C_6H_6O），B 可溶于 NaOH 水溶液。试问 A 和 B 的结构是什么？

六、综合习题参考答案

1.

碳链异构	羟基的位置异构	名称	醇的类型
C—C—C—C—C	$CH_3CH_2CH_2CH_2CH_2OH$	戊-1-醇	伯
	$CH_3CH_2CH_2CHOHCH_3$	戊-2-醇	仲
	$CH_3CH_2CHOHCH_2CH_3$	戊-3-醇	仲
C—C—C—C | C	$(CH_3)_2CHCH_2CH_2OH$	3-甲基丁-1-醇	伯
	$(CH_3)_2CHCHCH_3$ | OH	3-甲基丁-2-醇	仲
	$(CH_3)_2CCH_2CH_3$ | OH	2-甲基丁-2-醇	叔
	$OHCH_2CHCH_2CH_3$ | CH_3	2-甲基丁-1-醇	伯
C | C—C—C | C	CH_3 | H_3C—C—CH_2OH | CH_3	2,2-二甲基丙-1-醇	伯

2.（1）3,4-二甲基苯酚　（2）2,3-二氯苯酚

（3）2-氯-5-硝基苯-1,4-二酚　（4）1,6-二硝基萘-2-酚

（5）1-甲氧基萘　（6）3-甲基己-1,5-二烯-3-醇

（7）3-甲氧基丙-1,2-二醇

3.（1）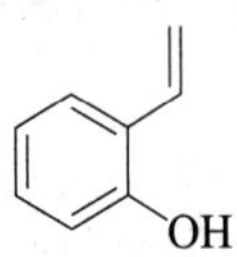

（2）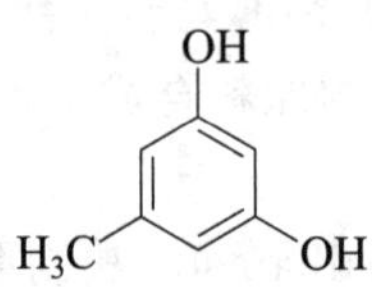

(3) 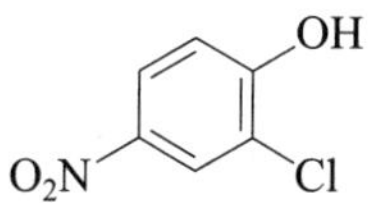

(4) 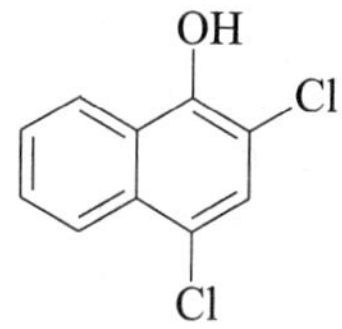

(5) 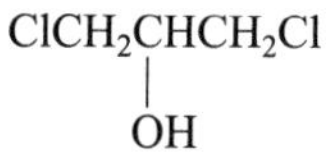

(6) $CH_3CH{=}CHCH_2OH$

(7) 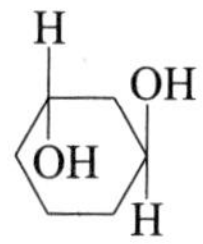

(8) 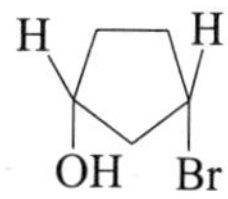

4.(1) $CH_3CH_2CH_2CH_2ONa$

(2) $CH_3CH_2CH_2CH_2Br$

(3) $CH_3CH_2CH_2CH_2I$

(4) $CH_3CH_2CH_2COOH$

(5) $CH_3CH_2CH_2CHO$

(6) 130～140 ℃：$(CH_3CH_2CH_2CH_2)_2O$；＞160 ℃：$CH_3CH_2CH{=}CH_2$

5.(1) 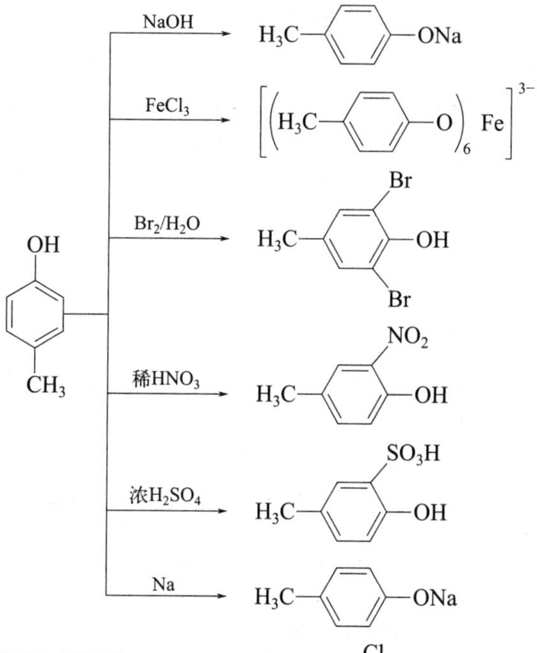

(2) 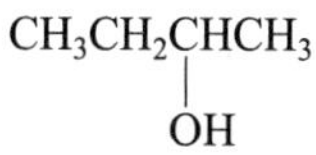

(3) 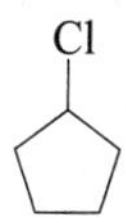

(4) 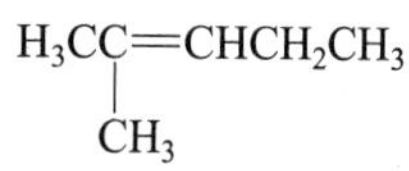

(5) $(H_3C)_2C{=}CHCH{=}CH_2$

(6) 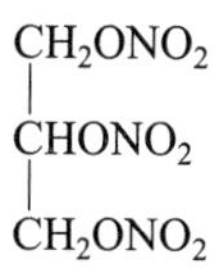

(7) $CH_3CH{=}CHCHO$

6.(2)和(4)可与三氯化铁发生颜色反应，并可与氢氧化钠溶液作用生成酚钠。(1)和(3)可与氢卤酸作用，生成相应的卤代烃。

7. 显色反应：与三氯化铁发生颜色反应说明含有酚羟基；与卢卡斯试剂作用产生浑浊，说明含有醇羟基。

8.(1) 2-甲基丁-2-醇＞丁-2-醇＞2-甲基丙-1-醇

（2）丁-2-烯-1-醇＞1-苯基丙-2-醇＞3-苯基丙-1-醇

9. $\begin{matrix}CH_2OH\\|\\CH_2OH\end{matrix}$ ＞ $\begin{matrix}CH_2OH\\|\\CH_2OCH_3\end{matrix}$ ＞ $\begin{matrix}CH_2OCH_3\\|\\CH_2OCH_3\end{matrix}$。因分子间氢键缔合

10.（1）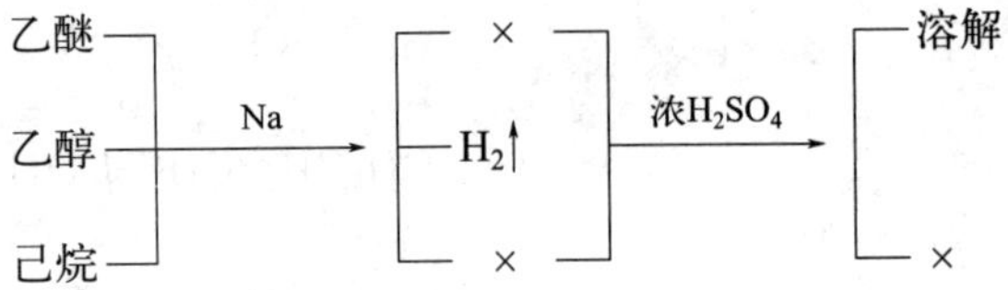

（2）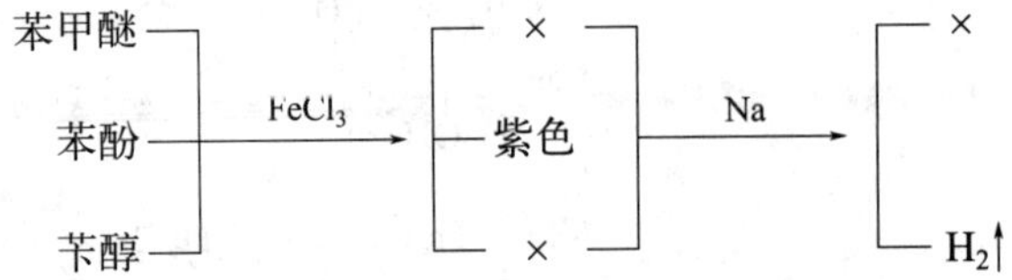

（3）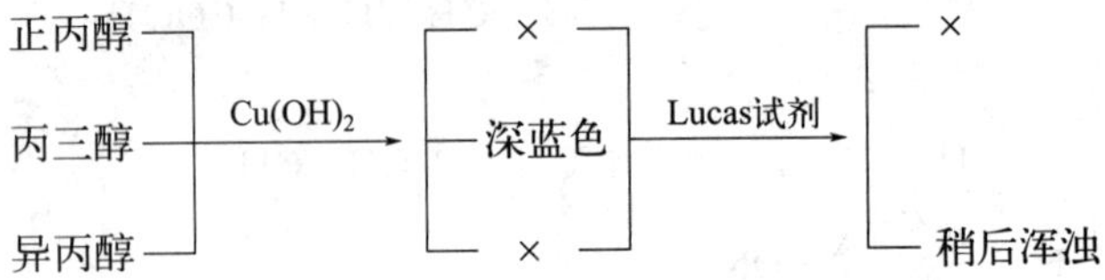

（4）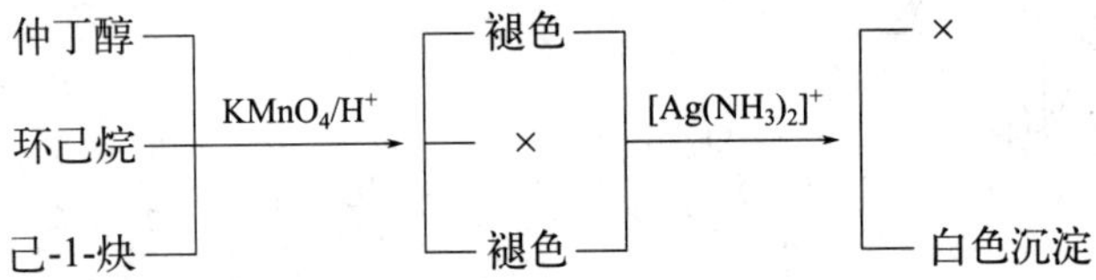

（5）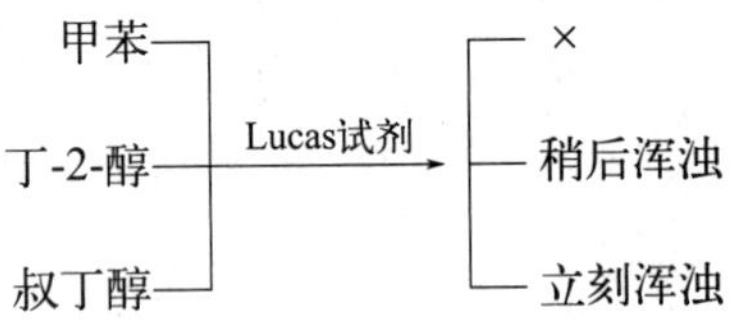

（6）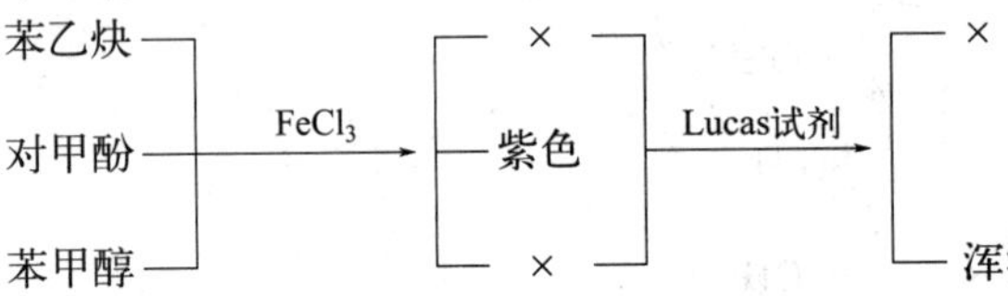

11.（1）$2(CH_3)_2CHOH \xrightarrow[\triangle]{70\%\ H_2SO_4} (CH_3)_2CHOCH(CH_3)_2 + H_2O$

（2）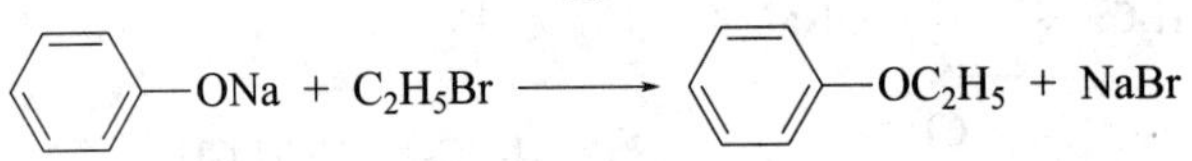

（3）$(CH_3)_2CHONa + CH_3Br \longrightarrow (CH_3)_2CHOCH_3 + NaBr$

或$(CH_3)_2CHBr + CH_3ONa \longrightarrow (CH_3)_2CHOCH_3 + NaBr$

12. 应选用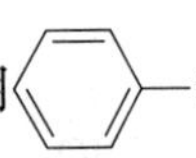ONa和 CH_3Cl 为原料，因为 Cl^- 在 CH_3Cl 中比在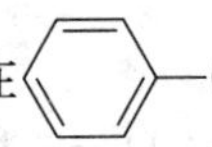Cl中更易于离去。

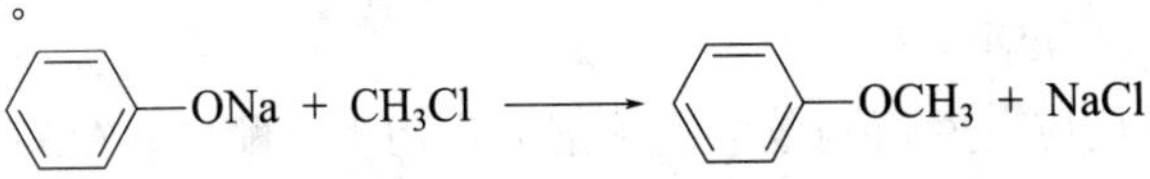

13. $CH_3CH_2CH_2OCH_2CH_2CH_3$

14. A. 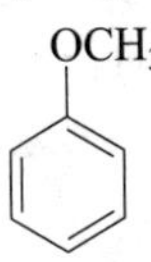

B. 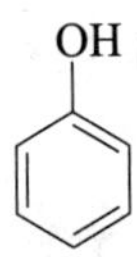

C. CH_3I

15. $(CH_3)_2CHCHBrCH_3$

16. A. 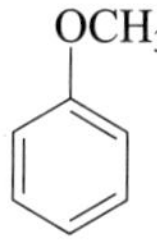　B. 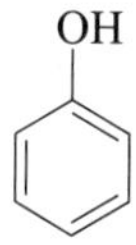

七、教材课后习题参考答案

1.（1）3-甲基戊-1-醇，伯醇　（2）3-甲基戊-3-醇，叔醇

（3）4-甲基己-2-醇，仲醇　（4）4-苯基戊-2-醇，仲醇

（5）1-溴-2-甲氧基苯　（6）2-甲氧基-2-甲基丙烷或甲基叔丁基醚

（7）3-氯-2-乙基苯酚　（8）2-甲氧基-2-甲基丁烷

2.（1）一般反应条件下，(a)(b)可被 $K_2Cr_2O_7$、$KMnO_4$ 或铬酸等氧化剂氧化，分别生成醛(进一步氧化成羧酸)或酮；(c)由于不含 α-氢，所以同样条件下不被氧化。

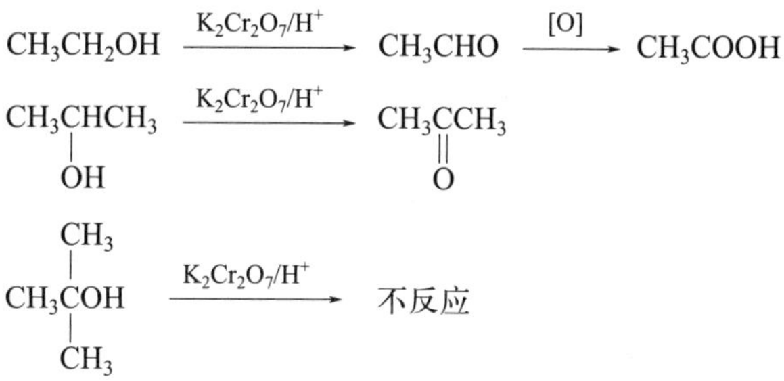

（2）与金属钠反应的速率：(a)＞(b)＞(c)。因为醇中羟基与供电子的烃基相连，烃基的给电子诱导效应使羟基中的氧原子上的电子云密度增加，使得羟基上的氢原子离去较难，与金属钠反应速率减慢。

（3）可以用 Lucas 试剂鉴别，(c)与 Lucas 试剂反应立即浑浊，(b)与 Lucas 试剂振荡后，放置几分钟后开始出现浑浊，(a)几小时也难浑浊。

3. 根据化合物分子间氢键缔合和分子量，沸点由高到低次序：(4)＞(2)＞(3)＞(1)。

4. 该醇结构为 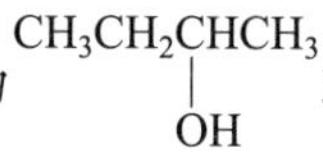 或 $CH_3CH_2CH_2CH_2OH$

当醇为 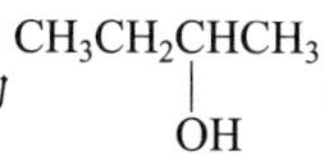 时：

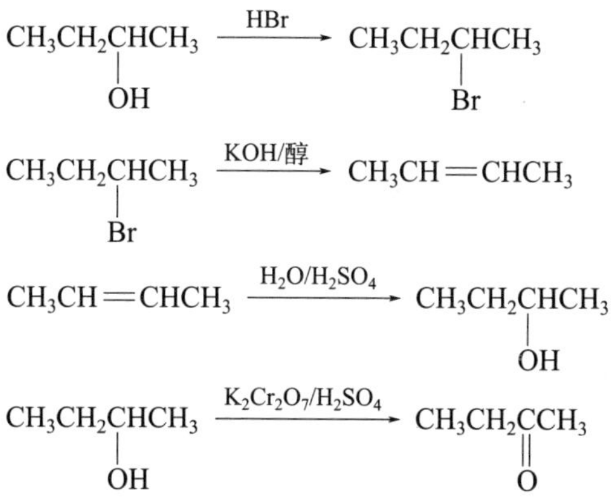

当醇为 $CH_3CH_2CH_2CH_2OH$ 时：

$$CH_3CH_2CH_2CH_2OH \xrightarrow{HBr} CH_3CH_2CH_2CH_2Br$$

$$CH_3CH_2CH_2CH_2Br \xrightarrow{KOH/醇} CH_3CH_2CH{=}CH_2$$

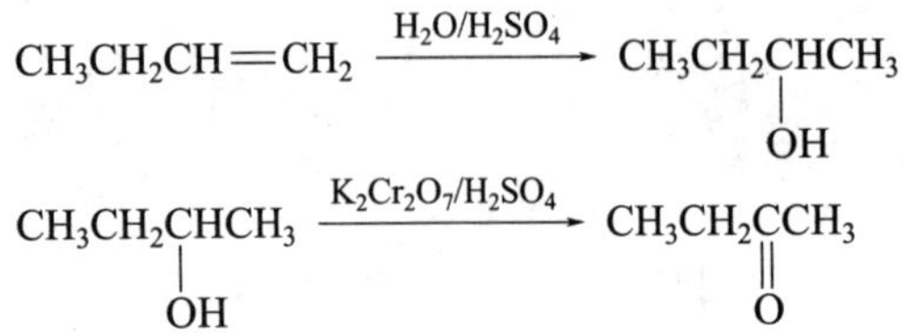

5.（1）

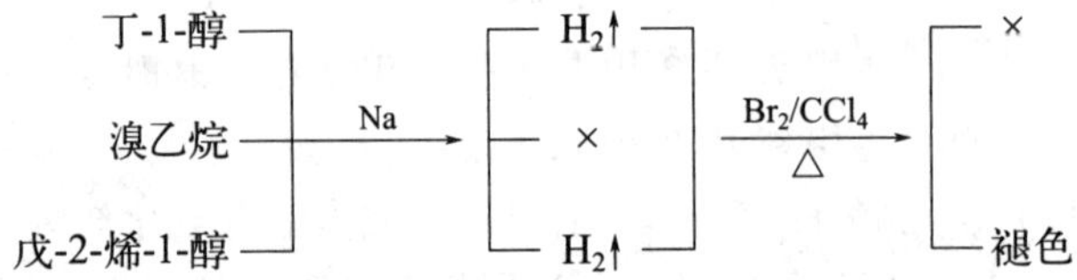

（2）

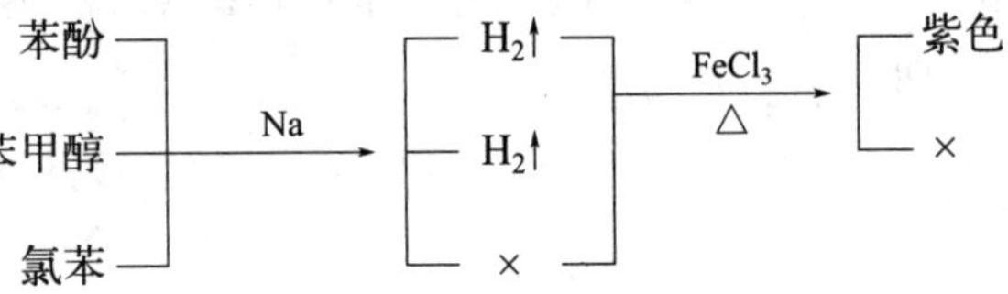

（3）

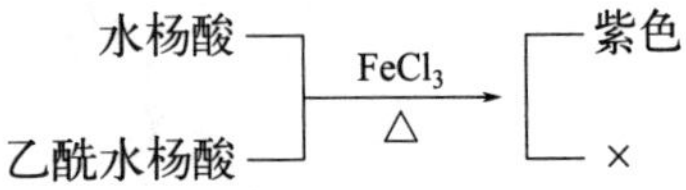

6.

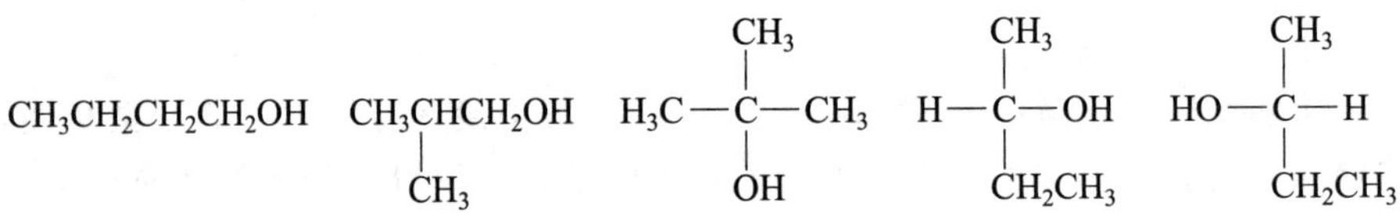

丁-1-醇　2-甲基丙-1-醇　2-甲基丙-2-醇　(*S*)-丁-2-醇　(*R*)-丁-2-醇

7.（1）碳酸＞对甲苯酚＞丁-1-醇＞丙-2-醇

（2）盐酸＞苯酚＞水＞乙醇＞氨水

8.（1）

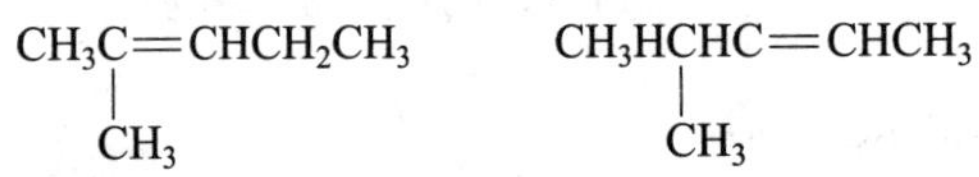

主要产物

（2）

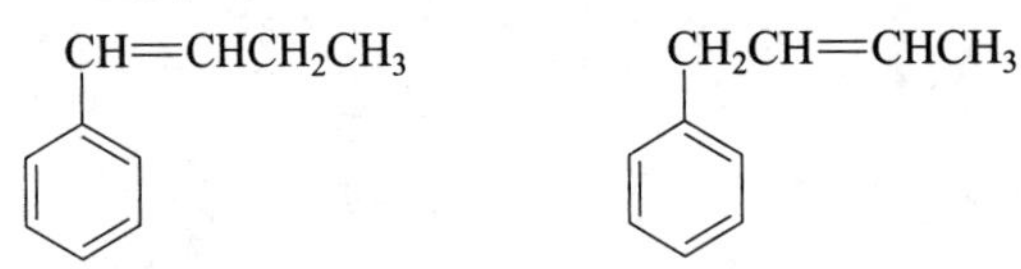

主要产物

（3）

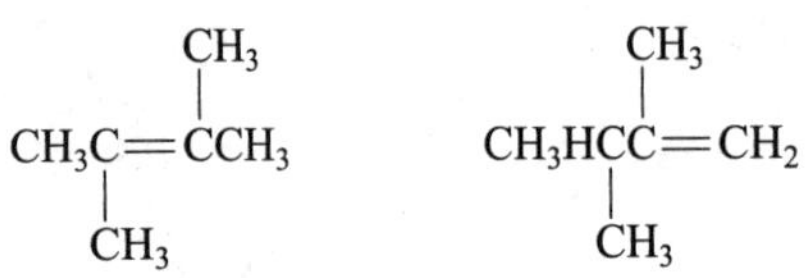

主要产物

（4）

主要产物

9.（1）CH_3SO_2Cl

（2）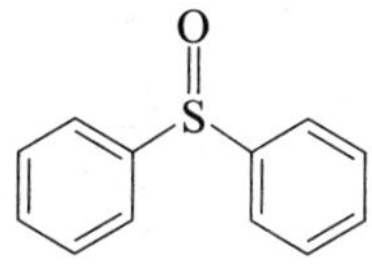

（3）CH_3SO_2H

（4）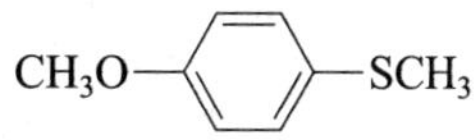

10.（1）NaOH, 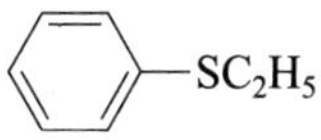

（2）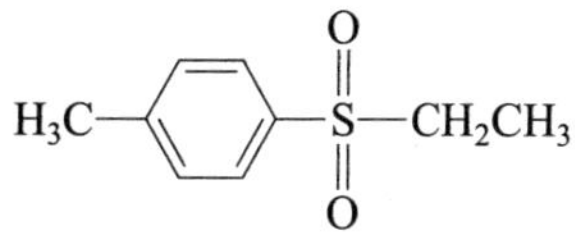

（3）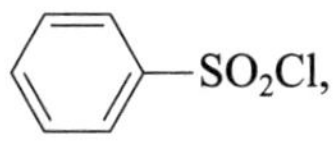, 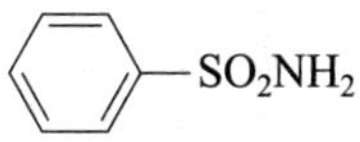

（4）$C_2H_5SO_3H$

第八章
醛和酮

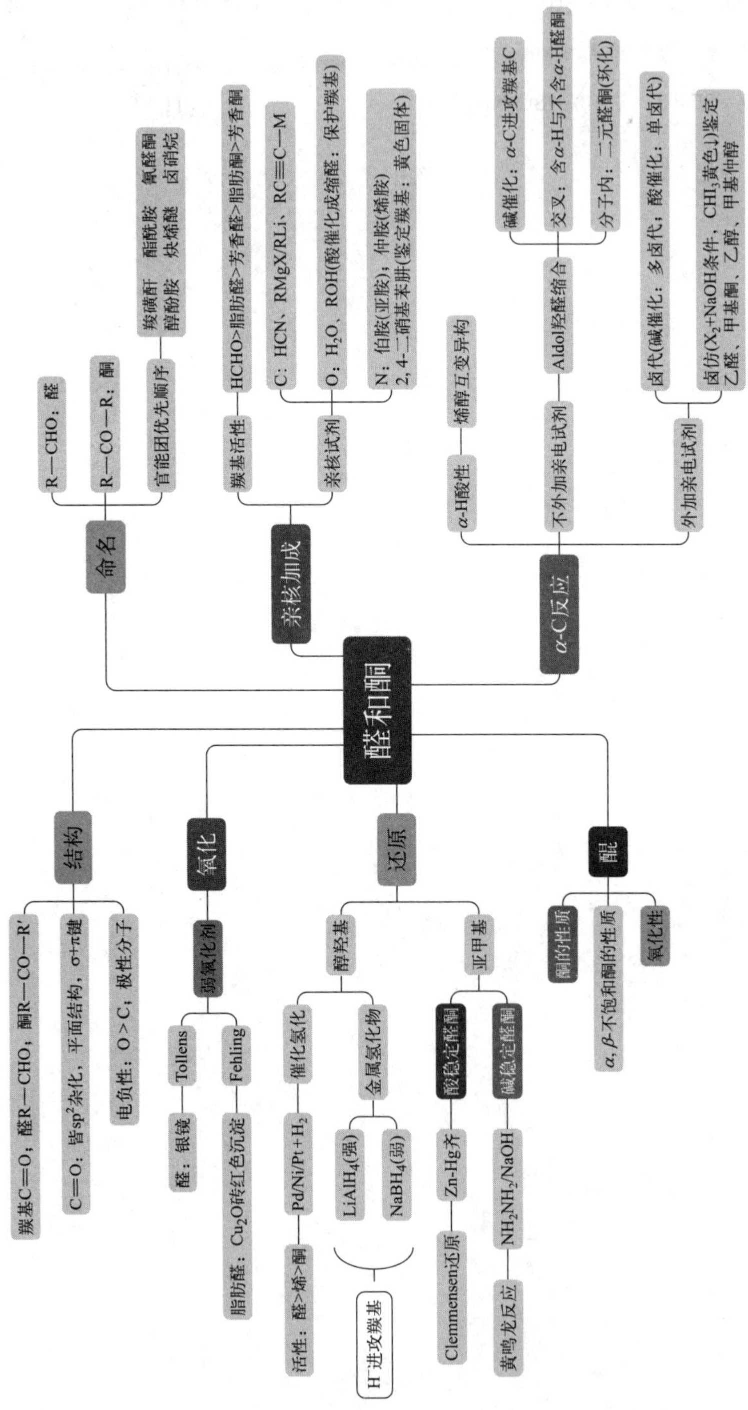
醛和酮
命名
R—CHO：醛
R—CO—R：酮
官能团优先顺序
羧酸酐 酯酰胺 氰醛酮
醇酚胺 炔烯醚 卤硝烷
亲核加成
羰基活性
HCHO>脂肪醛>芳香醛>脂肪酮>芳香酮
亲核试剂
C：HCN、RMgX/RLi、RC≡C—M
O：H_2O、ROH(酸催化成缩醛：保护羰基)
N：伯胺(亚胺)；仲胺(烯胺)
2,4-二硝基苯肼(鉴定羰基：黄色固体)
α-C反应
α-H酸性
烯醇互变异构
不外加亲电试剂
Aldol羟醛缩合
碱催化：α-C进攻羰基C
交叉：含α-H与不含α-H醛酮
分子内：二元醛酮(环化)
外加亲电试剂
卤代(碱催化：多卤代；酸催化：单卤代)
卤仿(X_2+NaOH条件，CHI_3黄色↓)鉴定乙醛、甲基酮、乙醇、甲基仲醇
结构
羰基C=O，醛R—CHO，酮R—CO—R'
C=O：皆sp^2杂化，平面结构，σ+π键
电负性：O>C，极性分子
氧化
弱氧化剂
Tollens
醛：银镜
Fehling
脂肪醛：Cu_2O砖红色沉淀
还原
醇羟基
催化氢化
Pd/Ni/Pt+H_2
活性：醛>烯>酮
金属氢化物
$LiAlH_4$(强)
$NaBH_4$(弱)
H^-进攻羰基
亚甲基
酸稳定醛酮
Zn-Hg齐
Clemmensen还原
碱稳定醛酮
NH_2NH_2/NaOH
黄鸣龙反应
醌
酮的性质
α,β-不饱和酮的性质
氧化性

一、学习要求

1. 识别醛和酮的官能团特征及命名规则；

2. 区分常见醛、酮及醌类化合物(如维生素 K)的结构特点；

3. 概述醛、酮的化学性质，重点包括亲核加成反应、α-H 的反应及氧化还原反应的规律；

4. 阐述亲核加成反应的机理；醛与酮的化学性质差异及原因；

5. 应用醛、酮的鉴别方法区分不同类型的醛、酮化合物；

6. 应用醛、酮的化学性质解决简单有机化合物的合成问题；

7. 灵活运用醛、酮反应规律推断化学反应的产物；

8. 形成并提升对醛、酮核心反应及结构-性质关系的总结、归纳能力；

9. 培养运用所学知识解释医学现象、解决实际问题的能力。

二、内容精讲

1. 醛和酮

(1) 结构和分类

羰基中的碳和氧均为 sp^2 杂化。由于氧的电负性比碳大，故碳氧双键的电子云偏向于氧，羰基是极性基团，其中，氧带部分负电荷，碳带部分正电荷。醛、酮可以分为一元、二元或多元醛酮；也可以分为脂肪醛、酮，芳香醛、酮及脂环酮；还可以分为饱和及不饱和醛、酮。

(2) 系统命名

首先，选择含有羰基的最长碳链为主链，醛的编号从羰基碳开始；酮则从靠近羰基的一端开始编号，把表示羰基位置的数字写在名称中间，并在母体醛或酮前标明取代基的位次及名称。多元醛、酮的命名应选取含羰基数目尽可能多的碳链为主链，编号时使羰基位次最小，并注明羰基的位置和数目。不饱和醛、酮的命名除羰基的编号应尽可能小以外，还要标明不饱和键的位置。脂环酮的命名，把环看成一个整体，按照环上的碳原子数叫作环某酮，编号从羰基碳原子开始。

(3) 物理性质

由于羰基的极性强，分子中存在偶极-偶极作用力，故醛、酮的沸点比相应分子量的烷烃要高。但是，醛、酮的分子间不能以氢键缔合，故它们的沸点均低于分子量相近的醇、酸。低分子量的醛、酮易溶于水，如丙酮可与水以任意比例混溶，这是由于醛、酮可与水分子形成分子间氢键。

(4) 化学性质

醛、酮的分子中含有反应性很强的羰基，具有较高的反应活性。其结构与化学性质的关系可以分析如下：

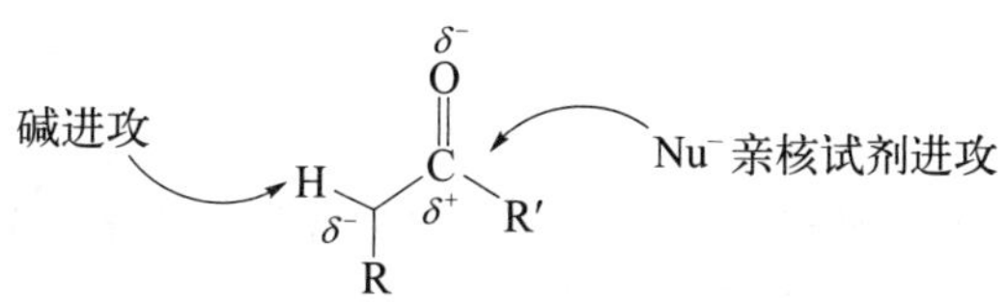

羰基是极性不饱和基团，它有 2 个反应中心即碳原子的正电中心和氧原子的负电中心，负电中心比正电中心稳定。反应时，一般是亲核试剂中带负电荷的部分(Nu^-)首先进攻羰基碳，结果是试剂中带负电荷的部分加到羰基碳上，带正电荷的部分(E^+)则加到羰基氧上，这类反应称为亲核加成(nucleophilic addition)反应，这是醛、酮很重要的一类反应。该过程可概括地表示如下：

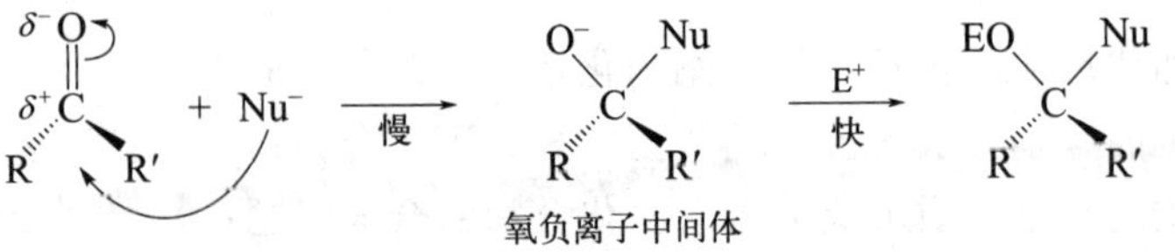

醛、酮发生亲核加成反应的难易，主要取决于醛、酮的结构，即取决于羰基碳所连接的基团或原子的电子效应和立体效应。

不同结构的醛、酮进行亲核加成的难易顺序为：

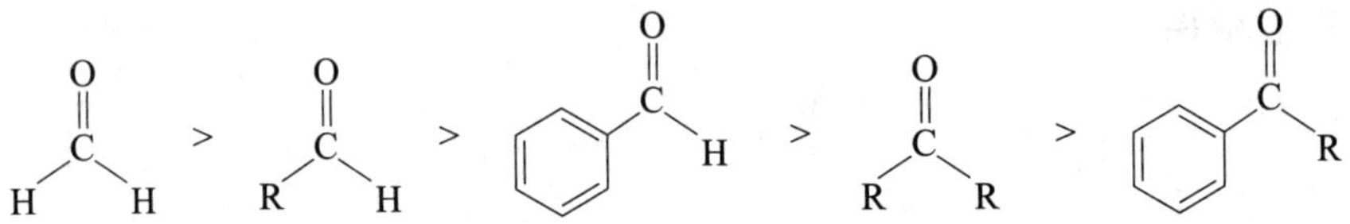

与醛、酮发生亲核加成反应的试剂种类很多，这些试剂包括氢氰酸、饱和亚硫酸氢钠溶液、水、醇、格氏试剂、氨及其衍生物等。

由于醛、酮 α-氢的活性及酮式、烯醇式互变异构体的产生，所以在醛、酮的 α-碳上可以进行卤代、羟醛缩合等反应。

醛和酮都能在一定条件下被还原。在加热条件下可催化氢化为相应的醇。在该反应条件下，不饱和醛、酮中的碳碳不饱和键也同时被还原。使用金属氢化物如 $NaBH_4$、$LiAlH_4$ 等还原剂，很容易使羰基还原为相应的醇，而分子中的碳碳不饱和键则不受影响。

醛、酮与锌汞齐及浓盐酸共热，羰基被还原为亚甲基，得到相应的烃，这一反应称为克莱门森(Clemmensen)还原法。此法只适用于对酸稳定的醛或酮的还原。

对酸不稳定而对碱稳定的羰基化合物，可采用乌尔夫-凯惜纳-黄鸣龙(Wolff-Kishner-Huang)还原法。即在高沸点溶剂如缩乙二醇中，在 NaOH 或 KOH 存在下，用肼还原：

$$R-\overset{\overset{O}{\|}}{C}-R' \xrightarrow[(HOCH_2CH_2)_2O,\ \triangle]{NH_2-NH_2,\ NaOH} R-CH_2-R' + N_2$$

醛和酮之间最大的差别是对氧化剂的敏感性不同。醛很容易被氧化成含相同碳原子数的羧酸。而酮则不易被氧化，若采用强氧化剂(如酸性高锰酸钾、硝酸)氧化酮，将导致其碳链断裂，生成碳链较小的羧酸等。实验室可以选择弱氧化剂来区别醛和酮，常见的弱氧化剂有托伦（Tollens）试剂和费林（Fehling）试剂。

在浓碱存在下，不含 α-氢的醛可以发生两分子间的氧化还原反应，其中一个分子醛被氧化成羧酸，另一分子醛被还原为醇，这种反应叫歧化反应，又称康尼查罗(Cannizzaro)反应。

2. 醌

醌是一类分子中含有共轭环己二烯二酮结构的化合物。醌是作为相应芳烃的衍生物来命名的，如苯得到的醌称为苯醌，萘得到的醌称为萘醌等。

苯醌的分子中不存在苯环。它的性质也表现出 α,β-不饱和酮的特点，既能与亲电试剂如 HX 发生亲电加成，也能与亲核试剂如 HCN、$NaHSO_3$、羟胺等发生亲核加成。苯醌中的烯键受两个羰基的影响，成为一个典型的亲双烯体，可与共轭二烯发生狄尔斯-阿尔德(Diels-Alder)反应。芳香族的 1,4-与 1,2-二羟基化合物很容易被氧化成相应的醌，醌也很容易被还原成相应的芳香族 1,4-与 1,2-二羟基化合物(简称为氢醌)。

三、重点难点

重点：醛、酮亲核加成反应。

难点：醛、酮 α-碳上的卤代、羟醛缩合等反应。

四、典型例题解析

【例 1】下列化合物能发生碘仿反应，但无银镜反应的是(　　)。

A. 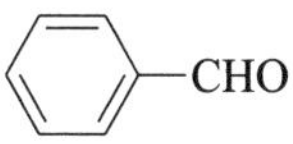

B. 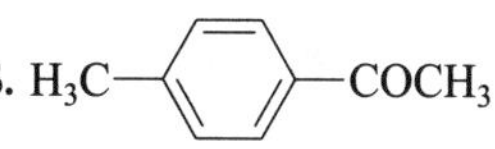

C. CH_3CHO

D. 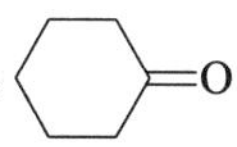

解：选 B；此选择题考察不同类型醛酮的化学反应性。

对于碘仿反应，一般是含有甲基酮结构的醛或酮；或者在碘仿环境下次碘酸氧化形成甲基酮结构的醇。

对于银镜反应，Tollens 试剂作为弱氧化剂只能氧化醛。

A 化合物苯甲醛不能发生碘仿反应，能发生银镜反应；B 化合物是含甲基酮结构的酮，能发生碘仿反应，不能发生银镜反应；C 化合物是含有甲基酮结构的醛，既能发生碘仿反应，又能发生银镜反应；D 化合物是环酮，不含有甲基酮结构，两种反应都不能发生。

【例 2】将下列化合物按与 HCN 亲核加成反应的难易排序。

FCH_2CHO、CH_3CHO 和 $ClCH_2CHO$

解：$FCH_2CHO > ClCH_2CHO > CH_3CHO$

根据题干首先定位：此题考察不同类型醛的亲核加成反应速率快慢的问题。

羰基化合物，根据羰基电负性 O>C，碳原子带正电荷，亲核试剂 CN^- 进攻羰基碳原子，此时羰基碳相连的官能团如果是吸电子基团，则增强了羰基碳原子的正电性，也即增强了 CN^- 进攻羰基碳原子的能力；吸电子基团电负性越大，这种作用就越明显。

F 和 Cl 相比，电负性 F>Cl；因此反应难易是：$FCH_2CHO > ClCH_2CHO$；而不含吸电子基团的 CH_3CHO，相对反应最慢。

【例 3】用化学方法鉴别以下化合物：乙醛、丁-3-炔-1-醇与戊-1-烯-3-酮。

解：

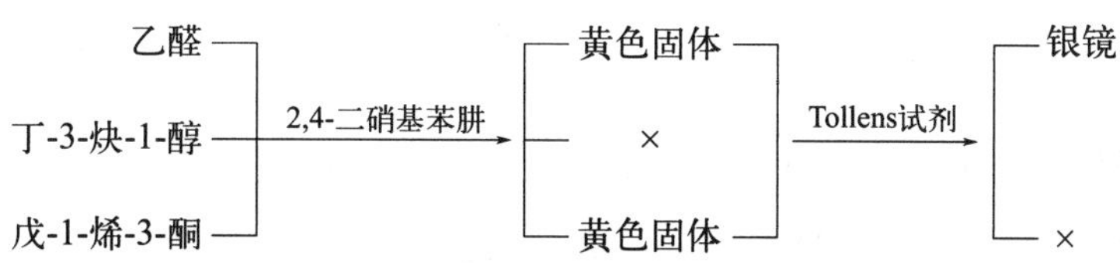

根据题干设置，首先可以明确是考察醛、酮和醇三类化合物的鉴别。2,4-二硝基苯肼：作为羰基官能团的鉴别试剂，可以与几乎所有醛酮反应生成黄色固体；Tollens 试剂：所有

醛都有银镜反应，酮不能反应；Fehling 试剂：只能和更高活性的脂肪醛反应生成砖红色沉淀，而芳香醛不反应；碘仿($I_2/NaOH$)反应：含有甲基酮的醛、酮化合物或能被氧化后形成甲基酮结构的醇，可反应生成黄色沉淀。

由此可知，首先利用 2,4-二硝基苯肼可以将醇区分出来；对于乙醛和酮可以用 Tollens 试剂区分，也可以用 $I_2/NaOH$。

五、综合习题

(一) 单项选择题

1. 结构式为$(CH_3)_2CHCOCH(C_2H_5)_2$ 的化合物，其正确命名是(　　)。

A. 4-乙基-2,2-二甲基戊-3-酮　　B. 2,4-二甲基己-3-酮

C. 2,2,4-三甲基戊-3-酮　　D. 4-乙基-2-甲基己-3-酮

2. 低分子量的醛和酮易溶于水，是因为(　　)。

A. 分子本身有极性，极性小于水

B. 分子本身有极性，分子间可以形成氢键

C. 分子有极性，虽然本身不能形成氢键，但可与水形成氢键

D. 分子本身有极性，极性大于水

3. 以下实验条件中，可用于由环己酮制备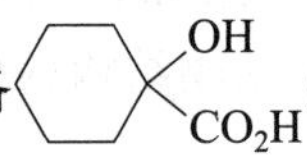的是(　　)。

A. 加入饱和 $NaHSO_3$ 溶液，再水解

B. 加入 NH_2OH 后，再氧化

C. 在碱性条件下与 HCN 反应后，于酸性条件下水解

D. 与 NaOH 溶液共热后，再酸化

4. 能将伯醇氧化成醛，不能再将醛继续氧化的试剂有(　　)。

A. $K_2Cr_2O_7+H_2SO_4$　　B. 浓 HNO_3

C. $KMnO_4+NaOH$，加热　　D. CrO_3 在吡啶中

5. 丁-2-酮不能与下列试剂反应的是(　　)。

A. 冷的稀 $KMnO_4$ 溶液　　B. HCN

C. $NaOH+I_2$　　D. $NaHSO_3$

6. 属于缩醛化合物的是(　　)。

A. $CH_3CH_2CH_2CHO$　　B. $(OHCH_2)_2CHCHO$

C. $CH_3CH_2C(=NOH)CH_3$　　D. $CH_3CH_2CH(OC_2H_5)_2$

7. 把羰基还原成$—CH_2—$可应用的试剂是(　　)。

A. $Al[OCH(CH_3)_2]_3$　　B. Zn-Hg/HCl

C. $LiAlH_4$　　D. $NaBH_4$

8. 丁醛在稀碱存在下发生羟醛缩合反应，产物(　　)是正确的。

A. $CH_3(CH_2)_2CH(OH)(CH_2)_3CHO$

B. $CH_3(CH_2)_2CH{=}CH(CH_2)_2CHO$

C. $CH_3(CH_2)_2CH(OH)CH(CH_2CH_3)CHO$

D. $CH_3(CH_2)_3CH=CHCH_2CHO$

9. 醇与醛加成常用的催化剂是(　　)。

A. 浓碱　　B. 稀碱　　C. 干燥 HCl　　D. 浓 H_2SO_4

10. 醛与等当量醇在干燥 HCl 作用下生成的产物是(　　)。

A. β-羟基醛　　B. 半缩醛　　C. 环醚　　D. 内酯

11. 与饱和 $NaHSO_3$ 溶液不能发生反应的化合物是(　　)。

A. 环己酮　　B. 丁醛　　C. 丁酮　　D. 苯乙酮

12. 可被酸水解，但对碱稳定的化合物是(　　)。

A. $CH_3CH_2OCH_2CH_3$　　B. $CH_3CH(OCH_3)_2$

C. $(CH_3CO)_2CH_2$　　D. $CH_3CH(OH)CH_2COCH_3$

13. 二苯甲酮与 HCN 难发生加成反应主要是因为(　　)。

A. 共轭效应　　B. 苯基吸电子诱导效应

C. 空间效应　　D. π-π 共轭效应

14. 生成半缩醛的反应历程属于(　　)。

A. 亲电加成　　B. 亲核加成

C. 亲电取代　　D. 单分子亲核取代

15. 羟醛缩合反应常用的催化剂是(　　)。

A. 稀 NaOH　　B. 浓 NaOH　　C. 1 mol H_2SO_4　　D. 干燥 HCl

16. 用饱和 $NaHSO_3$ 溶液不能提纯的一组化合物是(　　)。

A. 苯乙酮中含有少量的戊-2-酮　　B. 苯乙酮中含有少量的环戊酮

C. 苯甲醛中含有少量的苯乙酮　　D. 戊-3-酮中含有少量的苯乙酮

17. 鉴别芳香醛和酮通常用(　　)。

A. 托伦试剂　　B. 品红亚硫酸试剂

C. 费林试剂　　D. 碘的氢氧化钠溶液

18. 无水氯化锌溶于高浓度盐酸中，配成的试剂是(　　)。

A. 席夫碱(Schiff)　　B. 托伦试剂　　C. 卢卡斯试剂　　D. 费林试剂

19. 醛、酮的羰基与 HCN 反应，其反应历程是(　　)。

A. 自由基反应　　B. 亲核加成反应　　C. 亲电取代反应　　D. 亲核取代反应

20. 既能与 Cl_2 发生加成反应，又能与亲核试剂发生反应的化合物是(　　)。

A. 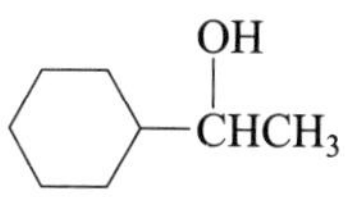

B. 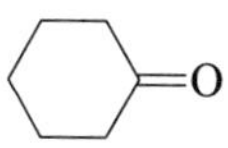

C. 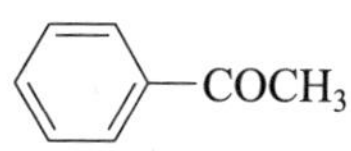

D. 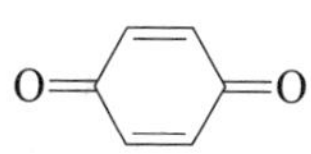

21. 下列不能与羰基化合物发生加成反应的离子(或中性分子)是(　　)。

A. Br^+　　B. CN^-　　C. NH_3　　D. C_2H_5OH

22. 不属于醌型结构的是(　　)。

A. 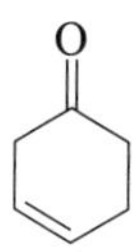

B. 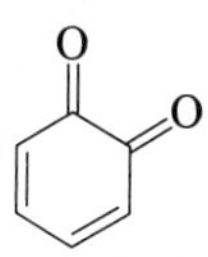

C. 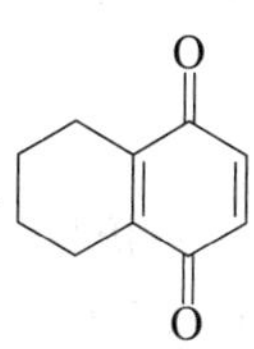

D. 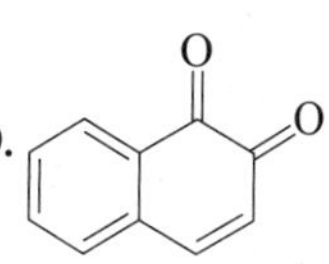

23. 下列能延长碳链的反应是(　　)。

A. 碘仿反应　B. 羟醛缩合反应　C. 康尼查罗反应　D. 银镜反应

24. 能增加 HCN 与乙醛加成反应速率的试剂是(　　)。

A. 干燥 HCl　B. KCl　C. H_2SO_4　D. NaOH

25. 在碱性溶液中，能与 HCN 发生加成反应生成饱和氰醇的是(　　)。

A. $CH_3CH(OH)CH_2CH_3$　B. $(CH_3)_3COH$

C. $CH_3CH{=}CHCHO$　D. $CH_3CH_2CH_2CHO$

26. 能与费林试剂反应，但无碘仿反应的是(　　)。

A. CH_3CH_2OH　B. CH_3COCH_3　C. C_6H_5CHO　D. HCHO

27. 鉴别苯甲醛和苯乙酮可用(　　)。

A. 费林试剂　B. $FeCl_3$ 溶液　C. 2,4-二硝基苯肼　D. 饱和 $NaHSO_3$ 溶液

28. 与 HCN 加成反应速率最快的是(　　)。

A. FCH_2CHO　B. $ClCH_2CHO$　C. CH_3CH_2CHO　D. $(CH_3)_2CHCHO$

29. 分离提纯环己酮和己-3-酮的混合物可用(　　)。

A. 加入饱和 $NaHSO_3$ 溶液，过滤滤出的晶体用酸(或碱)处理

B. 加入卢卡斯试剂，将不溶物再用酸处理

C. 加入 2,4-二硝基苯肼溶液，过滤出的固体加酸(或碱)处理

D. 加入碘的氢氧化钠溶液，其沉淀过滤后，再酸化

30. 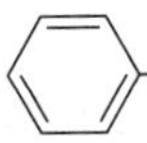—CH_2CH_2CHO不能进行的反应是(　　)。

A. 碘仿反应　B. 羟醛缩合反应

C. 在镍存在下与 H_2 加成　D. Clemmensen 反应

31. $C_6H_5CH{=}CHCOC_6H_5$ 可进行(　　)。

A. 与 HCN 加成　B. 与 $NaHSO_3$ 反应

C. 使溴水褪色　D. 碘仿反应

32. 关于羰基的说法正确的是(　　)。

A. 组成羰基的碳原子为 sp 杂化

B. 羰基很稳定，不易发生化学反应

C. 其双键均为 σ 键

D. 羰基中键的电子云偏向氧原子，羰基发生极化

33. 反应$(CH_3)_2CHCHO \xrightarrow{OH^-} \xrightarrow{-H_2O} \xrightarrow{H_2/Ni}$的主要产物是(　　)。

A. $(CH_3)_2CHCH(OH)C(CH_3)_2CH_2OH$

B. $(CH_3)_2CHCH_2C(CH_3)_2CH_2OH$

C. $(CH_3)_2CHCH(OH)CH_2CH(CH_3)CH_2OH$

D. $(CH_3)_2CHCH(OH)C(CH_3)_2CHO$

34. 在稀酸溶液中，能发生水解的化合物是(　　)。

A. 丙醛缩二乙醇　B. 2-氯-3-甲基戊烷

C. 丁-2-醇　D. β-羟基丁醛

35. 既能使溴水褪色，又能发生碘仿反应的化合物是(　　)。

A. $(CH_3)_2C{=}C(CH_3)CH_2CH_2CHO$　B. $(CH_3)_2C{=}CHCH_2COCH_2CH_3$

C. $(CH_3)_2C{=}C(CH_3)CH(OH)CH_2CH_3$　D. $CH_3CO(CH_2)_2CH{=}C(CH_3)_2$

36. 下列各醇中，不能由醛、酮的还原反应制取的是(　　)。

A. 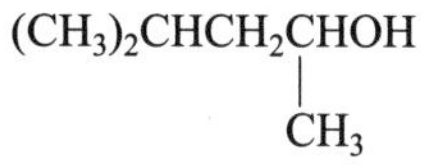

B. $(C_2H_5)_2CHOH$

C. 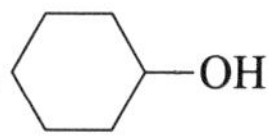

D. 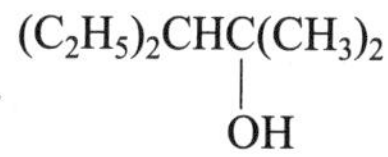

37. $CH_3CH_2C(CH_3)_2CHO$ 在浓碱作用下发生反应的产物可能是(　　)。

A. $CH_3CH_2C(CH_3)_2CH_2OH$

B. $CH_3CH_2C(CH_3)_2CH(OH)CH(CH_3)C(CH_3)_2CHO$

C. $CH_3CH_2C(CH_3)_2CH{=}C(CH_3)C(CH_3)_2CHO$

D. $CH_3CH_2C(CH_3)_2CH_2COONa$

38. 下列试剂中，能将 $CH_3CH(OH)CH_2CHO$ 氧化成 $CH_3CH(OH)CH_2COOH$ 的是(　　)。

A. 浓 HNO_3　　B. 酸性 $K_2Cr_2O_7$ 溶液

C. 酸性 $KMnO_4$ 溶液　　D. 费林试剂

39. 以 CH_3COCH_2CHO 为原料合成 $HOOCCH_2CHO$ 应选择的试剂是(　　)。

A. 干燥 HCl　　B. HCN　　C. $NaOH+I_2$　　D. H^+/H_2O

40. 鉴别丙醛和丙酮可用的试剂是(　　)。

A. 2,4-二硝基苯肼试剂　　B. 碘的氢氧化钠溶液

C. 饱和 $NaHSO_3$ 溶液　　D. 氢氰酸

(二)完成下列反应

1. 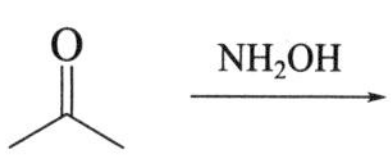

2. 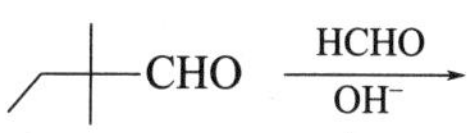

3. 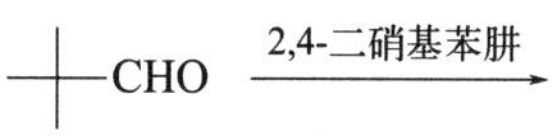

4. 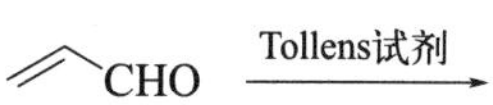

5. 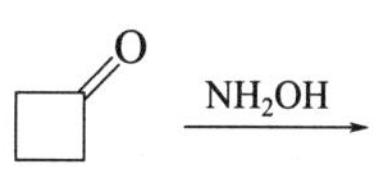

6. 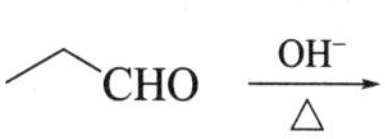

7. 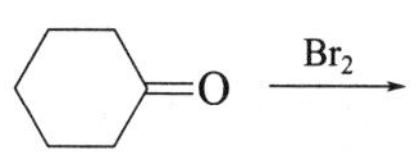

8. 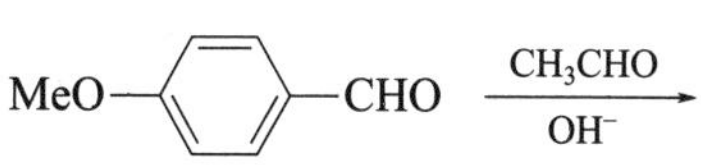

9. 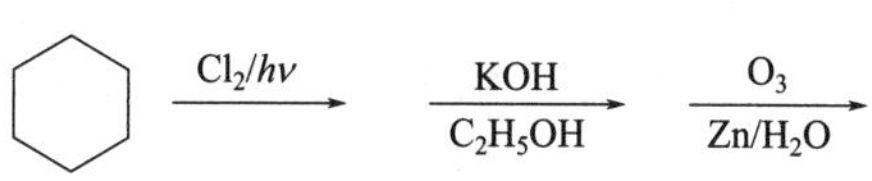

10. 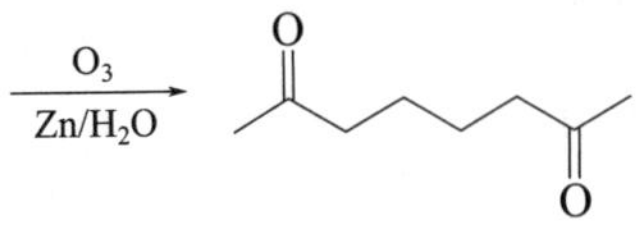

11. 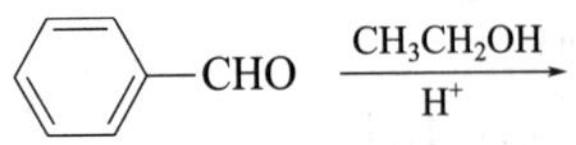

12. 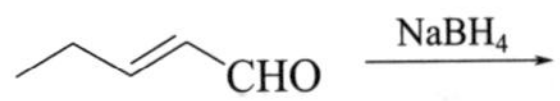

（三）排序题

1. 将下列化合物按羰基的活性由大到小顺序排列：

二苯甲酮，甲醛，丙酮，苯甲醛

2. 将下列化合物按照与 HCN 加成反应的难易排序：

$CH_3CH_2COCH_3$，$C_6H_5COCH_3$ 和 CH_3CH_2CHO

（四）鉴别题

1. 甲醛、戊醛与乙醛
2. 己-2-酮、己-3-酮与己-2-醇
3. 丙醛、苯乙酮与环己酮
4. 苯甲醇、对甲苯酚、苯乙酮与苯甲醛

（五）合成题

1. 丙烯转化为丙酮
2. 2-甲基丁-2-醇转化为 2-甲基丙酸
3. 丁醛转化为 2-乙基-3-羟基己醛
4. 戊醛转化为 4-甲基壬烷

（六）推断题

1. 某烃 A（C_5H_{10}）能使 Br_2/CCl_4 迅速褪色。A 于冷的浓 H_2SO_4 中，与水共热得 B（$C_5H_{12}O$）。B 与 CrO_3-吡啶反应得 C（$C_5H_{10}O$）。B 及 C 都有碘仿反应，同时生成异丁酸盐。推导 A 可能的结构。

2. 化合物 A（$C_6H_{12}O$）与托伦试剂及 $NaHSO_3$ 均无反应，但能与羟胺反应生成肟。A 催化氢化为 B（$C_6H_{14}O$）。B 以浓 H_2SO_4 处理得 C（C_6H_{12}）。C 臭氧化后再用 Zn/H_2O 处理得两个异构体 D 及 E（C_3H_6O）。D 与托伦试剂无作用，但有碘仿反应。E 能与托伦试剂作用，无碘仿反应。推导 A 的可能的结构。

3. 化合物 A（C_4H_6）在 Hg^{2+} 及 H_2SO_4 存在下与水反应，转变为 B（C_4H_8O）。B 与 I_2-KOH 生成 $C_3H_6O_2$ 的钾盐 C。A 氧化后得 D（$C_2H_4O_2$）。推导 A 可能的结构。

4. 化合物 A（$C_{12}H_{14}O_2$）可由一个芳香醛与丙酮在碱存在下反应生成。A 催化氢化时，吸收 2 mol H_2 得 B。A 及 B 分别以 I_2-KOH 处理可得 C（$C_{11}H_{12}O_3$）或 D（$C_{11}H_{14}O_3$）。C 或 D 用 $KMnO_4$ 氧化均可得酸 E（$C_9H_{10}O_3$）。E 以浓 HI 处理得另一个酸 F（$C_7H_6O_3$）。推导 A 可能的结构。

5. 某化合物 A 的分子式为 C_5H_8O，A 可使溴水褪色，又可与 2,4-二硝基苯肼作用产生黄色结晶。若用酸性高锰酸钾氧化则可得到一分子丙酮及另一种具有酸性的化合物 B。B 加热后有 CO_2 气体产生，并生成化合物 C。C 可产生银镜反应。试推出化合物 A、B、C 的结构，并写出各步反应式。

6. 化合物 A、B 的分子式均为 C_3H_6O，A、B 都能与 2,4-二硝基苯肼产生黄色沉淀，且 A 还能与碘的氢氧化钠溶液产生黄色沉淀。试写出 A、B 的结构。

六、综合习题参考答案

（一）1. D　2. C　3. C　4. D　5. A　6. D　7. B　8. C　9. C　10. B　11. D　12. B　13. C　14. B　15. A　16. D　17. A　18. C　19. B　20. D　21. A　22. A　23. B　24. D　25. D　26. D　27. D　28. A　29. A　30. A　31. C　32. D　33. B　34. A　35. D　36. D　37. A　38. D　39. C　40. B

（二）1. 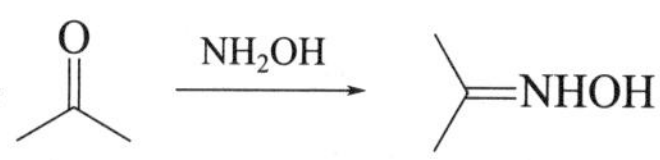

2. 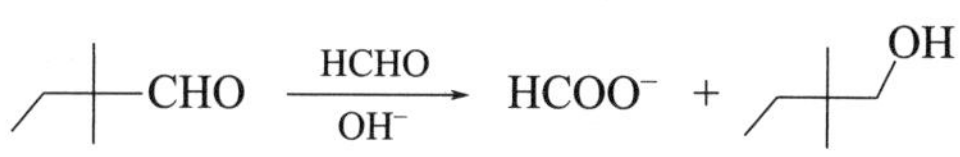

3. 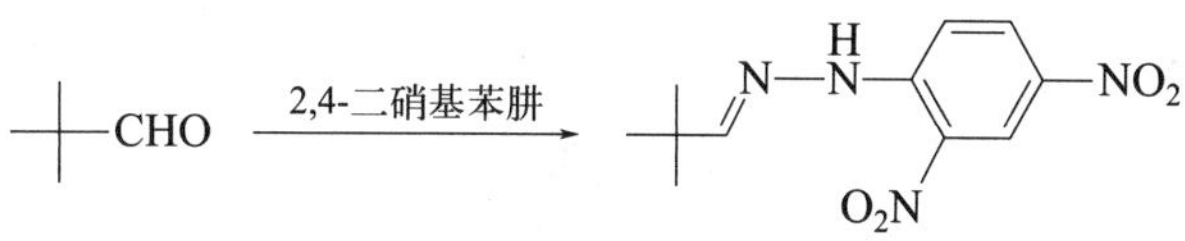

4. 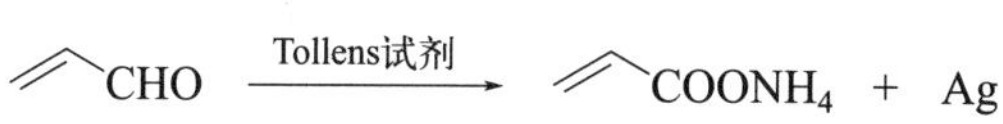

5. 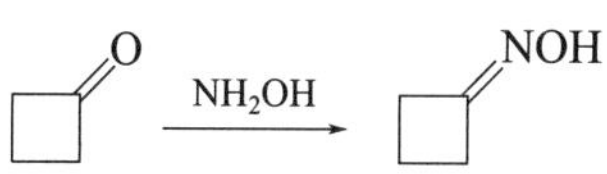

6. 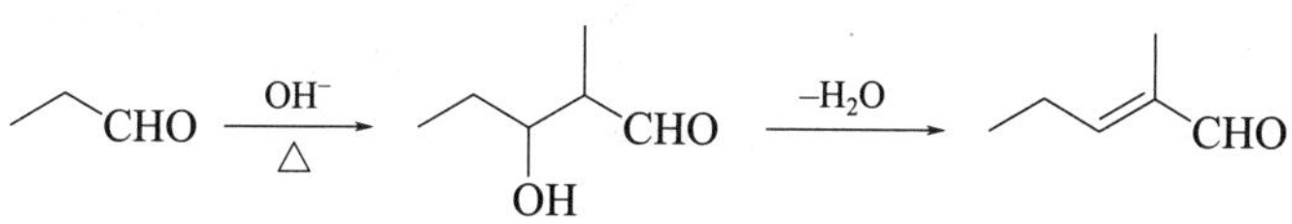

7. 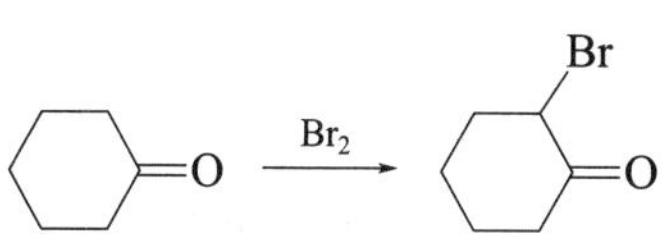

8. 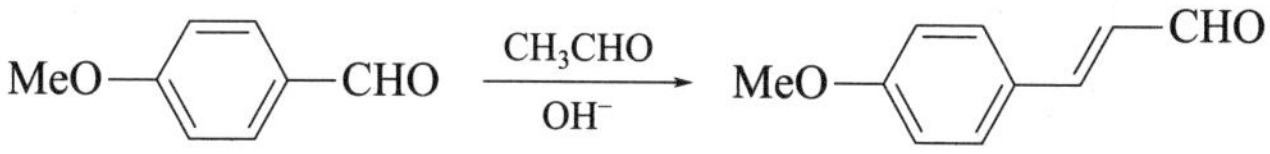

9. 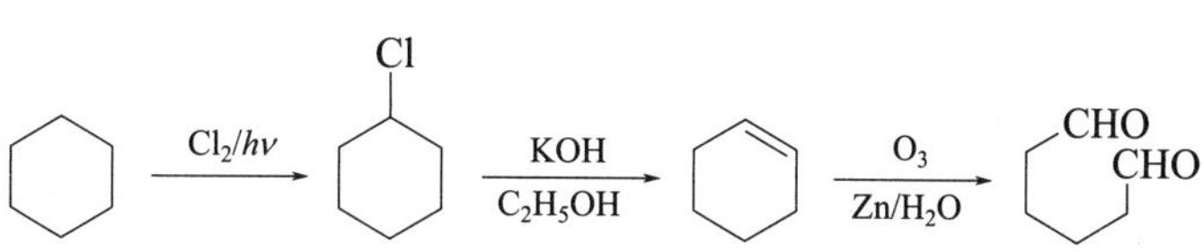

10. 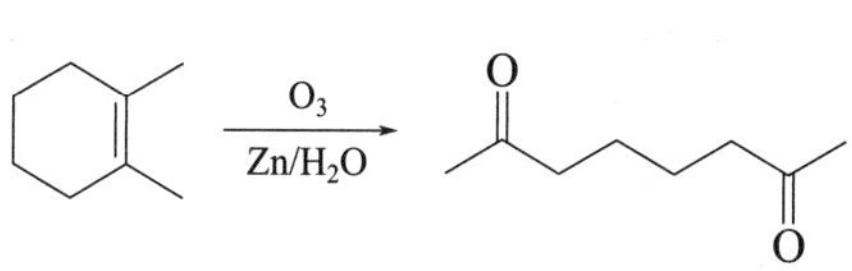

11. 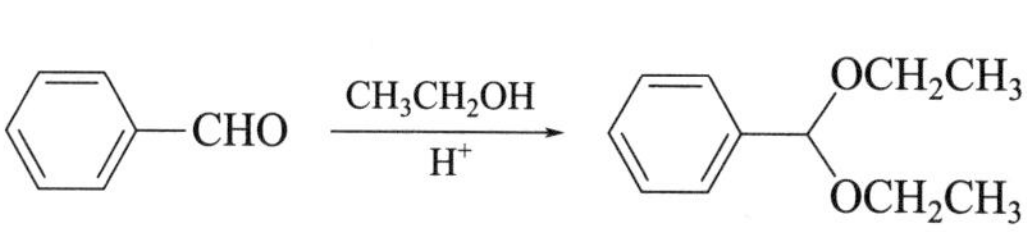

12. 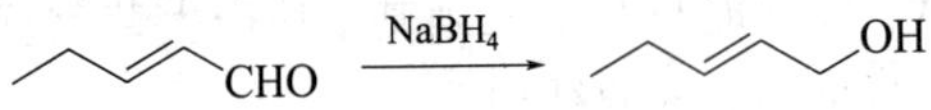

（三）1. 甲醛＞苯甲醛＞丙酮＞二苯甲酮

2. $CH_3CH_2CHO > CH_3CH_2COCH_3 > C_6H_5COCH_3$

（四）1. 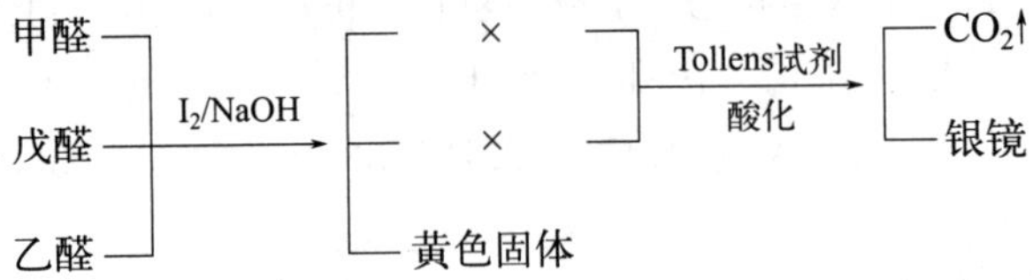

2. 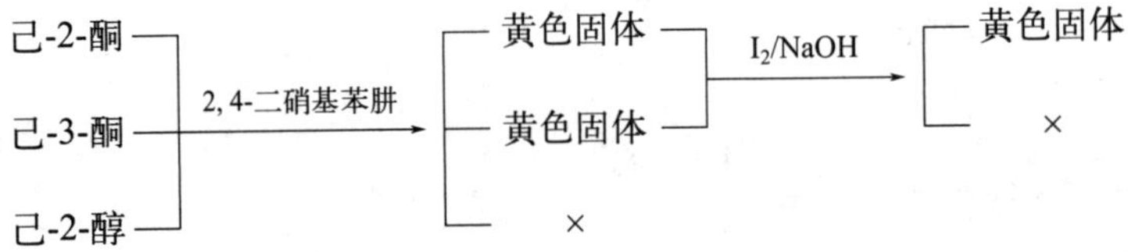

3. 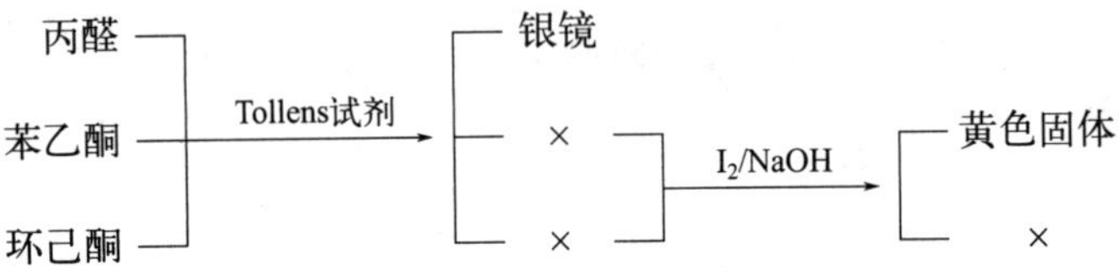

4. 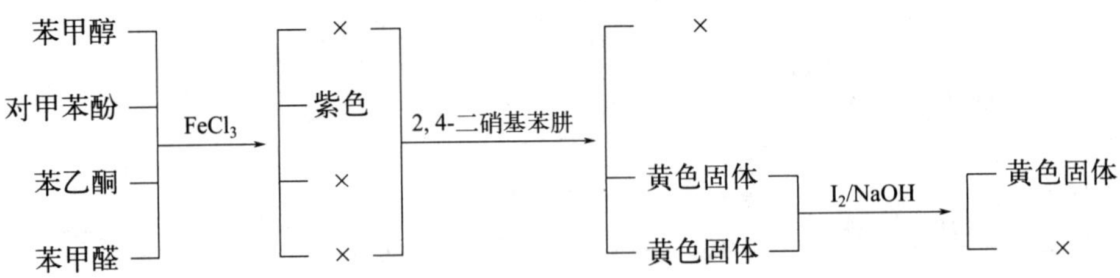

（五）1. 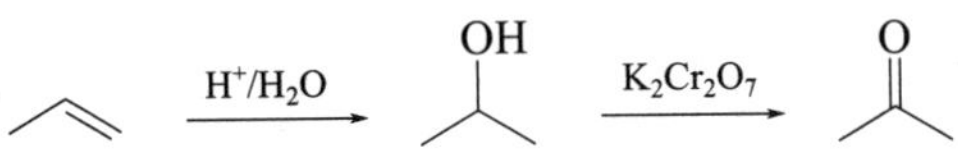

2. 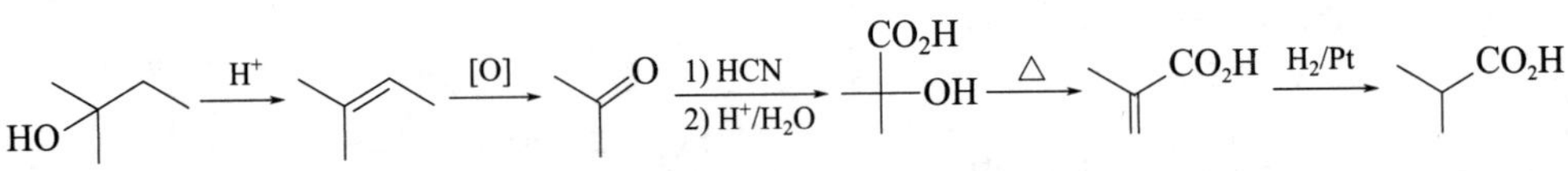

3. 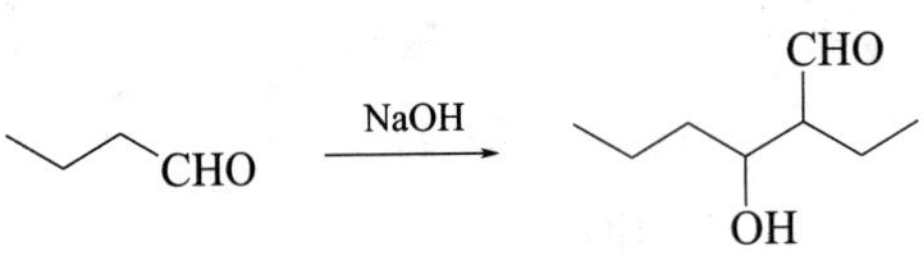

4. 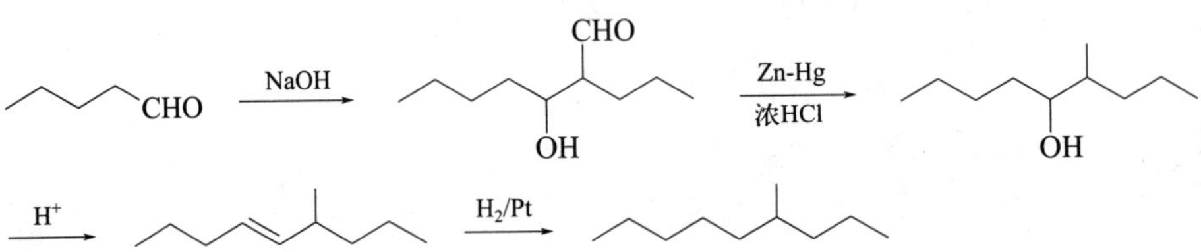

（六）1. 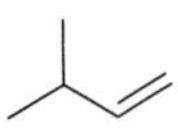 2. 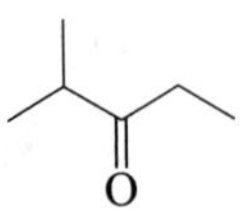

3. $H_3C-C\equiv C-CH_3$　　4. 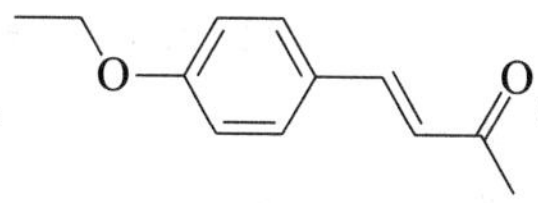（注：C_2H_5O 还可在苯环的 2、3、5、6 位）

5. 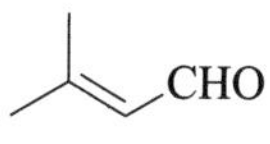　　$HOOC-COOH$　　HCOOH

A　　B　　C

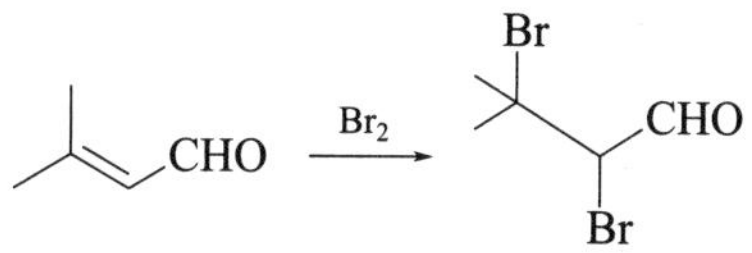

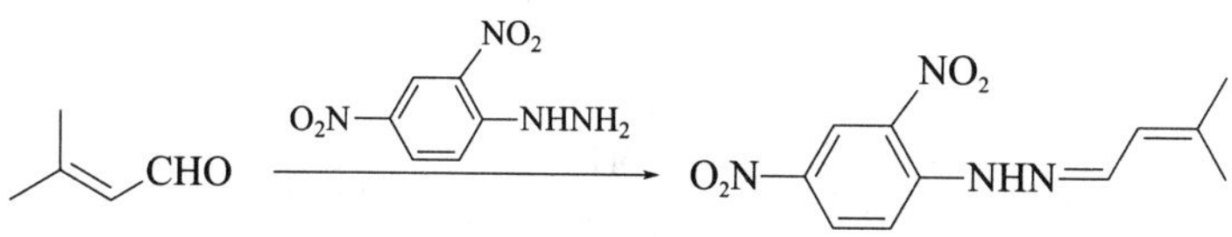

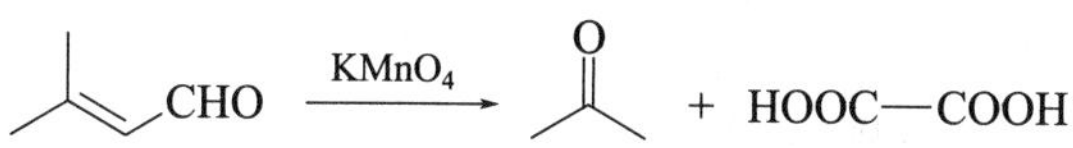

$HOOC-COOH \xrightarrow{\triangle} HCOOH + CO_2$

$HCOOH \xrightarrow{\text{Tollens试剂}} H_2O + CO_2 + Ag\downarrow$

6. 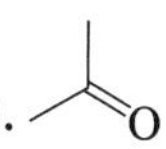　　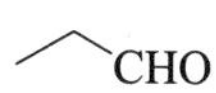

A　　B

七、教材课后习题参考答案

1.（1）2-甲基丁醛　（2）2-甲基戊-3-酮　（3）环己基甲基酮

（4）对羟基苯甲醛　（5）戊-1-烯-3-酮　（6）2-甲基环戊酮

2.（1）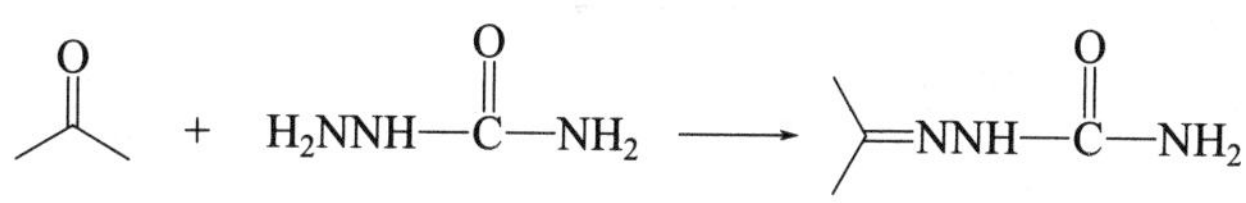

（2）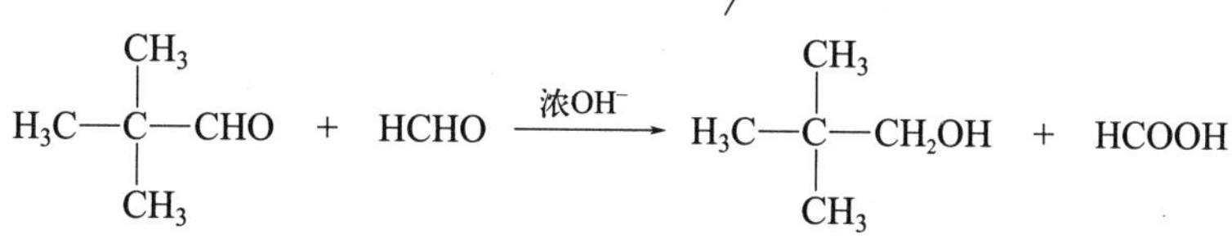

（3）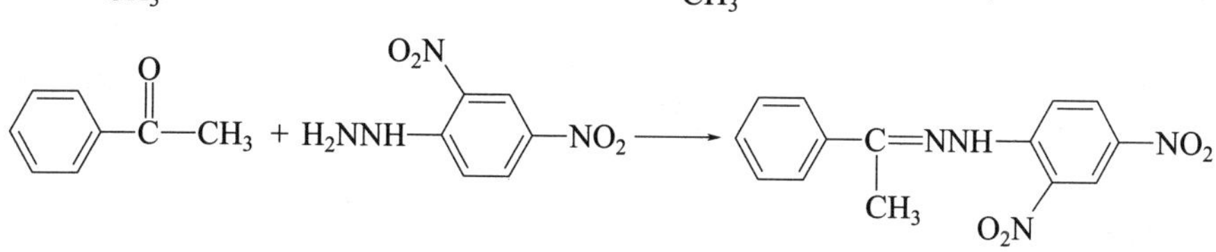

（4）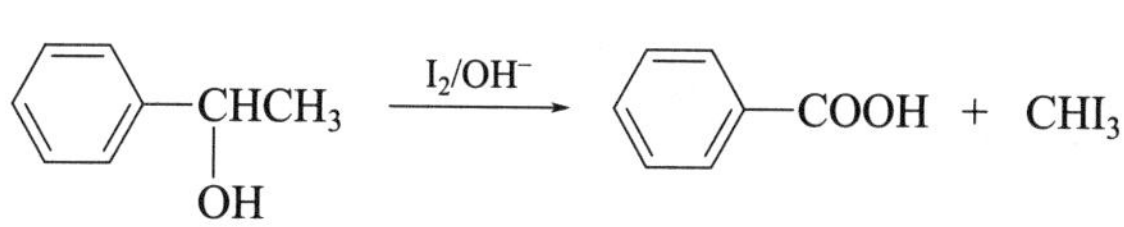

（5）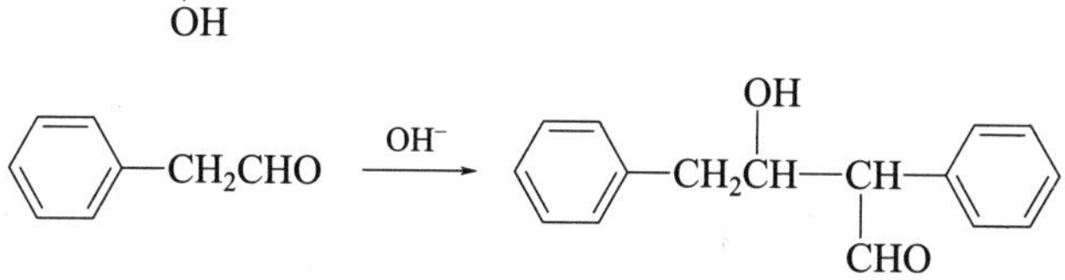

（6）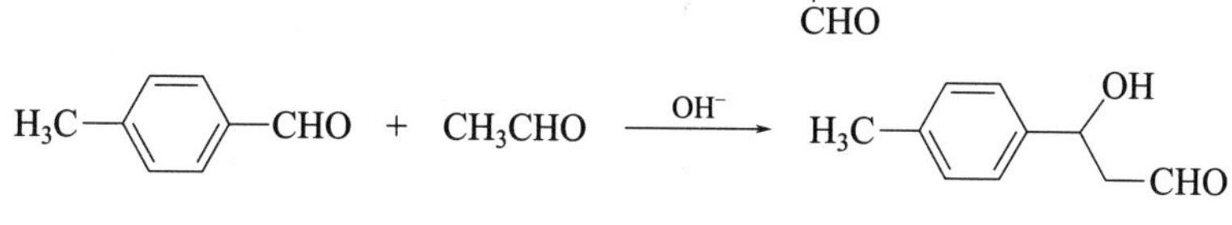

3.（1）乙醛＞丙醛＞β-萘甲醛＞丁酮＞2,2,4,4-四甲基戊-3-酮

（2）三氟乙醛＞氯乙醛＞甲醛＞乙醛＞丙酮

4.（1）、（2）、（4）、（5）、（6）、（7）能与饱和 $NaHSO_3$ 加成，产物分别为：

（1）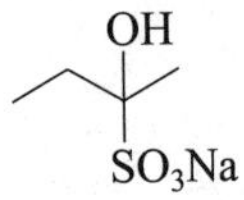

（2）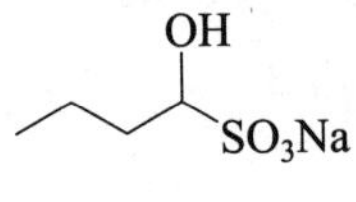

（4）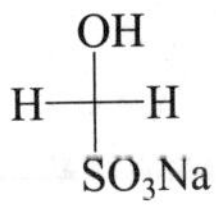

（5）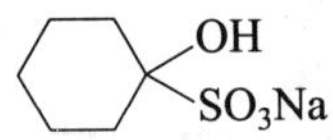

（6）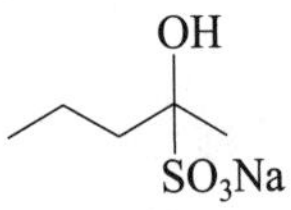

（7）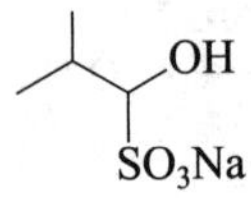

（1）、（3）、（6）、（8）能发生碘仿反应，产物分别为：

（1）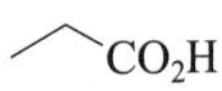

（3）CO_2+H_2O

（6）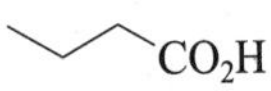

（8）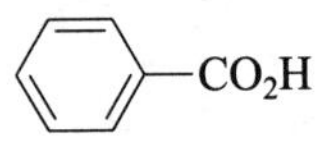

5.

（1）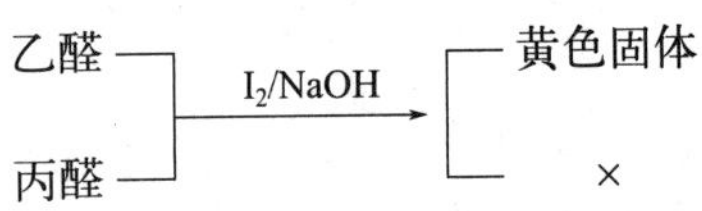

（2）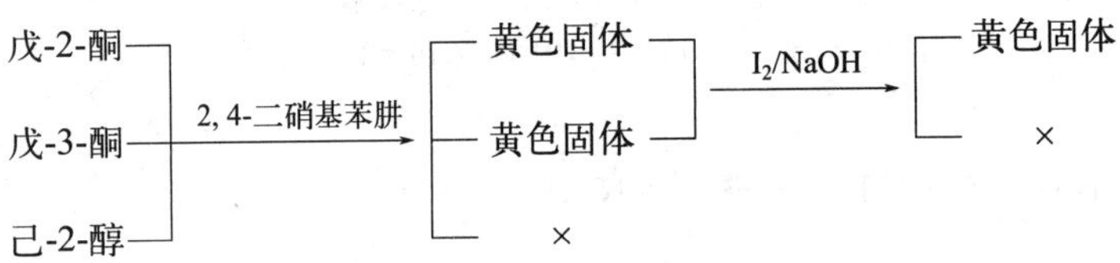

（3）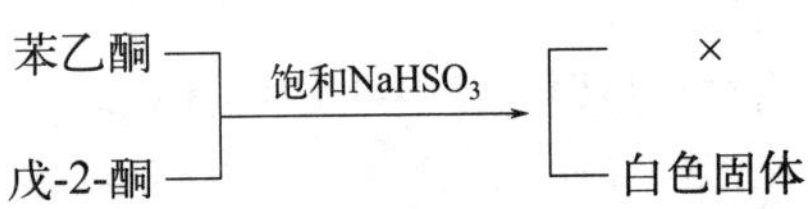

（4）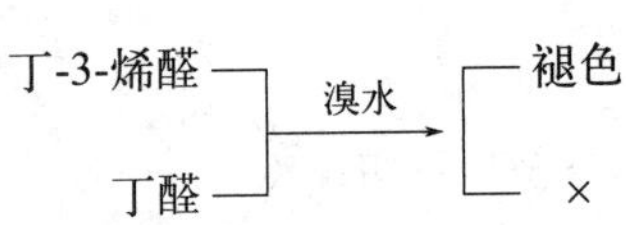

（5）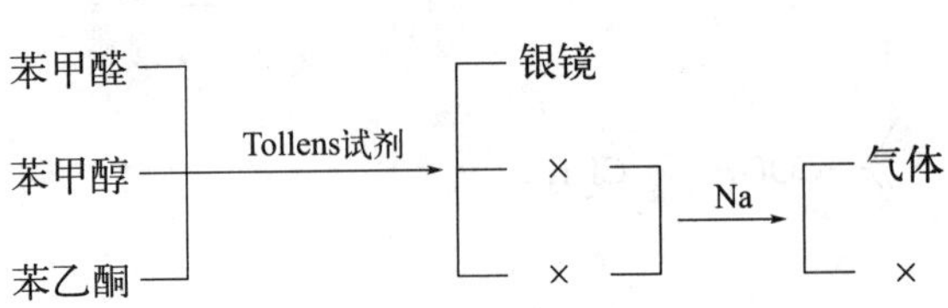

6.

（1）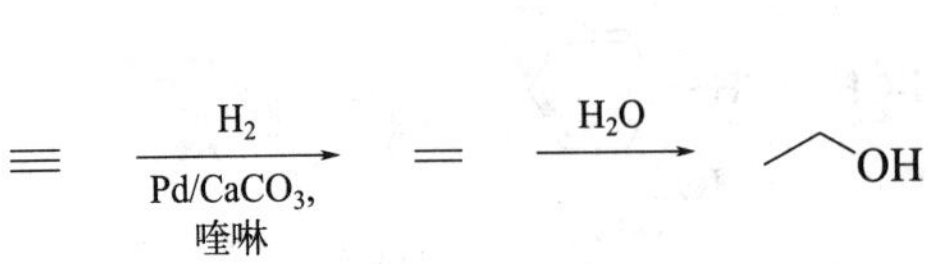

（2）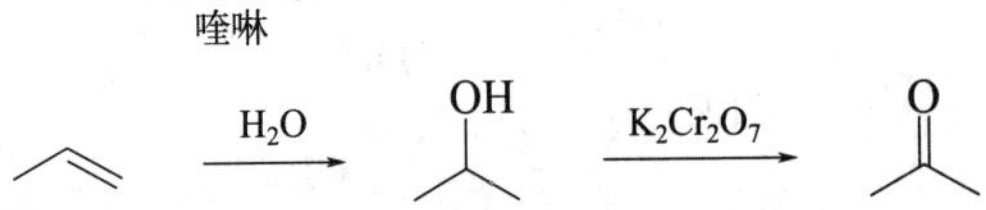

(3) 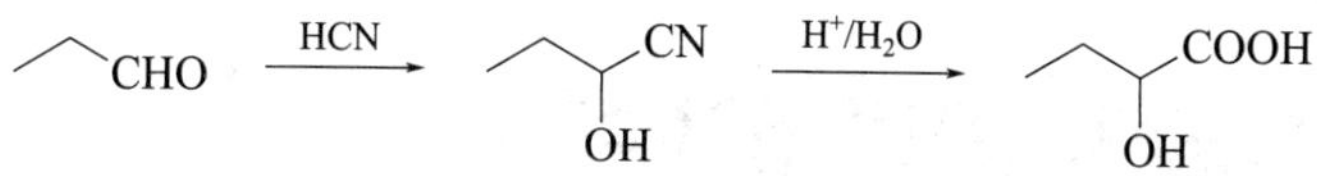

(4) 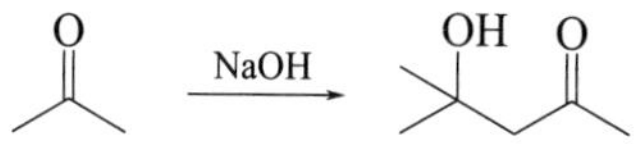

(5) 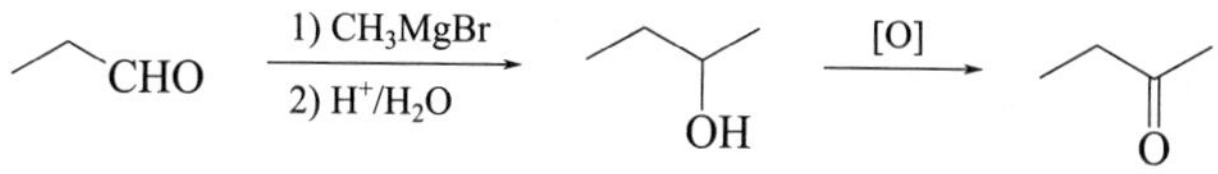

(6) 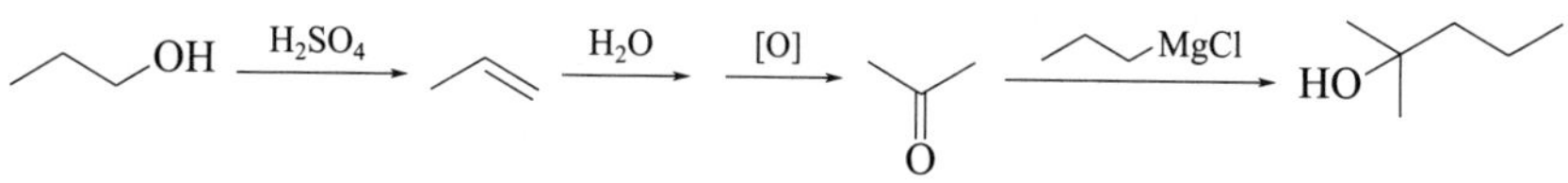

(7) 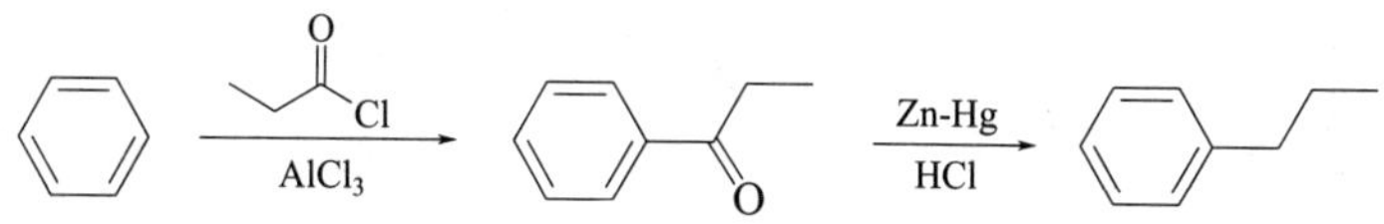

7. (1) 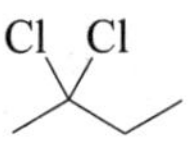　(2) 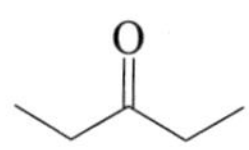　(3) 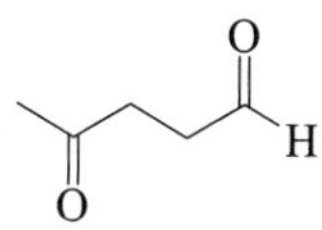

8. A. 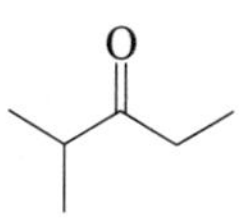　B. 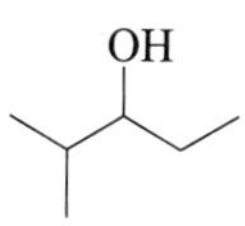　C. 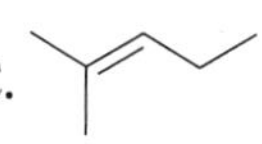

D. 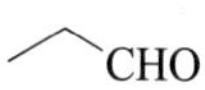　E. 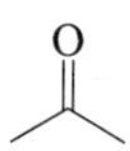

9. A. 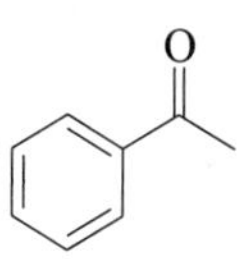

10. A. 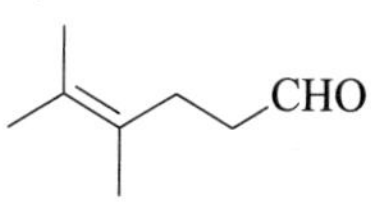　B. 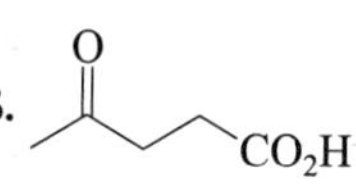

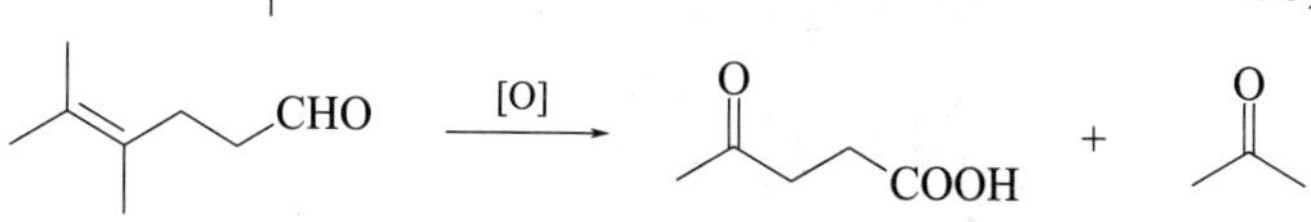

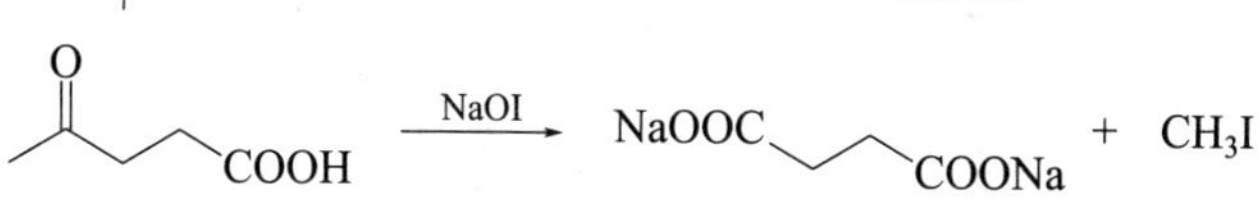

11. Ⅰ. 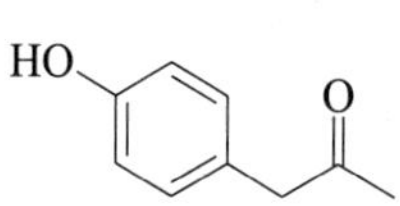　Ⅱ. 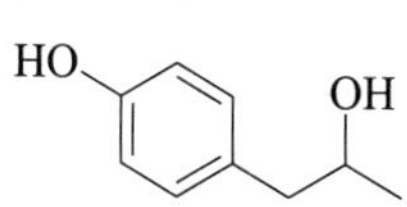

Ⅲ. 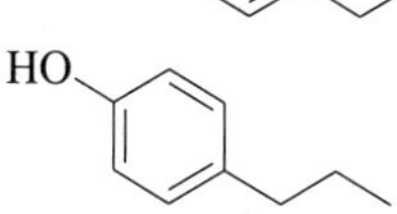　Ⅳ. 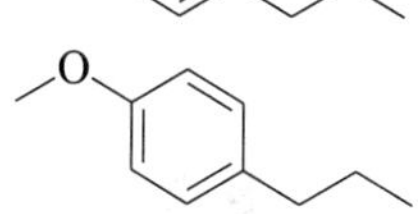

第九章

羧酸、取代羧酸及羧酸衍生物

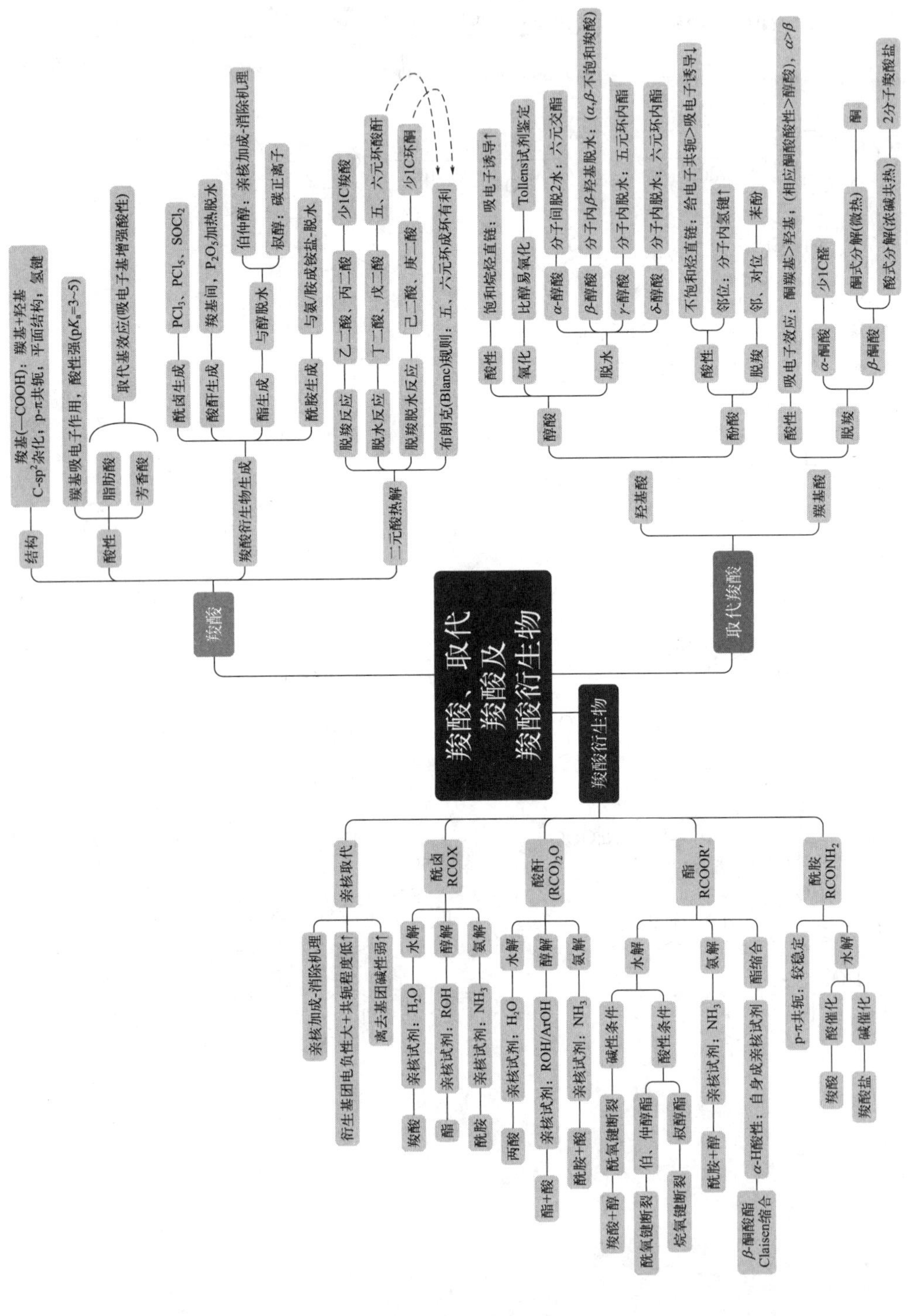

一、学习要求

1. 识别羧酸、取代羧酸及羧酸衍生物的结构特征及命名规则；

2. 概述羧酸衍生物的化学性质，归纳取代羧酸的特性反应；

3. 简述羧酸酸性的成因及取代基对酸性的影响规律，羧酸衍生物亲核取代反应的“亲核加成-消除”机理，取代羧酸中官能团间的相互影响及反应规律；

4. 应用羧酸的酸性特征及鉴别反应区分羧酸与其他有机物；

5. 应用羧酸、羧酸衍生物及取代羧酸的化学性质解决简单有机化合物的合成问题；

6. 灵活运用各类化合物的反应规律推断化学反应的产物；准确判断反应的主要方向及产物类型；

7. 形成并提升对羧酸、取代羧酸及“结构-性质”关系的总结、归纳能力；

8. 培养运用所学知识解释医学现象、解决实际问题的能力。

二、内容精讲

1. 羧酸

分子中含有羧基的化合物称为羧酸，可用通式 R—COOH 表示。

(1) 分类

羧酸可分为脂肪族羧酸、脂环族羧酸和芳香族羧酸；根据饱和度，可分为饱和羧酸、不饱和羧酸；根据分子中所含羧基的数目不同，可分为一元羧酸、二元羧酸和多元羧酸等。

(2)命名

脂肪酸的系统命名原则与醛相同，即选择含羧基的最长碳链为主链，并从羧基碳原子开始，用阿拉伯数字标明主链碳原子的位次。如果含有不饱和键也应选择包括羧基碳原子在内的最长碳链，从羧基碳原子开始编号，并须注明不饱和键的位置。烯酸的顺反异构体在名称前标明；如果含有多个双键，则每个双键都须确定 Z、E 构型。

二元酸的命名以包括两个羧基碳原子在内的最长碳链作为主链，按主链的碳原子数称为某二酸。由于两个羧基在碳链的两端，故不必注明羧基的位置。羧基直接连在脂环上的羧酸的命名是在脂环烃的名称之后加上“羧酸”或“二羧酸”等尾词。羧基直接连在苯环上的芳香酸，可以看作是羧基取代了芳环上的氢原子。

(3) 物理性质

丙酸至壬酸具有令人不愉快的恶臭味。高级脂肪酸如硬脂酸、软脂酸为白色蜡状固体。二元羧酸和芳香羧酸都是结晶固体。饱和一元酸中，甲酸至丁酸在室温下与水混溶；其他羧酸随碳链增长，水溶性迅速降低，癸酸以上则不溶于水；低级二元酸可溶于水，而芳酸水溶性小。羧酸的沸点比分子量相近的醇沸点还高。

(4) 结构

羧基中的碳原子为 sp^2 杂化，它以三个 sp^2 杂化轨道分别与两个氧原子和另外一个碳原子或氢原子形成三个 σ 键，余下的 p 轨道与一个氧原子的 p 轨道形成一个 π 键。

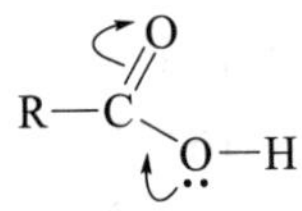

羧酸Lewis结构式

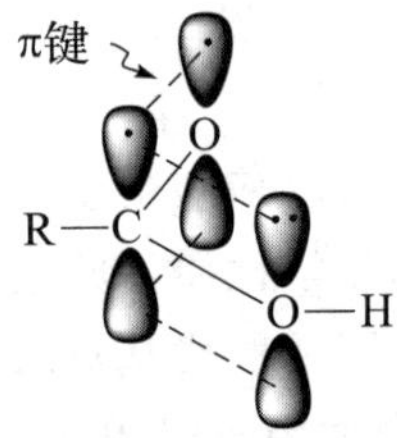

羧酸电子云图

（5）化学性质

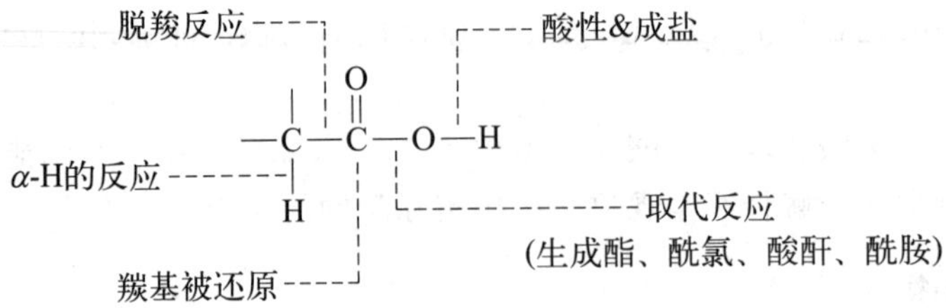

羧酸的酸性与分子结构有关，影响酸性强弱的因素十分复杂。但总的来说，若羧酸分子烃基上的氢被甲基等给电子基所取代，给电子诱导效应(+*I*)增加羰基碳原子上的电子云密度，降低了羧基中O—H键的极性，羟基氧原子的电子云密度增加，氢原子难以解离，酸性减弱；反之，若羧酸分子烃基上的氢被卤素、羟基、硝基等电负性大的吸电子基所取代，吸电子诱导效应(−*I*)降低了羰基碳原子上的电子云密度，增强了羧基中O—H键的极性，羟基氧原子的电子云密度降低，氢原子易于解离，酸性增强。苯环上取代基对芳香酸的酸性影响，除取代基的结构因素外，还随取代基与羧基的相对位置不同而异。

羧酸脱去羧基的反应叫脱羧，反应的结果是从羧基脱去一分子CO_2。

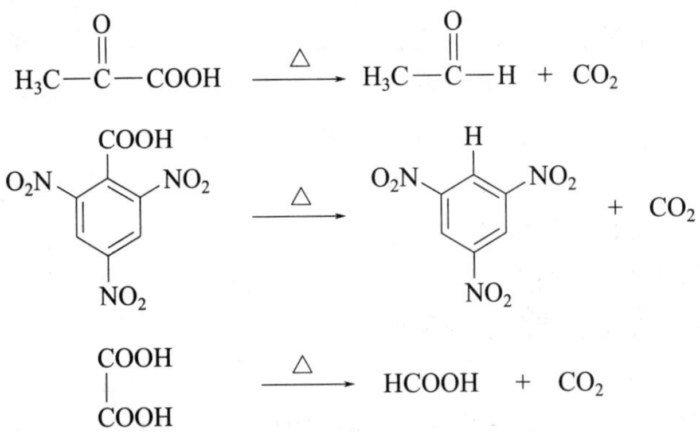

脂肪酸直接加热脱羧很困难，往往需要高温，而且产率低，无制备价值。一般来说，当羧基的α-碳上连有较强的吸电子基团(如硝基、氰基、羧基、羰基、卤素)时，较易发生脱羧反应。有些二元羧酸(己二酸、庚二酸以及它们的烷基衍生物)受热时，同时脱羧和脱水，产物是五元或六元的环酮。庚二酸以上的二元酸在受热时易生成聚酐。

与醛、酮的羰基不同，羧基中的羰基通常很难被还原，但用特别强的还原剂如$LiAlH_4$，可将羧酸还原为伯醇，且具有高度的化学选择性。同时，烯酸在反应中其双键不受影响。

与醛、酮分子中α-氢相似，羧基能使α-氢原子活化，但羧基的致活作用比羰基小得多。羧酸α-碳原子上的氢可被卤素(氯或溴)取代，但反应比较慢，需加入催化剂(PX_3)或在日光照射下才能发生反应，生成α-卤代酸。

芳环上连有羧基时，它将影响芳环上的亲电取代反应。羧基是间位定位取代基，钝化苯环。当苯环上发生亲电取代时，第二个取代基主要进入羧基的间位。

2. 取代羧酸

取代羧酸可以看成是羧酸分子中烃基上的氢被其他原子或原子基团取代后的生成物。最常见的是氢原子被卤素、羟基、氧原子或氨基取代，相应的取代羧酸分别是卤代酸、羟基酸、氧代酸和氨基酸。本章仅讨论羟基酸和氧代酸。氨基酸将在本书第十三章介绍。

（1）羟基酸

羟基酸是分子中同时具有羟基和羧基两种官能团的化合物。根据羟基所连接的烃基不同，羟基酸可分为醇酸和酚酸两类。

含有羧基的化合物一般以羧酸为母体，其他官能团作为取代基来命名。许多羟基酸还有俗名，其应用往往比系统命名更为广泛。

① 醇酸的化学性质

醇酸具有醇羟基和羧基的典型反应，由于羟基和羧基的相互影响，醇酸还具有一些特殊性质，这些特殊性质又因羟基和羧基的相对位置不同而有所差异。

醇酸分子中的羟基比醇分子中的羟基易被氧化。例如，托伦试剂和稀硝酸都不能氧化醇，但能氧化 α-醇酸而生成 α-酮酸。

α-羟基酸受热后发生双分子间的脱水反应，生成交酯。β-羟基酸受热时，羟基与相邻的 α-C 上的活泼氢脱去一分子水，生成 α,β-不饱和酸。γ-或 δ-羟基酸受热后，分子内的羟基与羧基发生酯化反应，生成五元或六元的环状内酯。羟基与羧基相隔五个或五个以上碳原子的醇酸，受热时可能脱水为烯酸或分子间酯化为聚酯。

α-醇酸与稀硫酸共热，分解为少一个碳原子的醛或酮和甲酸。若与浓硫酸共热，则分解为醛或酮、一氧化碳和水。

② 酚酸的性质

酚酸都是固体，多以盐、酯或糖苷(见本书第十二章糖类)的形式存在于植物中。酚酸除具有酚羟基和羧基的一般反应，如与三氯化铁溶液显色、酰化或酯化等反应外，还具有两种官能团相互影响的典型反应。

在酚酸中羟基既有吸电子诱导效应，又有供电子共轭效应，两者方向相反。但是羟基供电子共轭效应在共轭体系中的传递不因共轭体系的增长而迅速减弱。因此酚酸的酸性随羟基与羧基相对位置不同而异。

羟基在羧基的邻位或对位的酚酸在加热至熔点以上时，易分解脱羧而生成相应的酚。

（2）羰基酸

羰基酸可以看成是羧酸分子中烃基上的两个氢原子被氧原子取代后的生成物，包括醛酸和酮酸两类。

分子中含有醛基或酮基的羧酸分别叫作醛酸或酮酸。最简单的醛酸是乙醛酸，最简单的酮酸是丙酮酸。醛酸和酮酸的系统命名法是以羧酸为母体，以包括羧基、醛基或酮基在内的最长碳链为主链，称为某酸。酮基作为取代基称为氧亚基。

醛酸中含有醛基，具有醛的基本性质；酮酸也如此。它们都能与 HCN、$NaHSO_3$ 进行加成反应，与羟胺或苯肼生成肟或苯腙。醛酸和酮酸都含有羧基，具有羧基的基本性质，如酸性、成盐、成酯及生成酰卤等。

α-酮酸分子中的羰基与羧基直接相连，由于氧原子有较强的电负性，使得羰基与羧基碳原子间的电子云密度较低，因而碳碳键容易断裂。

α-酮酸被弱氧化剂(托伦试剂)氧化，发生银镜反应。与稀硫酸加热至 150 ℃，发生脱羧反应生成醛。在催化剂作用下，与 NH_3 反应，生成 α-氨基酸。

3. 羧酸衍生物

羧酸分子中羧基上的羟基被其他原子或原子基团取代后生成的化合物叫作羧酸衍生物。从结构上看，羧基中羟基被卤素(—X)、酰氧基(—OCOR)、烃氧基(—OR)或氨基(—NH_2、—NHR 或—NR_2)取代，分别生成酰卤、酸酐、酯或酰胺。

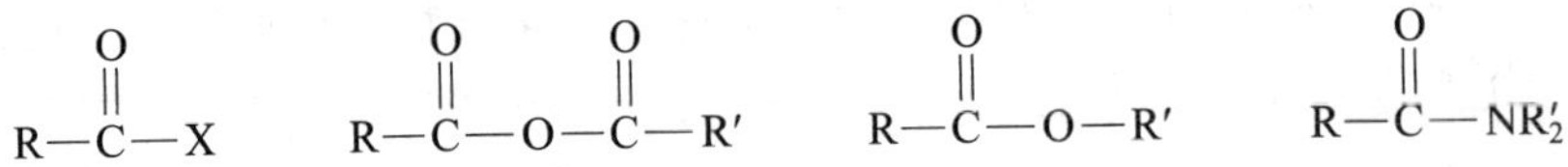

酰卤　　酸酐　　羧酸酯　　酰胺

(1) 命名

酰卤是将酰基的名称放在前面，卤素的名称放在后面来命名。多元羧酸中的羧基有两个或多个，成为酰卤时可分别以二卤、多卤的名称放在相应的酰基后面命名。酸酐是根据相应的羧酸的名称来命名的，称为某(酸)酐。羧酸酯是根据相应的羧酸及醇来命名。其中一元醇的羧酸酯叫作某酸某酯，多元醇的羧酸酯通常是醇的名称在前，羧酸的名称在后，叫作某醇某酸酯。

(2) 物理性质

羧酸衍生物都是极性化合物。酰卤、酸酐和酯这三类化合物的各自分子间不能通过氢键缔合，仅有范德华力作用。因此，酯、酰卤的沸点小于相应的酸，酸酐的沸点比分子量相当的羧酸低，但比相应的醇高。酰胺分子间可形成氢键，因而具有较相应羧酸高的熔沸点。

(3) 化学性质

羧酸衍生物在分子结构上有相似之处，在化学性质上也有许多相似之处，羰基碳易受亲核试剂的进攻，发生亲核取代反应。

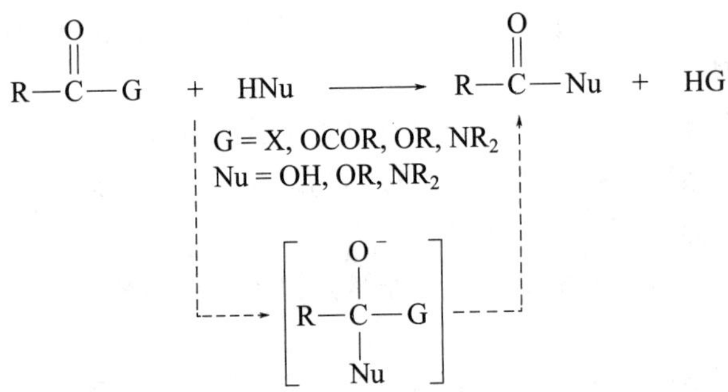

上述反应中的离去基团(G)被亲核试剂取代(Nu^-)，这类反应统称为羧酸衍生物的亲核取代反应，反应通过“亲核加成-消除”的过程与水、醇、氨等分别进行水解、醇解、氨解等反应。亲核取代的速率与亲核加成和消除两个步骤均有关系。第一步亲核加成速率取决于羧酸衍生物羰基碳的正电性和中间体的稳定性。第二步消除的速率取决于离去基团碱性影响，碱性越弱，越易离去。综上因素，羧酸衍生物亲核取代的活性次序依次是：酰卤＞酸酐＞羧酸酯＞酰胺。较活泼的羧酸衍生物能直接转化为不活泼的羧酸衍生物，但后者不能直接转化为前者。

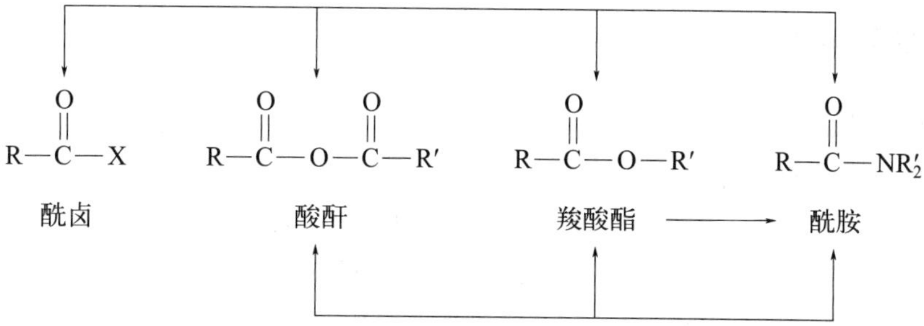

三、重点难点

重点：羧酸的结构及化学性质。

难点：酸性、不同取代基对羧酸及其衍生物化学性质的影响。

四、典型例题解析

【例 1】 与稀硫酸共热生成的产物能起银镜反应的是(　　)。

A. CH_3COCH_3　　B. CH_3COOH

C. $CH_3CHOHCOOH$　　D. $CH_3CH_2COOC_2H_5$

解：选 C；通过题干分析，此题考察两个知识点：(1)酸性条件下羧酸、取代羧酸和羧酸衍生物的转化问题；(2)银镜反应：只有醛可以和 Tollens 试剂发生银镜反应。综合这两个知识点来做选择。

A 化合物是酮，不会反应；B 化合物是乙酸，很难脱羧；C 是 α-羟基酸，可以在此条件下脱羧，生成乙醛；D 化合物是羧酸衍生物丙酸乙酯，在此条件下水解成丙酸和乙醇。因此符合条件的是 C。

【例 2】 比较下列化合物的酸性。

苯乙酸、邻氯苯乙酸、对氯苯乙酸和对甲基苯乙酸

解：邻氯苯乙酸＞对氯苯乙酸＞苯乙酸＞对甲基苯乙酸

此题考察了取代基对羧酸酸性的影响；酸性越强意味着羟基 O—H 键越容易断裂，也就是说与羧基相连的基团吸电子能力越强，则此羧酸的酸性越强。卤素是吸电子基，甲基是给电子基，因此卤代苯乙酸酸性强于苯乙酸，强于对甲基苯乙酸；邻位取代基降低分子之间氢键生成而更易电离出 H^+ 而酸性更强。

【例 3】 用简单的化学试剂鉴别以下化合物。

乙酰乙酸乙酯、水杨酸和 α-羟基丙酸

解：

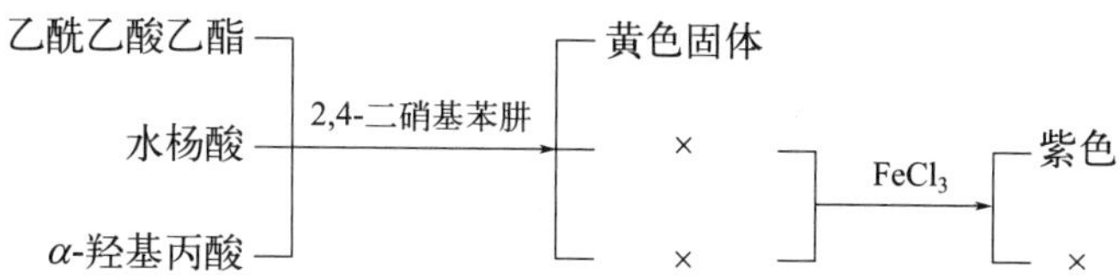

此题主要考察了对常规化合物结构的认识以及不同化合物常用的鉴别方法。主要是酮羰基、酚羟基、羧基等官能团的鉴定。乙酰乙酸乙酯含有酮羰基，水杨酸含有苯酚和苯甲酸，α-羟基丙酸含有羟基和羧基。

解题过程中，遇到酮羰基首先想到羰基鉴别试剂 2,4-二硝基苯肼，能反应生成黄色沉淀，可以鉴别出醛和酮；水杨酸则可以用三氯化铁，颜色显紫色。

五、综合习题

（一）单项选择题

1. 羧酸具有明显酸性的主要原因是（　　）。

A. p-π 共轭效应　　B. —COOH 的 $-I$ 效应

C. 烃基的 $+I$ 效应　　D. 空间效应

2. 羧酸衍生物的水解、醇解和氨解反应历程最确切的说法是（　　）。

A. 亲核加成　　B. 亲核取代

C. 亲核加成-消去　　D. 消去反应

3. 下列化合物酸性最弱的是（　　）。

A. CH_3COOH　　B. CH_3CH_2COOH　　C. $HCOOH$　　D. $(CH_3)_3CCOOH$

4. 下列化合物酸性最强的是（　　）。

A. 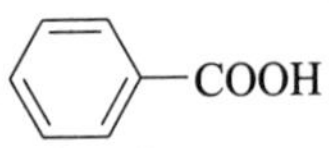

B. 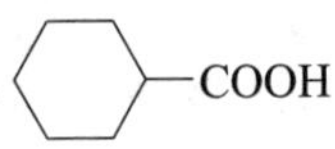

C. 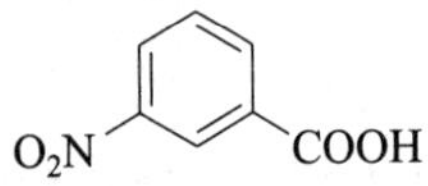

D. 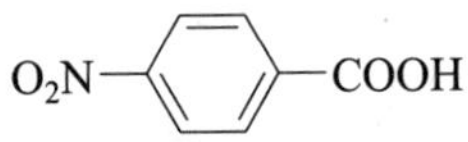

5. 反应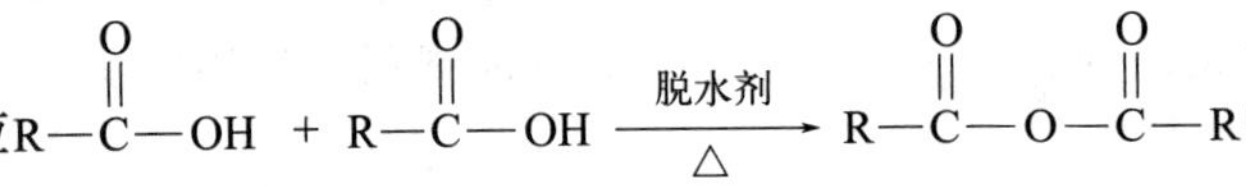中，脱水剂是（　　）。

A. $CaCl_2$　　B. PCl_5　　C. P_2O_5　　D. H_2SO_4

6. 鉴别苯酚与邻羟基苯甲酸可用的试剂是（　　）。

A. Na　　B. NaOH　　C. $NaHCO_3$　　D. $FeCl_3$

7. $LiAlH_4$ 可使丁-3-烯酸还原为（　　）。

A. $CH_3CH_2CH_2COOH$　　B. $CH_3CH_2CH_2CH_2OH$

C. $CH_2{=}CHCH_2CH_2OH$　　D. $CH_2{=}CHCH_2CH_3$

8. 下列反应不成立的是（　　）。

A. 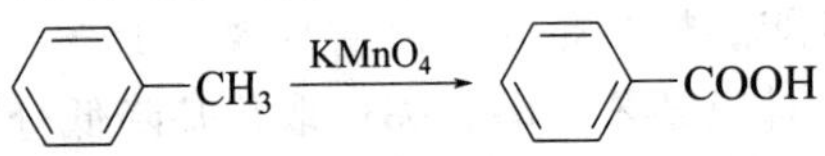

B. 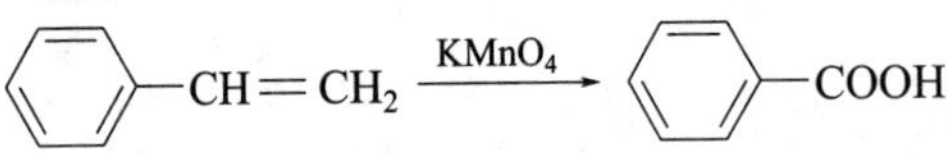

C. 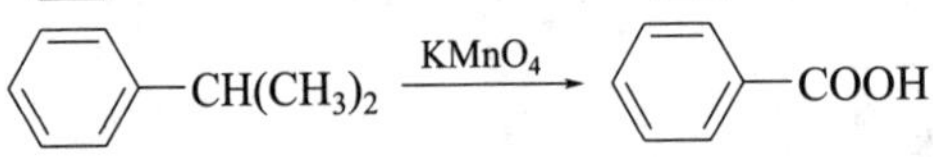

D. 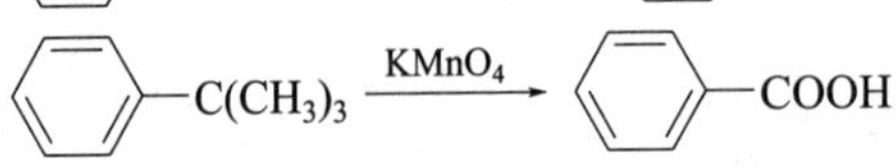

9. 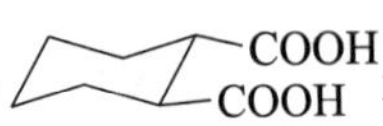是（　　）。

A. 反-1,2-环己烷二羧酸(e,e)　　B. 顺-1,2-环己烷二羧酸(a,e)

C. 反-1,2-环己烷二羧酸(a,e)　　D. 反-1,2-环己烷二羧酸(a,a)

10. ①丙烷；②甲酸；③乙醇；④甲醚，沸点高低的顺序是（　　）。

A. ③>②>①>④　　B. ②>③>①>④

C. ②>③>④>①　　D. ③>②>④>①

11. ①酰氯；②酰胺；③酸酐；④羧酸酯，水解速率顺序是（　　）。

A. ④>①>②>③　　B. ①>③>④>②

C. ①>②>③>④　　D. ①>④>③>②

12. 脂肪酸 α-卤代作用的催化剂是（　　）。

A. P　　B. 无水 $AlCl_3$　　C. Zn-Hg　　D. Ni

13. ①HCOOH；②CH_3COOH；③CH_3CH_2COOH；④$(CH_3)_2CHCOOH$；⑤$(CH_3)_3CCOOH$ 与甲醇酯化，按活性顺序排列应是（　　）。

A. ⑤>④>③>②>①　　B. ①>⑤>④>③>②

C. ⑤>①>②>③>④　　D. ①>②>③>④>⑤

14. ①叔戊醇；②仲丁醇；③正丙醇；④甲醇等与苯甲酸发生酯化反应，按活性顺序排列应是（　　）。

A. ③>④>①>②　　B. ④>③>②>①

C. ④>②>③>①　　D. ①>②>③>④

15. 庚二酸加热后的产物是（　　）。

A. 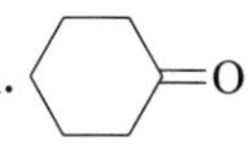　　B. 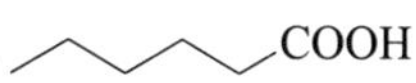　　C. 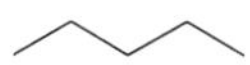　　D. 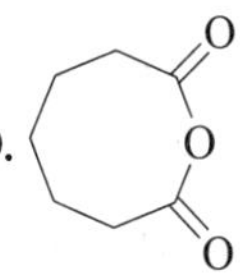

16. ①CH_3COOH；②FCH_2COOH；③$ClCH_2COOH$；④$BrCH_2COOH$ 等在水溶液中酸性强弱顺序为（　　）。

A. ①>②>③>④　　B. ④>③>②>①

C. ②>③>④>①　　D. ①>④>③>②

17. ①CH_3COOH；②$HOOCCH_2COOH$；③HOOC—COOH；④C_6H_5OH，酸性由强到弱的顺序为（　　）。

A. ②>③>①>④　　B. ③>②>①>④

C. ①>②>③>④　　D. ②>①>③>④

18. 以下化合物中酸性最强的是（　　）。

A. 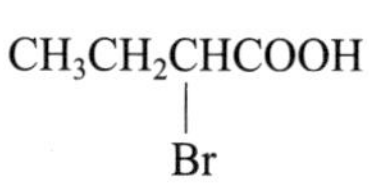　　B. 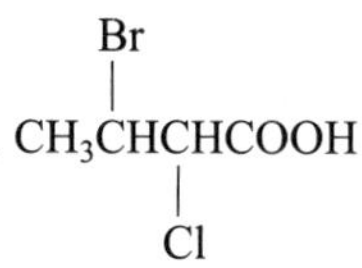

C. 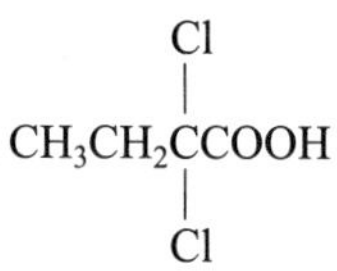　　D. 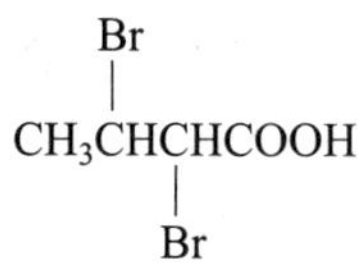

19. 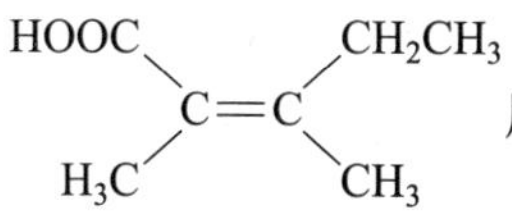 属于（　　）。

A. E 型或顺式　　B. E 型或反式　　C. Z 型或顺式　　D. Z 型或反式

20. 具有最活泼的 α-H 的化合物是（　　）。

A. $CH_3CH_2CHFCOOH$　　B. $CH_3CHClCH_2COOH$

C. $CH_3CH_2CHClCOOH$　　D. $ICH_2CH_2CH_2COOH$

21. 以下化合物中最稳定的是(　　)。

A. 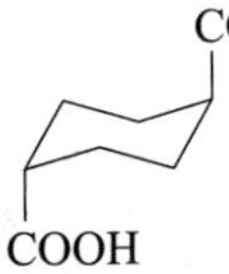 (反式a,a)　　B. 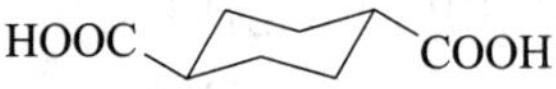 (反式e,e)

C. 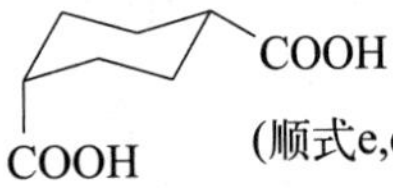 (顺式e,e)　　D. 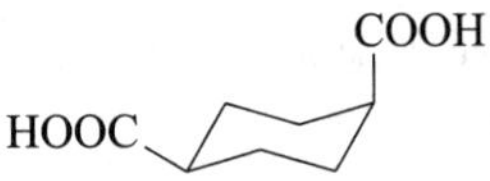 (顺式e,a)

22. 下面叙述错误的是(　　)。

A. 羧酸的酸性强于碳酸　　B. 甲酸的酸性强于饱和一元脂肪酸

C. 苯甲酸的酸性强于苯乙酸　　D. 苯甲酸的酸性强于甲酸

23. ①$ClCH_2COOCH_3$；②CH_3COOCH_3；③$CH_3COOC_2H_5$；④$C_2H_5COOC_2H_5$ 等碱性水解的速率由大到小的顺序为(　　)。

A. ①>②>③>④　B. ④>③>②>①　C. ②>③>④>①　D. ①>④>③>②

24. 下列化合物中碱性最强的是(　　)。

A. 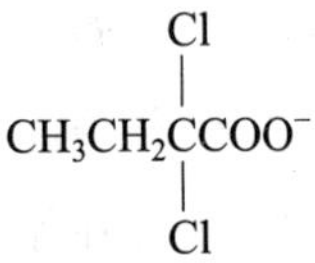　　B. 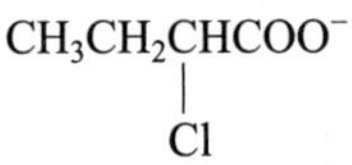

C. 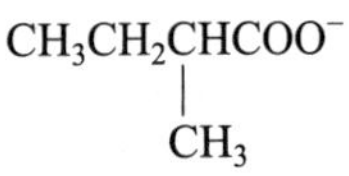　　D. 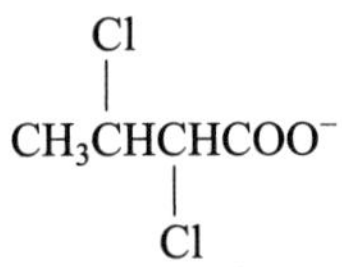

25. ①苯甲酸；②2-甲基苯甲酸；③2,6-二甲基苯甲酸，与乙醇酯化的活性大小顺序为(　　)。

A. ①>②>③　B. ③>②>①　C. ②>③>①　D. ①>②=③

26. ①4-硝基苯甲酸；②4-氯苯甲酸；③4-甲基苯甲酸；④苯甲酸，酸性强弱的顺序为(　　)。

A. ①>②>③>④　　B. ②>①>③>④

C. ①>③>②>④　　D. ①>②>④>③

27. 化合物甲分子式为 $C_8H_{14}O$，它能使溴水褪色，能与苯肼发生反应；氧化后得一分子丙酮和一分子乙。乙具有酸性，能发生碘仿反应，产物酸化后除碘仿外还有一分子酸丙，丙加热脱羧后产物仍为一个酸。甲的结构式是(　　)。

A. 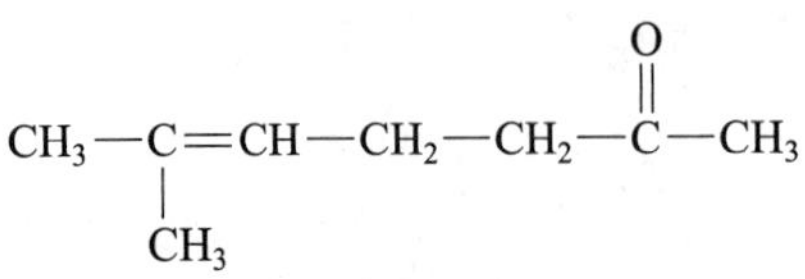　　B. 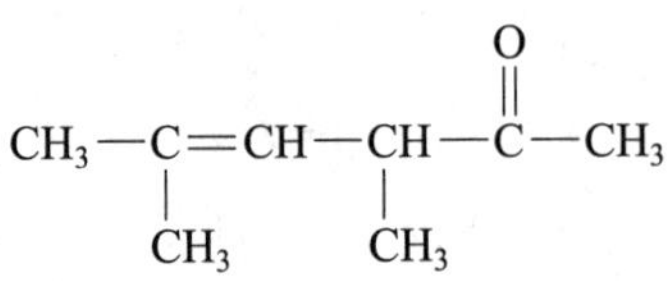

C. 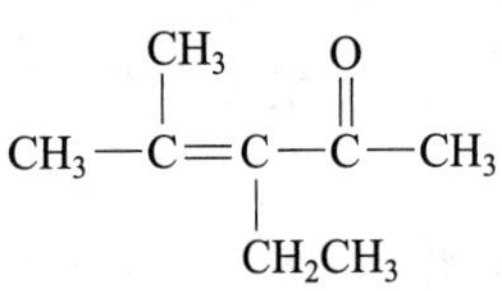　　D. 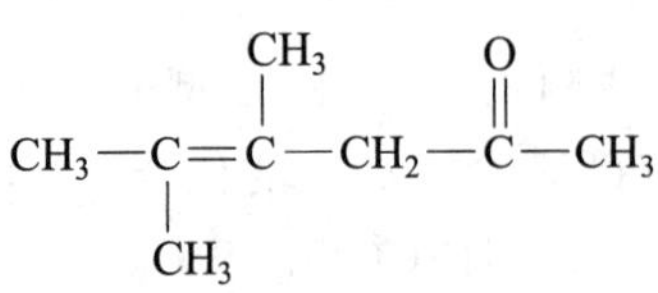

28. 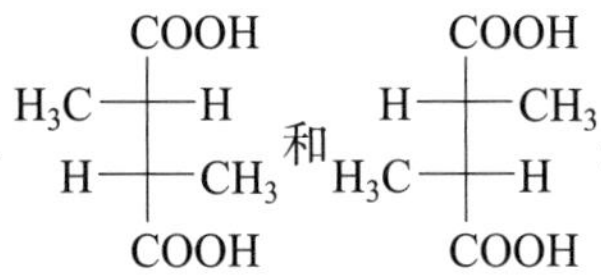 是(　　)。

A. 互为同系物　　B. 互为官能团异构体

C. 同一化合物　　D. 互为对映异构体

29. 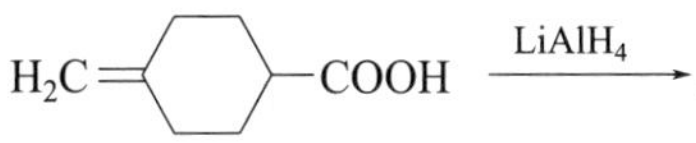，该反应的产物是(　　)。

A. 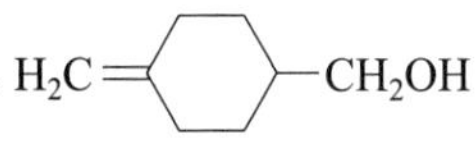

B. 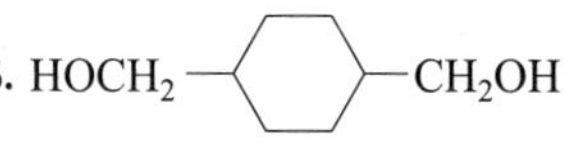

C. 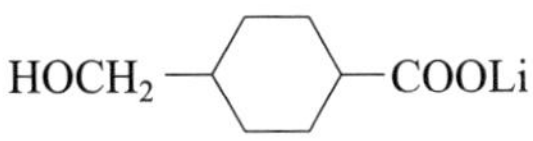

D. 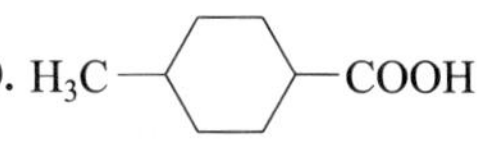

30. 2-甲基环丁烷羧酸有(　　)立体异构体(不包括构象异构体)。

A. 4 个　　B. 6 个　　C. 2 个　　D. 3 个

31. HOOC—COOH 的酸性强于 HCOOH 是因为(　　)。

A. 诱导效应　　B. 共轭效应　　C. 两者皆有　　D. 两者皆无

32. 下列化合物中，属于酮酸的是(　　)。

A. 酒石酸　　B. 柠檬酸　　C. 草酰乙酸　　D. 苹果酸

33. 下列化合物中酸性最强的是(　　)。

A. 乙酸　　B. 丙酸　　C. β-羟基丙酸　　D. α-羟基丙酸

34. 人体脂肪代谢的中间产物酮体，包括三个化合物，它们是(　　)。

A. 丙酮酸、β-丁酮酸和 α-酮戊二酸　　B. 丙酮、丁酮和戊-3-酮

C. 丙酮、β-羟基丁酸和 β-丁酮酸　　D. 丙酮、α-丁酮二酸和 β-羟基丁酸

35. β-丁酮酸乙酯能与 2,4-二硝基苯肼作用产生黄色沉淀，也能与三氯化铁起显色反应，这是因为存在着(　　)。

A. 构象异构体　　B. 顺反异构体　　C. 对映异构体　　D. 互变异构体

36. 下列化合物中，受热时易发生分子内脱水而生成 α,β-不饱和酸的是(　　)。

A. 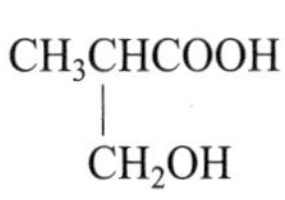　　B. 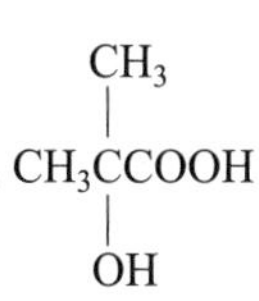　　C. 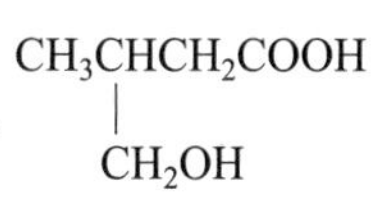　　D. 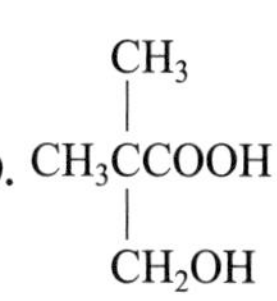

37. α-羟基-α-甲基丁酸与稀硫酸共热的产物是(　　)。

A. 丁醛　　B. 丁酮　　C. α-甲基丙醛　　D. 丙酮

38. 某化合物具有酸性，不与费林试剂作用，加热放出的气体能使石灰水变浑浊，其残留物仍具有酸性，并可与费林试剂作用，该化合物可能是(　　)。

A. 乙醛酸　　B. 丁二酸　　C. α-酮戊二酸　　D. 水杨酸

39. 与稀硫酸共热生成的产物能起银镜反应的是(　　)。

A. C_6H_5COOH　　B. $CH_3CH{=}CHCH_3$

C. $CH_3CH_2COOCH_3$　　D. $CH_3CH_2COCOOH$

40. 加热能生成聚酯的是(　　)。

A. $HO(CH_2)_6COOH$　　　　B. $CH_3COCH_2COOC_2H_5$

C. $CH_3CH_2CHCOOH$（—OH 连于 CH 上）　　　　D. $CH_2COOC_2H_5$—$CH_2COOC_2H_5$

(二)完成下列反应

1. 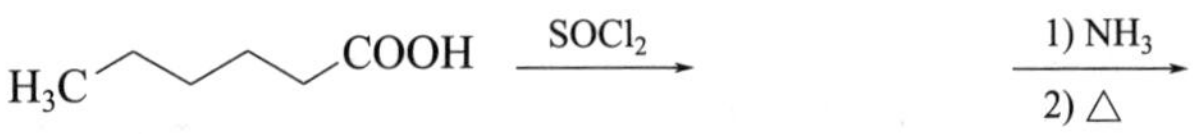

2. 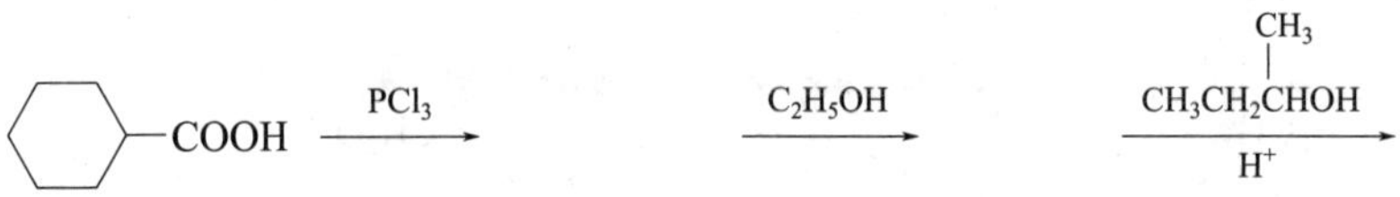

3. 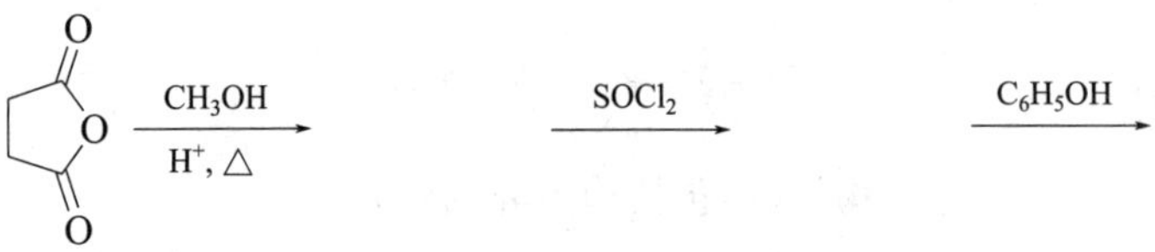

4. 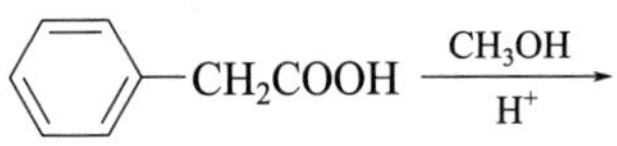

5. 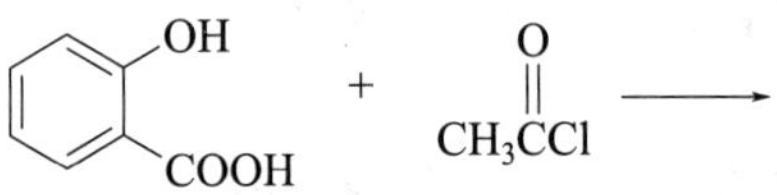

6. 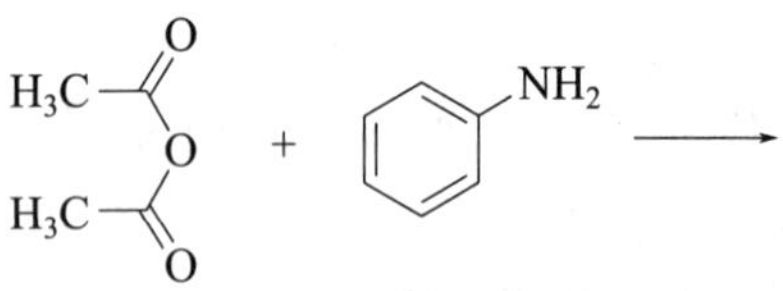

7. 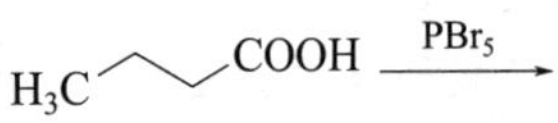

8. 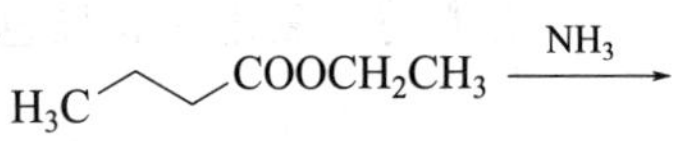

9. 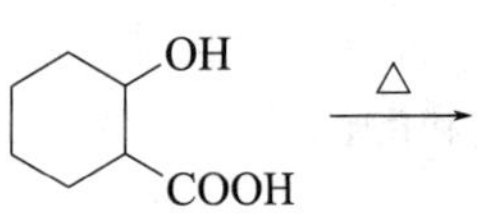

10. 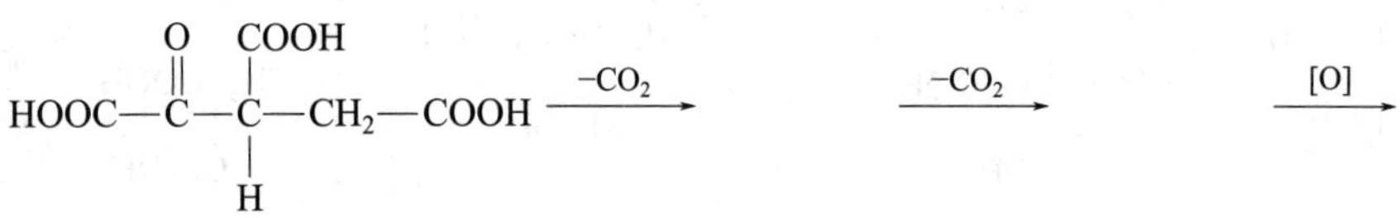

11. 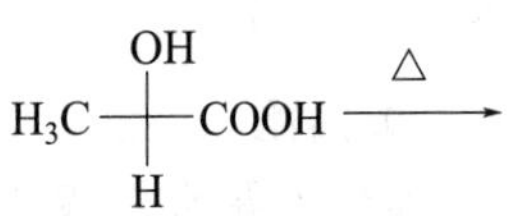

12. 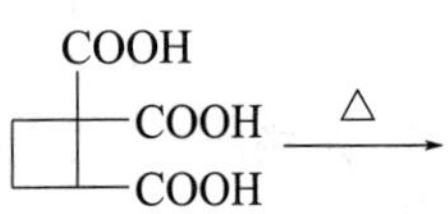

13. 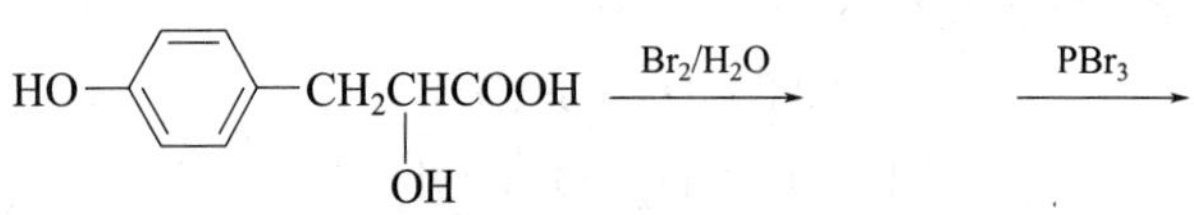

14. 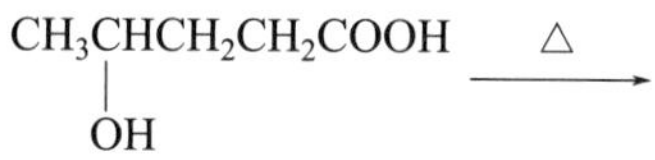

15. 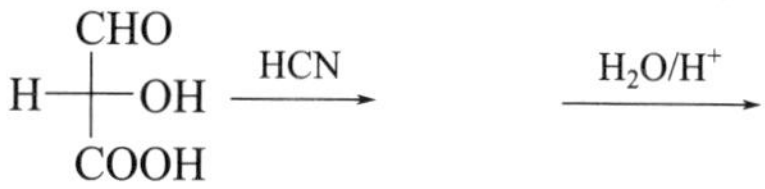

16. 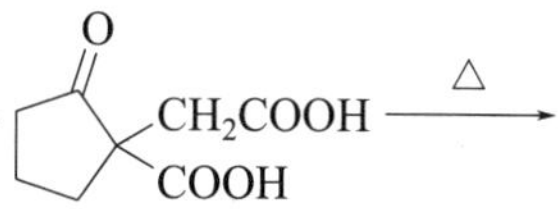

17. 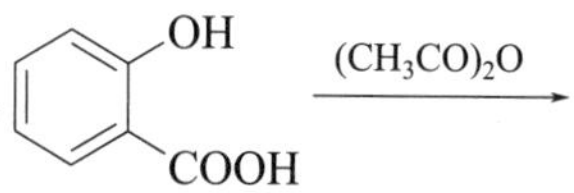

18. 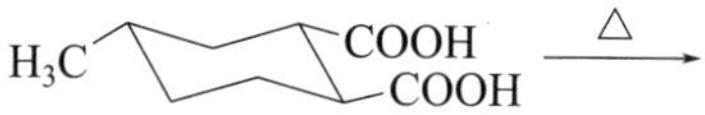

19. 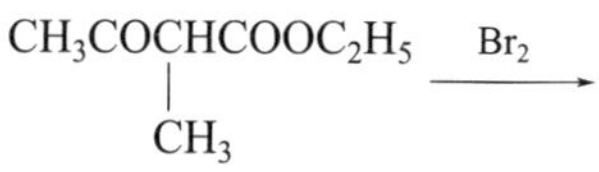

20. 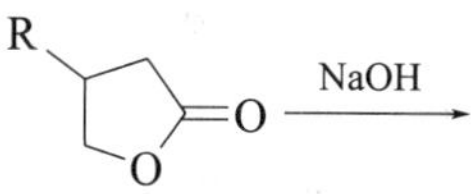

（三）排序题

比较下列各组化合物酸性的强弱。

1. 2-溴丁酸、3-溴丁酸和 4-溴丁酸

2. 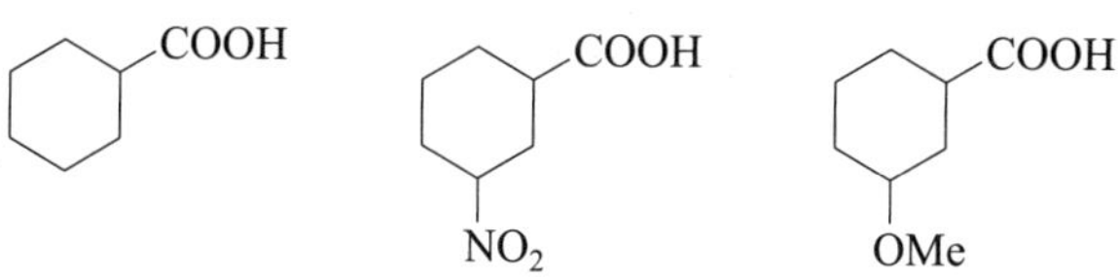

3. NO_2CH_2COOH、$(CH_3)_2CHCH_2COOH$ 和 $CH_2{=}CHCH_2COOH$

4. C_2H_5OH、C_6H_5OH、CF_3COOH 和 $HCOOH$

5. 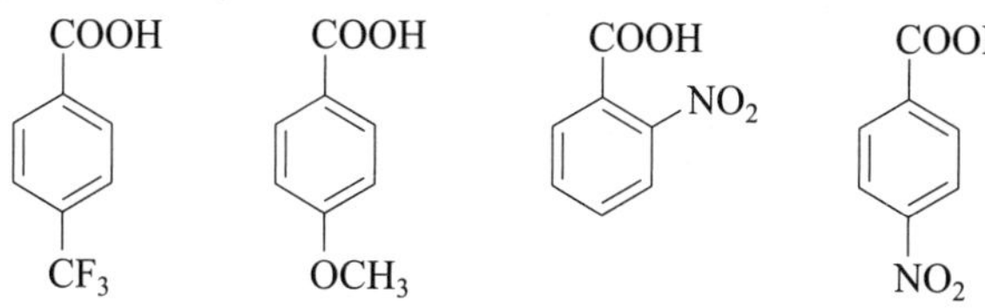

6. CH_3CH_2COOH、$CH_3(CH_2)_3CH_3$、$CH_3(CH_2)_2CH_2OH$ 和 $CH_3CHClCOOH$

7. CH_3COOH、$HOOCCH_2COOH$、$HOOC{-}COOH$、C_6H_5OH、CCl_3COOH

8. 乙酸、甲酸、草酸、苯甲酸、氯苯乙酸和石炭酸

9. 三氯乙酸、三氟乙酸、γ-氯丁酸和 α-氯丙酸

10. 苯乙酸、α-氯苯乙酸、对氯苯乙酸和对甲基苯乙酸

比较下列各组物质碱性的强弱：

11. $CH_3CH_2O^-$ 和 CH_3COO^-

12. $ClCH_2CH_2COO^-$ 和 $CH_3CH_2COO^-$

13. $ClCH_2CH_2COO^-$、FCH_2COO^- 和 $CH_3CHClCOO^-$

14. 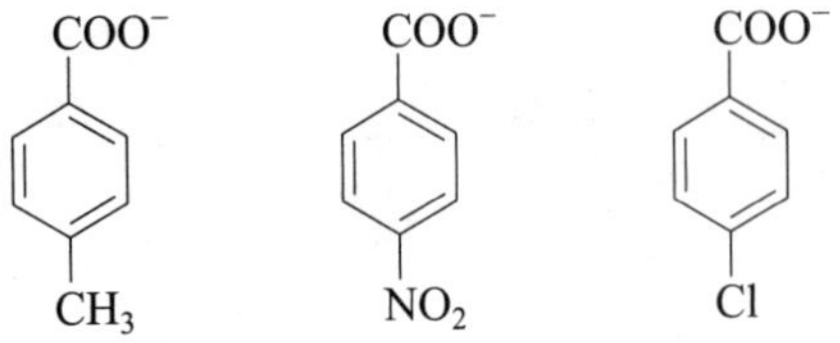

15. 下列物质按共轭碱的碱性由强到弱排列：

水，甲醇，氨，乙酸，苯酚，碳酸，甲酸，三氯乙酸，2,2-二甲基丙酸

（四）鉴别题

1. 苯甲酰氯、邻氯甲苯和邻氯苯甲酸
2. 甲酸、乙酸和乙醛
3. 丙酸、丙烯酸和丙二酸
4. 草酸、丁二酸和己二酸
5. 丙酰氯、乙酸酐和乙酸丁酯
6. 甲酸、乙酸和丙酮酸
7. 丙二酸、草酰乙酸和水杨酸

（五）合成题

1. 由己-1-醇制备 2-甲基己酸
2. 由丁二酸制备己二酸
3. 由乙烯制备乳酸
4. 由对甲氧基苯甲醛制备 α-羟基对甲氧基苯乙酸
5. 由异丁醇制备 3-甲基丁-2-烯酸
6. 由 2-环己基乙醇转变为环己烷羧酸
7. 由丙-2-醇转变为 2-羟基-2-甲基丙酸
8. 由 1,4-二溴丁烷转变为环戊酮

（六）推断题

1. 某液体分子式为 $C_6H_{12}O_2$，经酸水解为酸 A 和中性物质 B。B 以 $CrO_3 \cdot H_2SO_4$ 氧化为 A。推导此液体化合物的结构。

2. 二元酸 A($C_8H_{14}O_4$) 加热时转变为非酸的化合物 B($C_7H_{12}O$)。B 被浓 HNO_3 氧化得二元酸 C($C_7H_{12}O_4$)。C 在加热时生成酐 D($C_7H_{10}O_3$)。A 以 $LiAlH_4$ 还原时得 E($C_8H_{18}O_2$)。E 脱水为 3,4-二甲基己-1,5-二烯。推导 A～E 的可能的结构。

3. 化合物 A($C_5H_6O_3$) 能与等当量乙醇生成 2 个异构体 B 及 C。B 或 C 分别与 $SOCl_2$ 作用后，所得产物再与乙醇反应，则生成同一化合物 D。推导 A～D 可能的结构及反应过程。

4. 某芳香族化合物分子式为 $C_9H_8O_3$，能使溴的四氯化碳溶液褪色，能溶于水溶液，与三氯化铁呈红色，用高锰酸钾反应生成对羟基苯甲酸，试写出其结构式。

5. 化合物 A($C_5H_8O_2$) 能与 $NaHCO_3$ 反应放出 CO_2。A 有顺反异构现象，但无对映异构现象。A 催化氢化的产物 B($C_5H_{10}O_2$) 能拆分为一对对映体。推导 A、B 可能的结构及反应过程。

6. 有两个化合物 A($C_4H_8O_3$) 及 B($C_8H_{12}O_4$)。A 显酸性，B 为中性。A 在 H_2SO_4 存在下加热得 C，C 比 A 更易被 $KMnO_4$ 氧化。用稀 H_2SO_4 处理 B 得 D，D 与 A 是同分异构体，亦显酸性。D 在稀 H_2SO_4 存在下加热则发生降解，其降解产物有银镜反应。写出 A～D 的结构。

（七）问答题

1. 富马酸和马来酸是顺反异构体，加热时两者之一可失水成酸酐，其中哪一种异构体能生成酸酐？为什么？

2.苯酚不宜与乙酸直接发生酯化反应，若要从乙酸及苯酚制取乙酸苯酯，应该采用什么办法？写出各步反应式。

六、综合习题参考答案

（一）1.A　2.C　3.D　4.D　5.C　6.C　7.C　8.D　9.A　10.C　11.B　12.A　13.D　14.B　15.A　16.C　17.B　18.C　19.C　20.A　21.B　22.D　23.A　24.C　25.A　26.D　27.B　28.D　29.A　30.A　31.A　32.C　33.D　34.C　35.D　36.A　37.B　38.C　39.D　40.A

（二）

1. 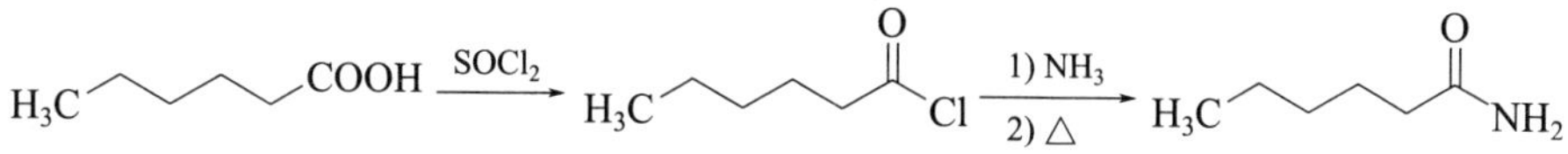

2. 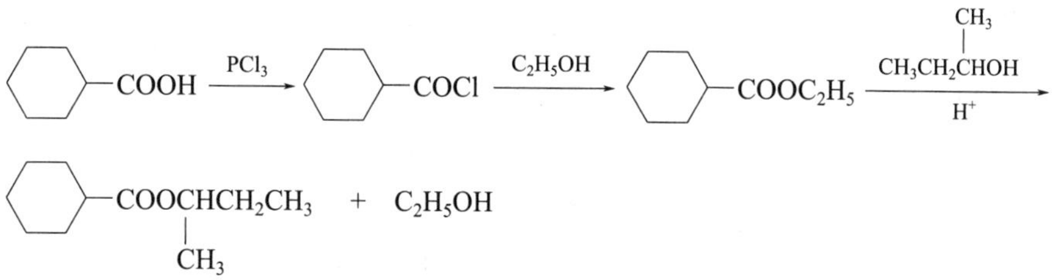

3. 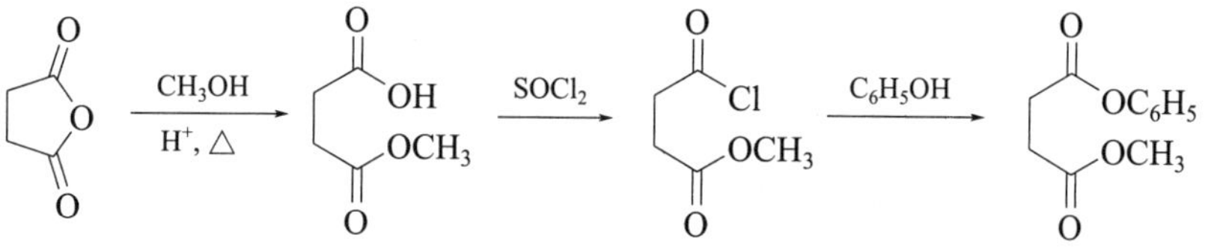

4. 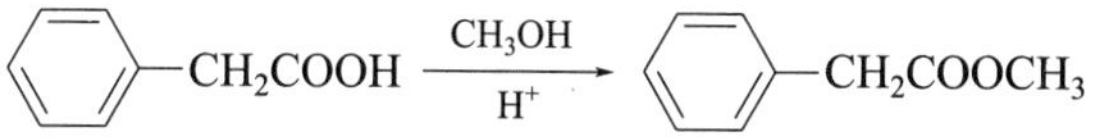

5. 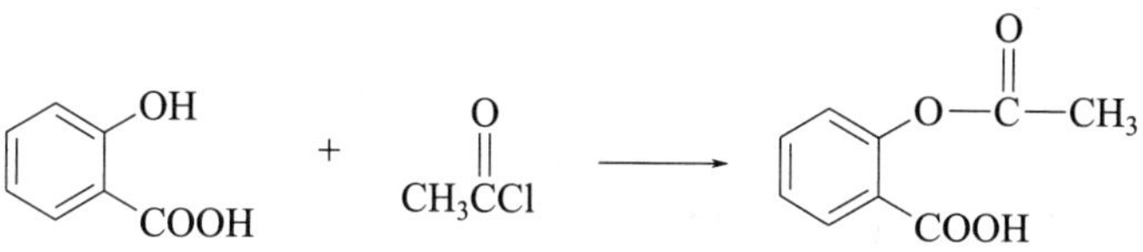

6. 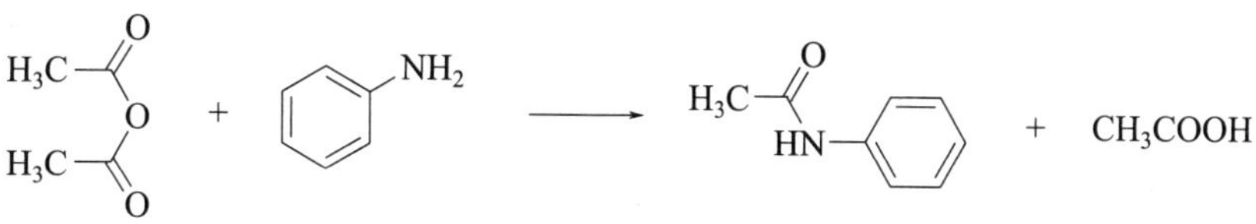

7. 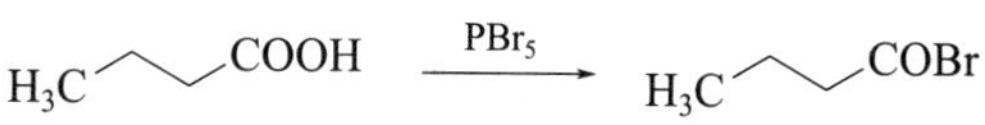

8. 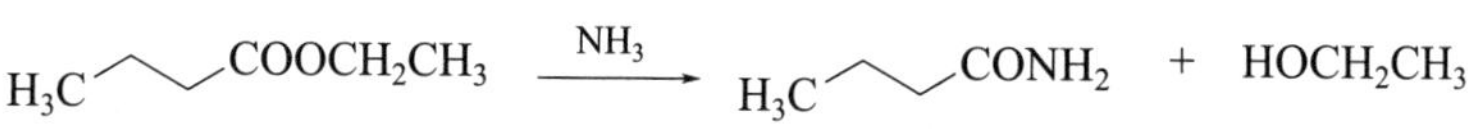

9. 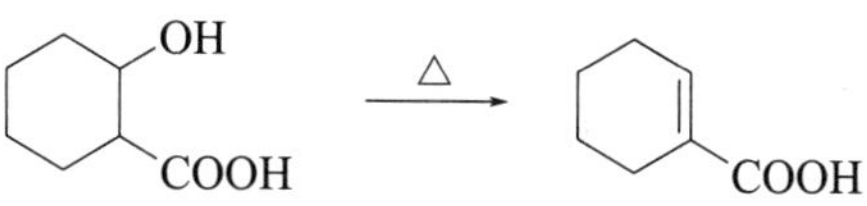

10. 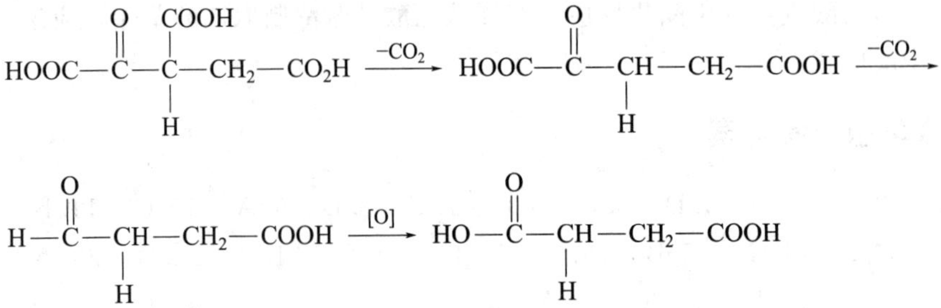

11. 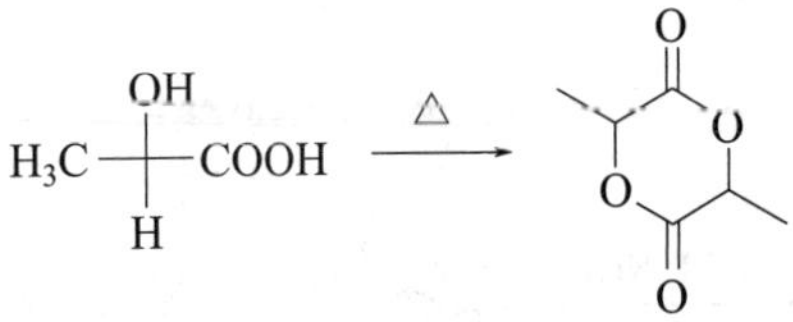

12. 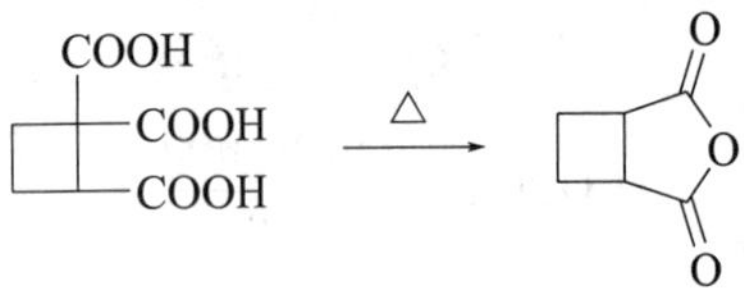

13. 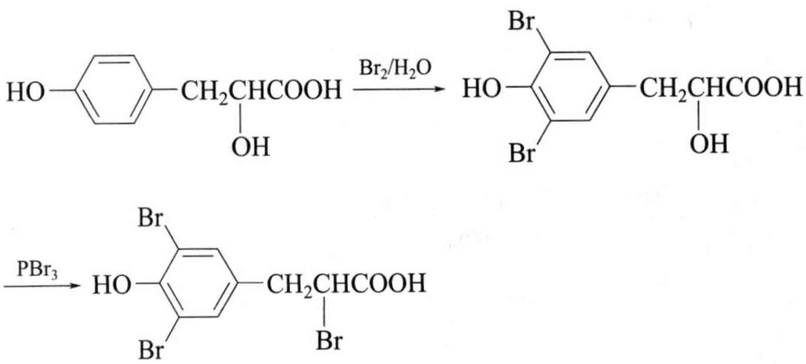

14. 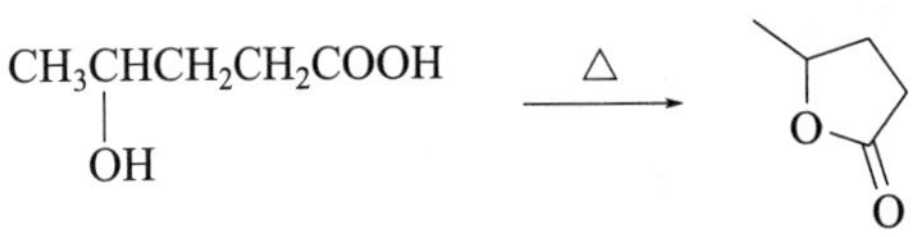

15. 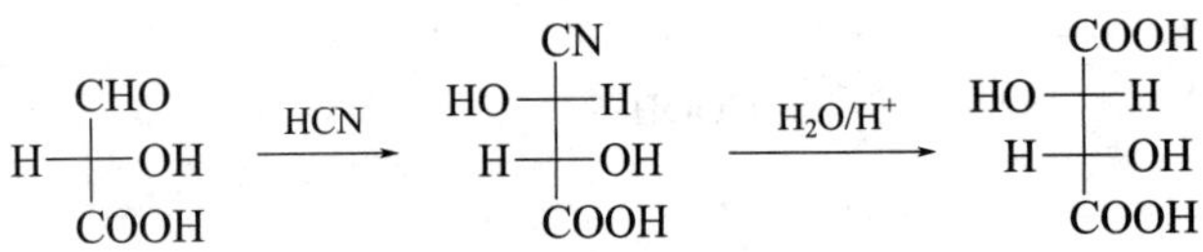

16. 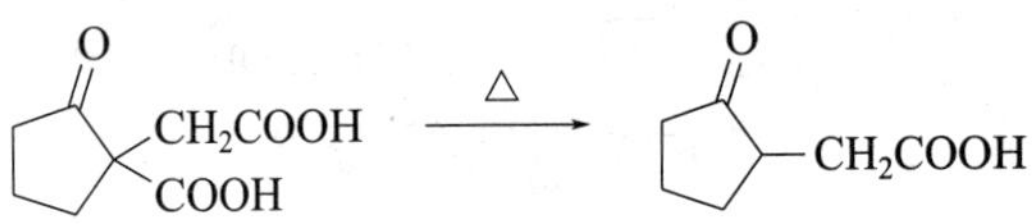

17. 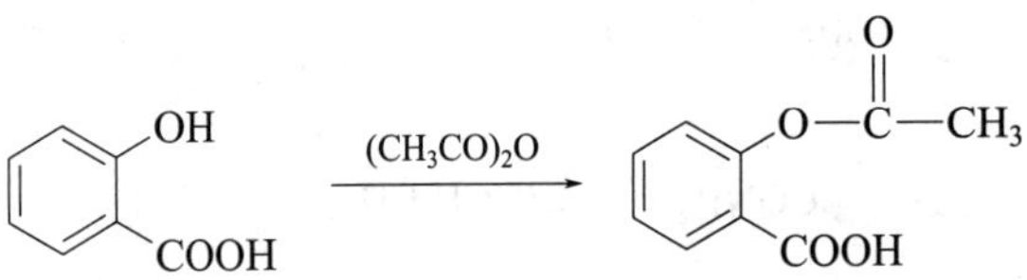

18. 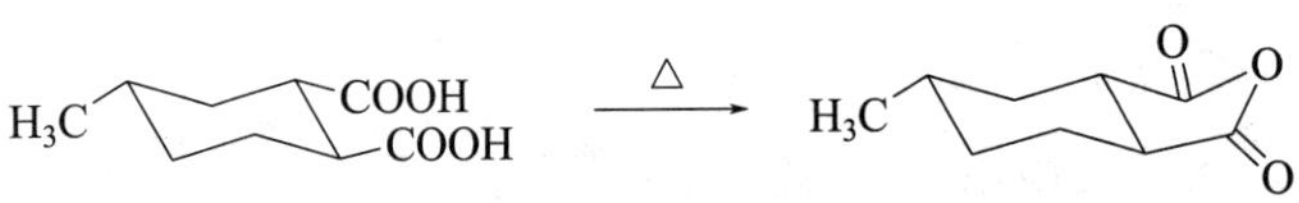

19. 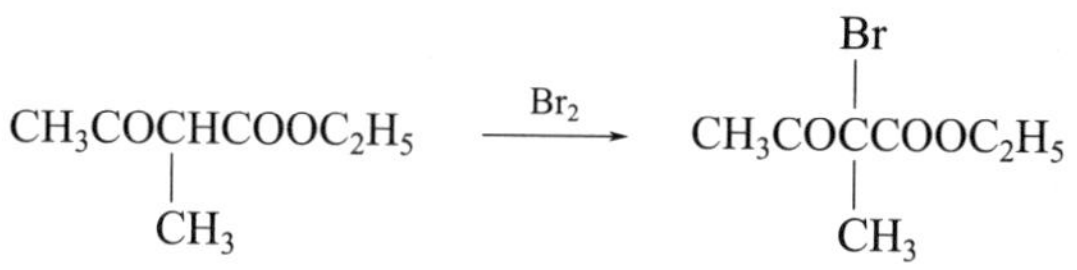

20. 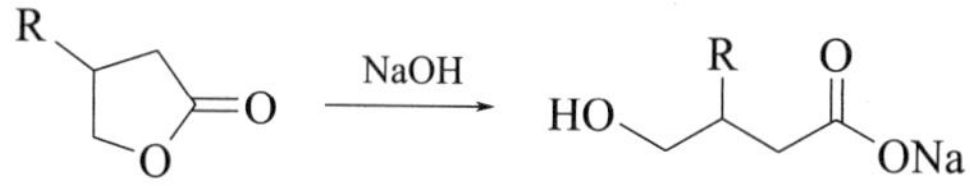

（三）1. 2-溴丁酸>3-溴丁酸>4-溴丁酸

2. 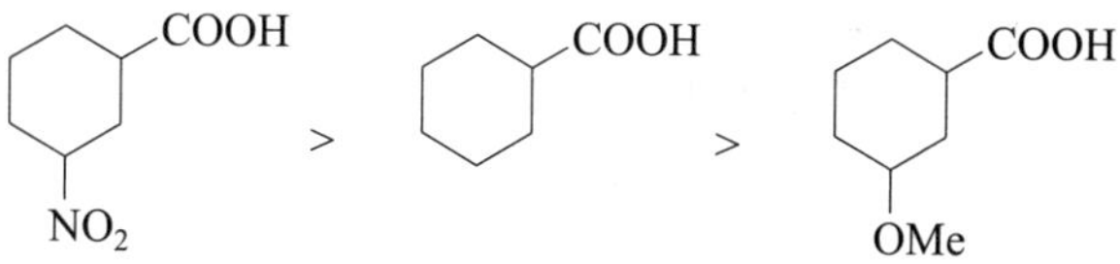

3. $NO_2CH_2COOH > CH_2{=}CHCH_2COOH > (CH_3)_2CHCH_2COOH$

4. $CF_3COOH > HCOOH > C_6H_5OH > C_2H_5OH$

5. 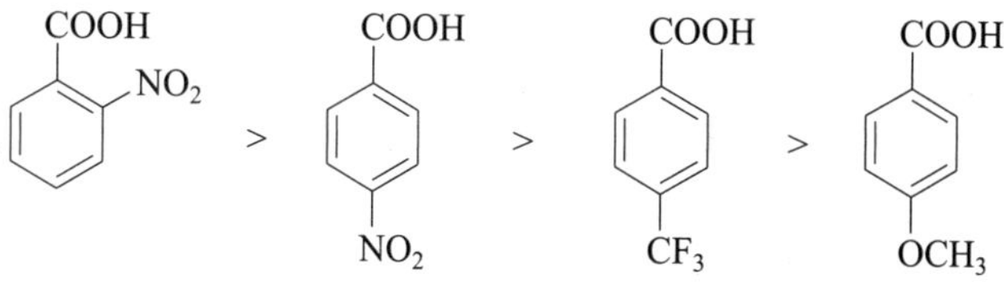

6. $CH_3CHClCOOH > CH_3CH_2COOH > CH_3(CH_2)_2CH_2OH > CH_3(CH_2)_3CH_3$

7. $CCl_3COOH > HOOC{-}COOH > HOOCCH_2COOH > CH_3COOH > C_6H_5OH$

8. 草酸>甲酸>苯甲酸>氯苯乙酸>乙酸>石炭酸

9. 三氟乙酸>三氯乙酸>α-氯丙酸>γ-氯丁酸

10. α-氯苯乙酸>对氯苯乙酸>苯乙酸>对甲基苯乙酸

11. $CH_3CH_2O^- > CH_3COO^-$

12. $CH_3CH_2COO^- > ClCH_2CH_2COO^-$

13. $ClCH_2CH_2COO^- > CH_3CHClCOO^- > FCH_2COO^-$

14. 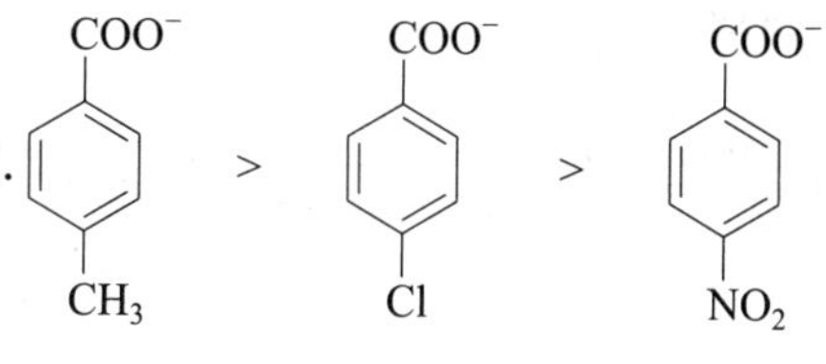

15. 氨>甲醇>水>苯酚>碳酸>2,2-二甲基丙酸>乙酸>甲酸>三氯乙酸

（四）1. 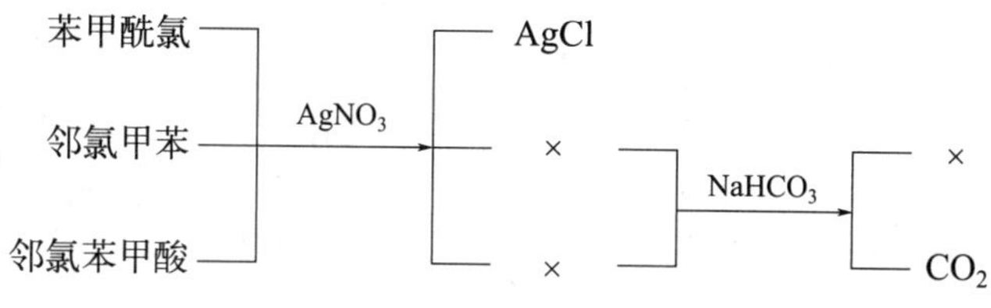

2. 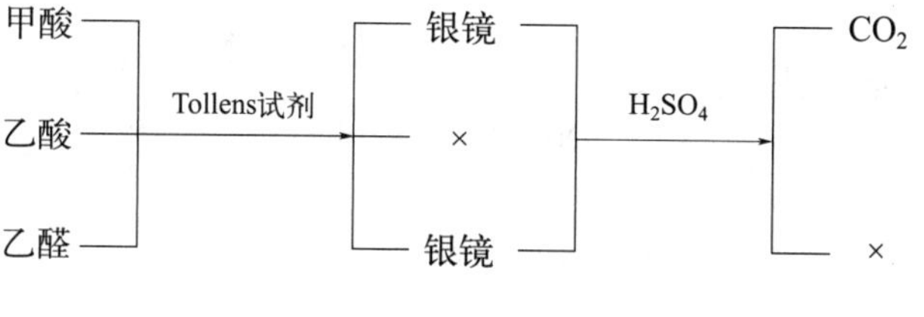

3. 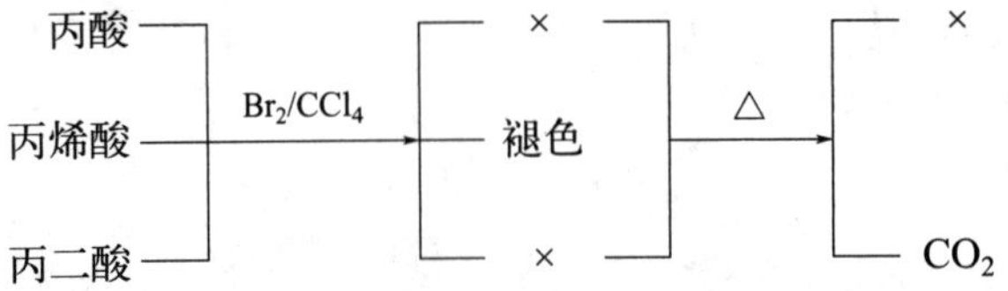

4. 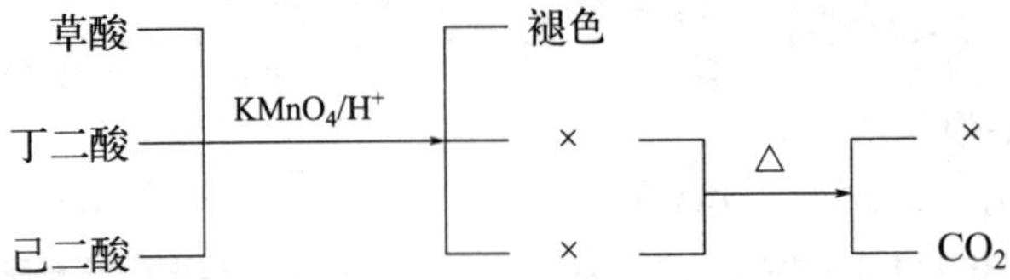

5. 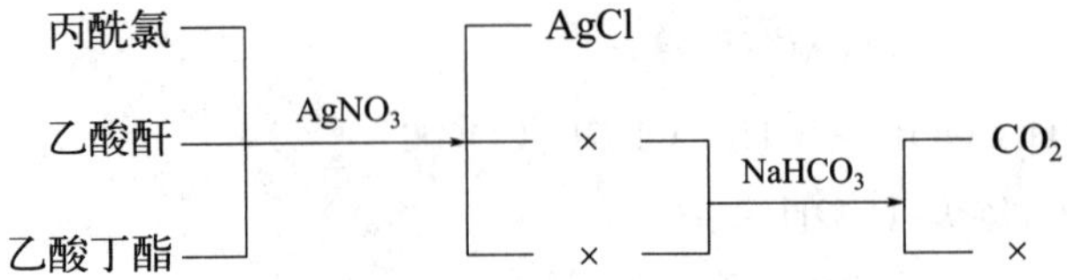

6. 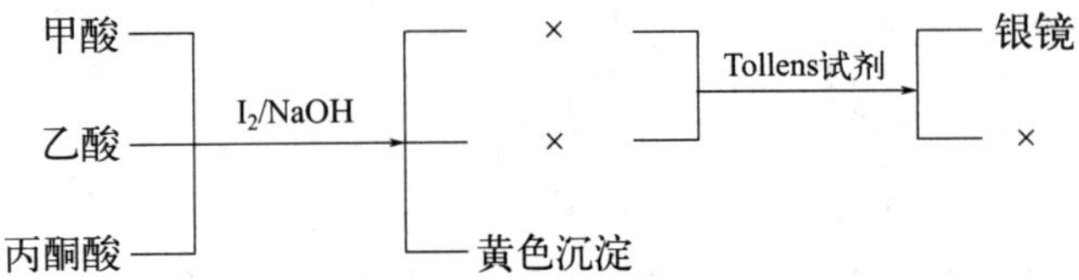

7. 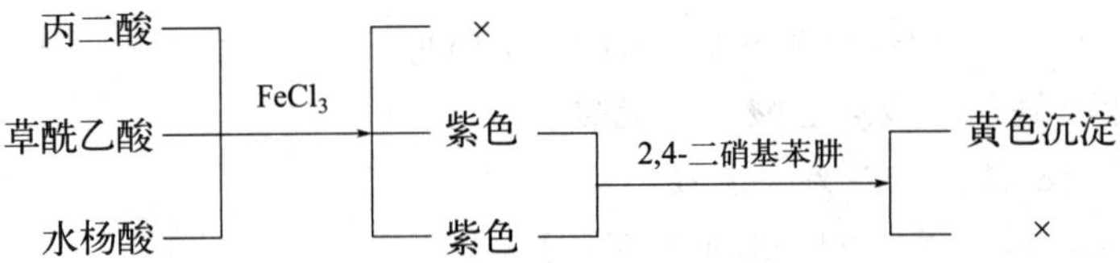

（五）1. 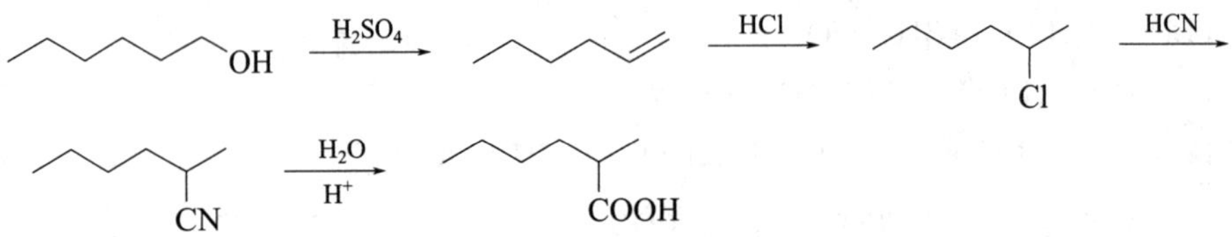

2. 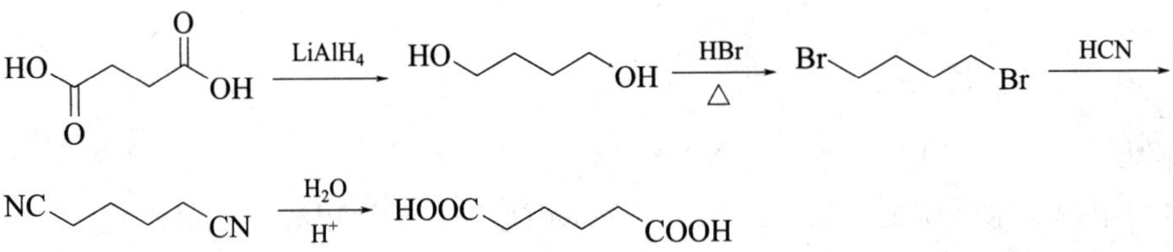

3. 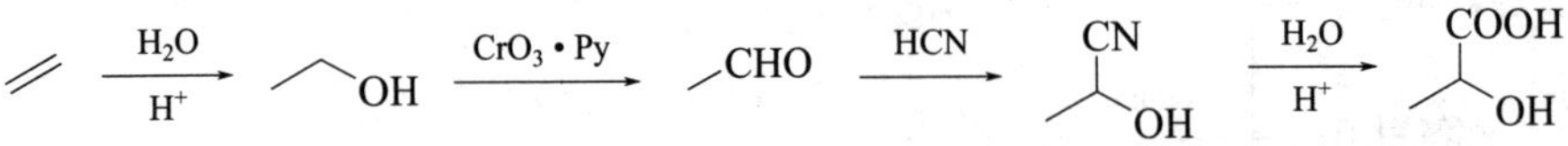

4. 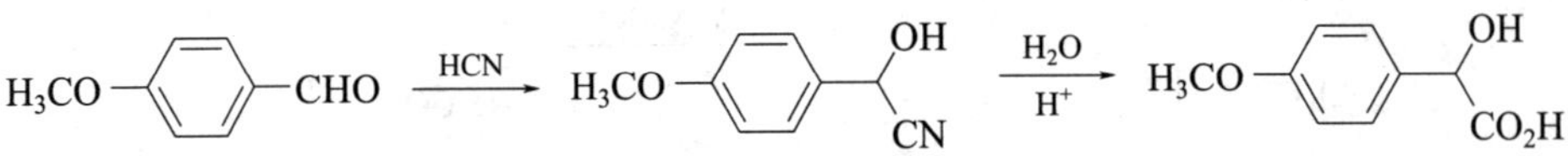

5. 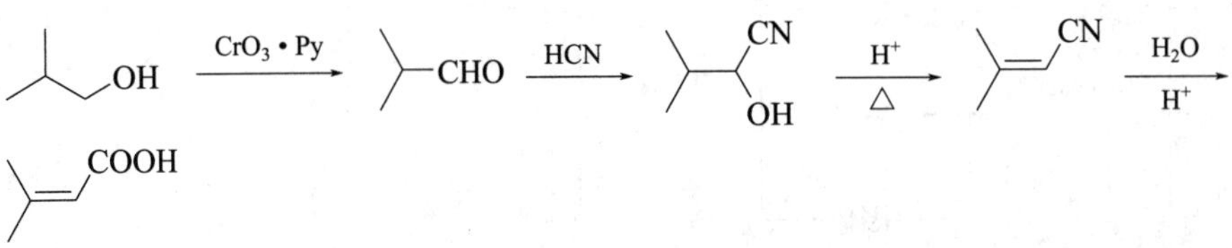

6. 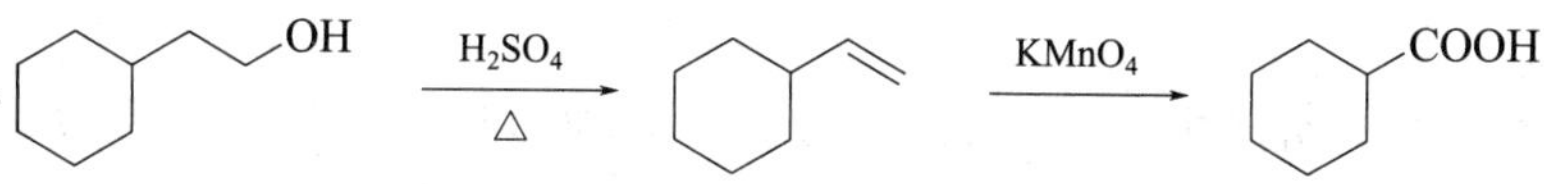

7. 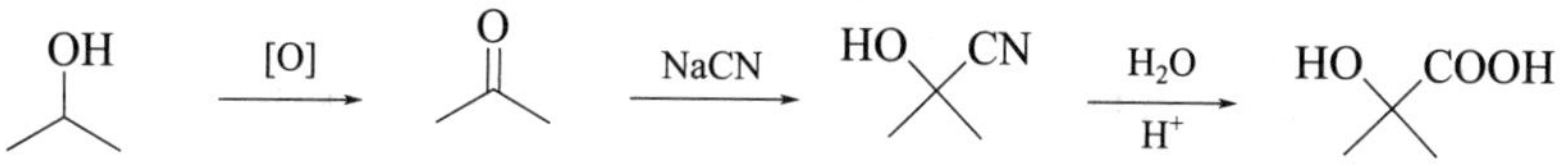

8. 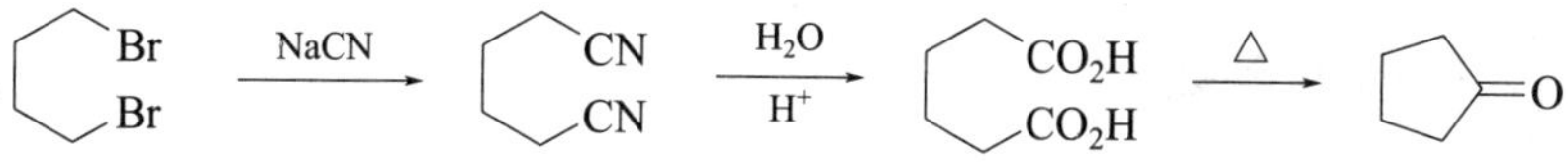

（六）

1. $CH_3CH_2COOCH_2CH_2CH_3$

2. 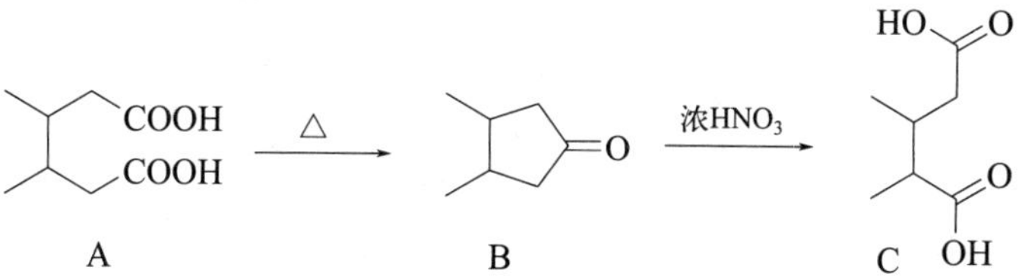

A　　B　　C

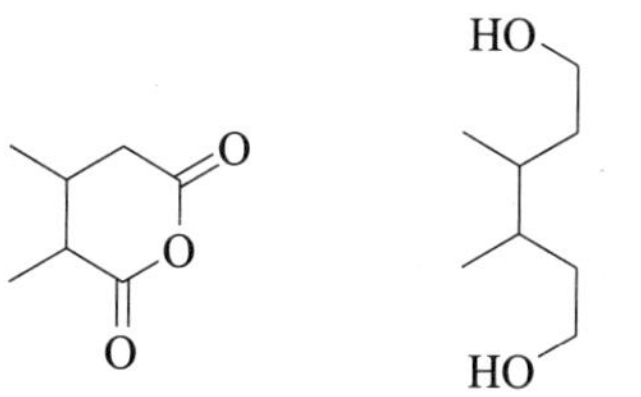

D　　E

3. 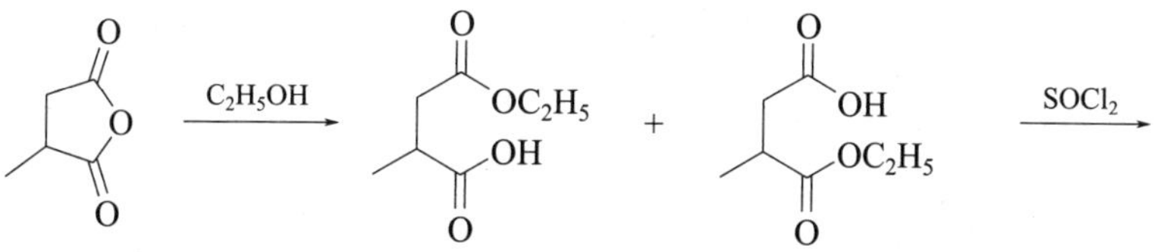

A　　B　　C

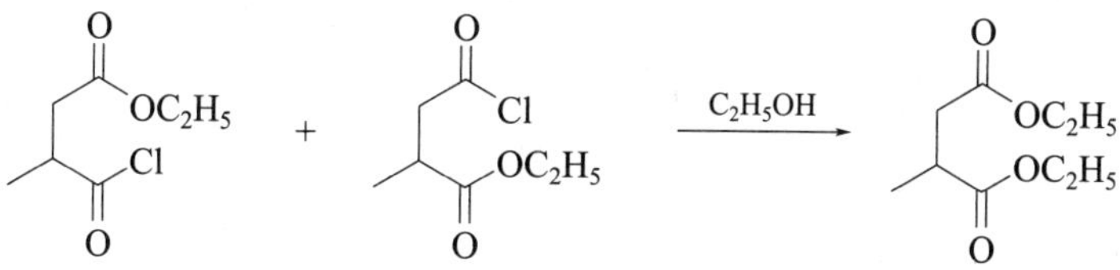

D

4. 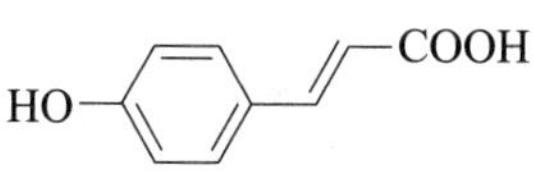

5. 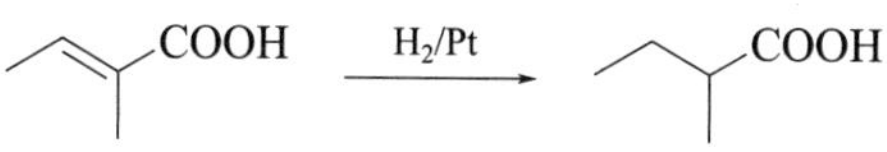

A　　B

6. 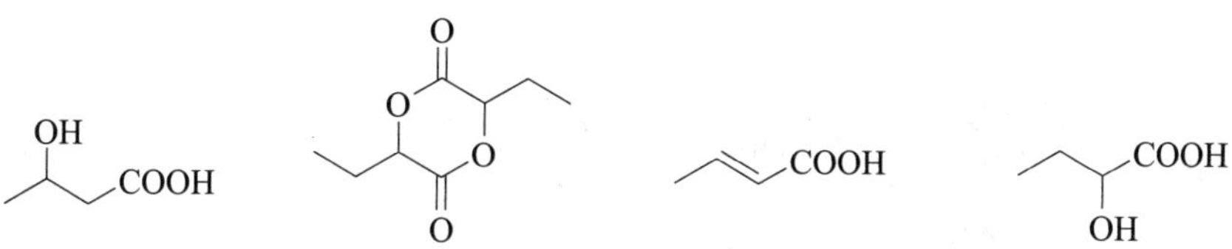

A　　B　　C　　D

（七）

1. 马来酸为顺丁烯二酸，分子中两个羧基空间距离近，加热时易失水生成环状酸酐。

2. 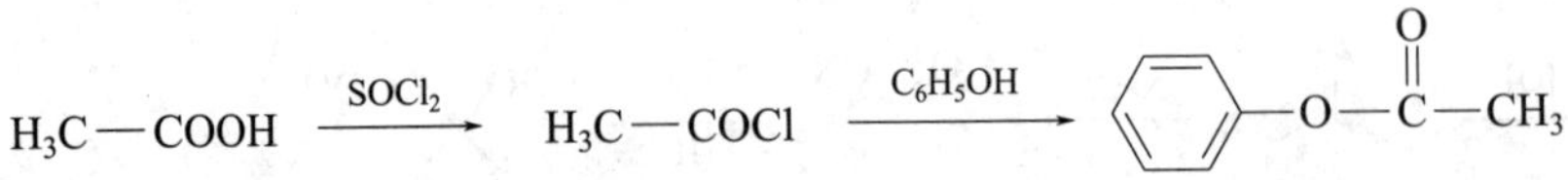

七、教材课后习题参考答案

1.（1）2-氯-5-甲基己二酸（2）丁酸酐　（3）环己基甲酸乙酯

（4）丁二酸酐　（5）丁二酰氯　（6）苯甲酸苄酯

2.（1）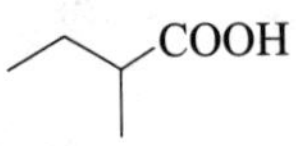　（2）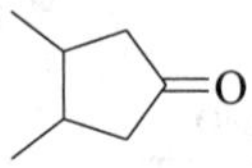　（3）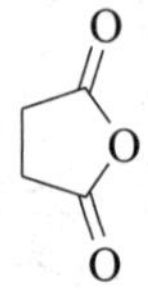　（4）HCOOH

（5）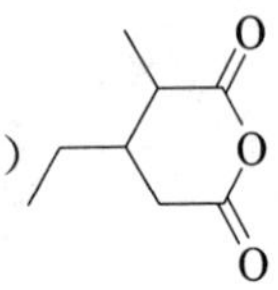　（6）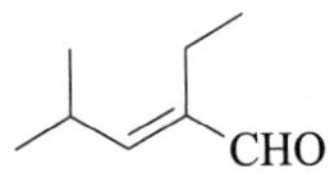　（7）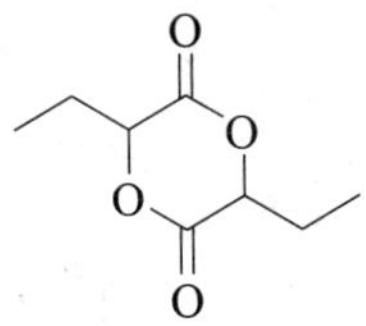

（8）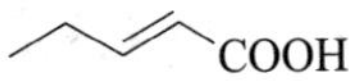　（9）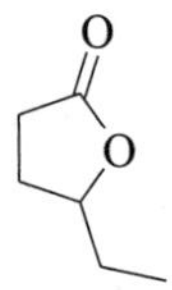　（10）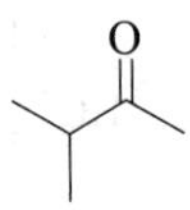

3.（1）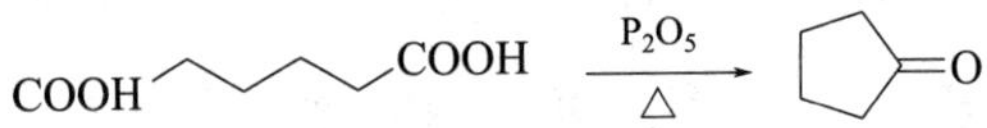

（2）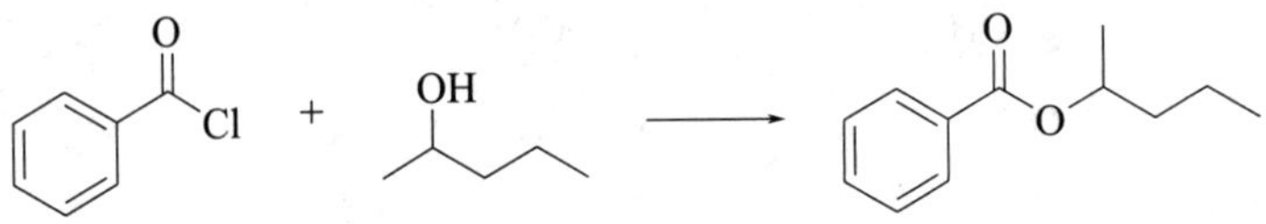

（3）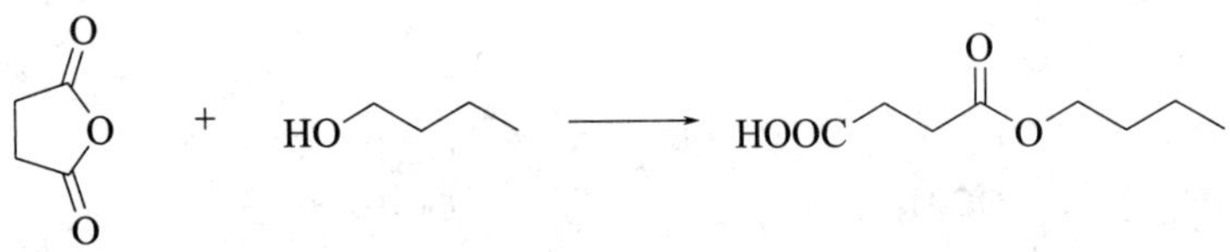

（4）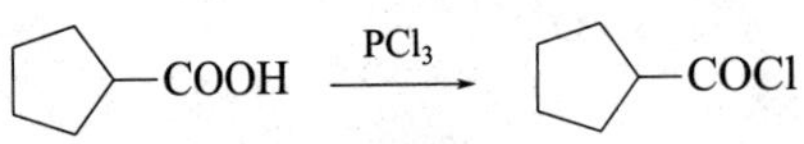

（5）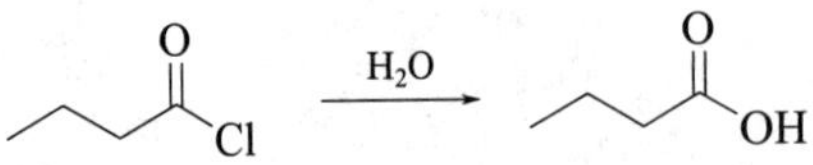

（6）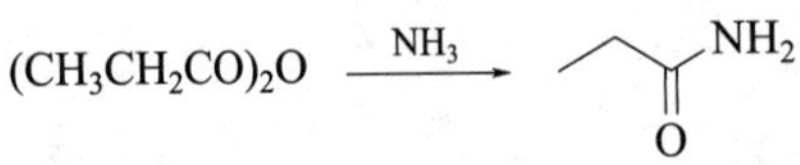

（7）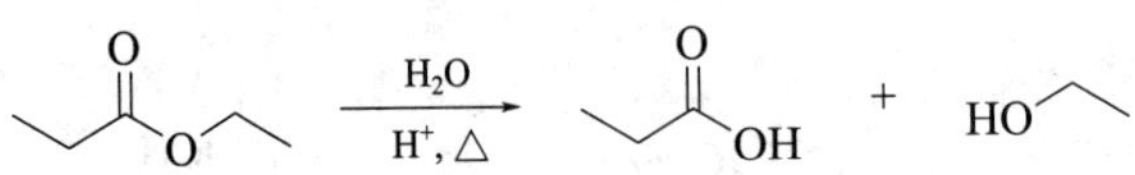

（8）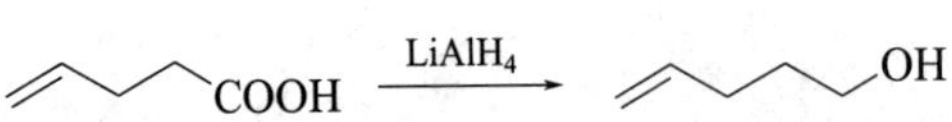

4.（1）2-硝基丁酸>3-硝基丁酸>4-硝基丁酸

（2）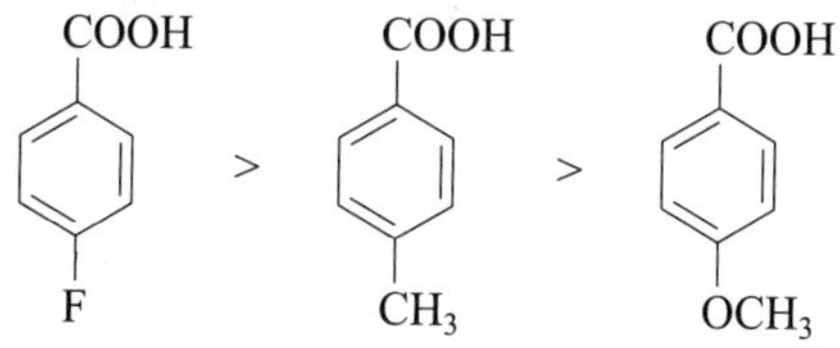

（3）$NCCH_2COOH > CH_2=OHCH_2COOH > (CH_3)_2CHCH_2COOH$

（4）$CF_3COOH > HCOOH > CH_3COOH > C_2H_5OH$

（5）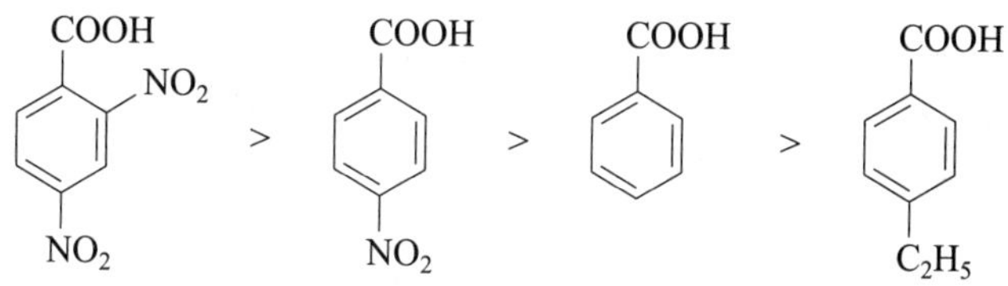

5.

（1）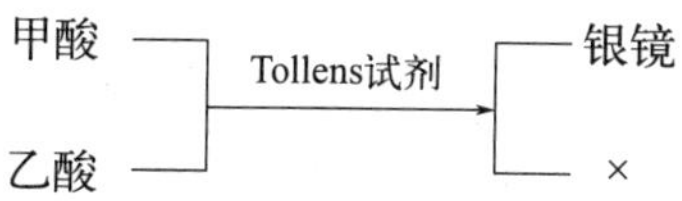

（2）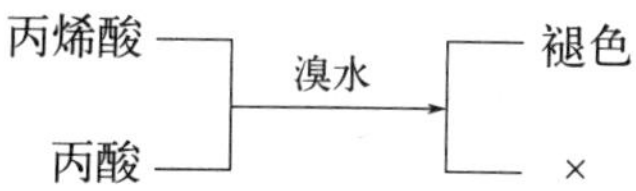

（3）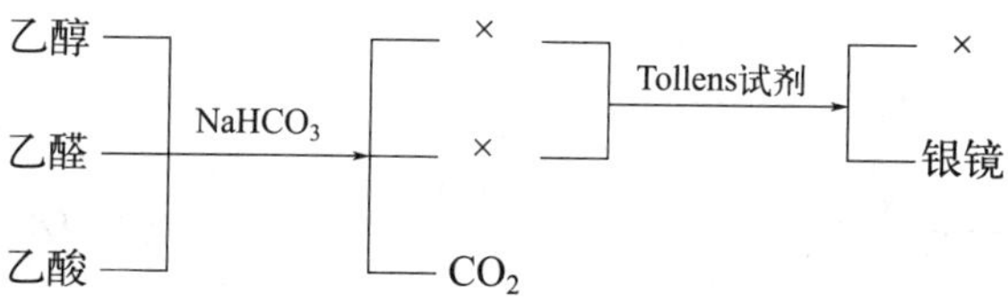

（4）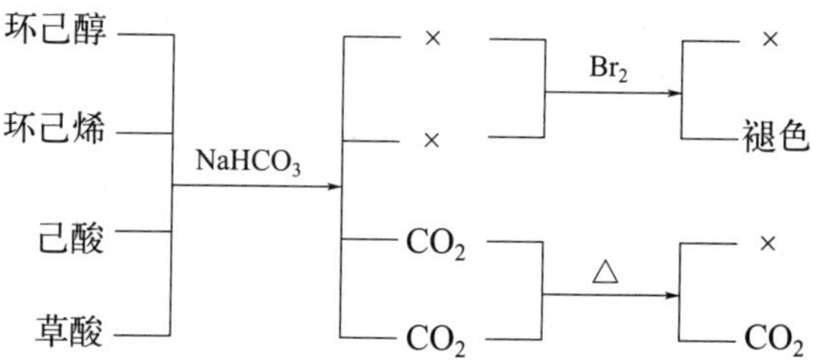

（5）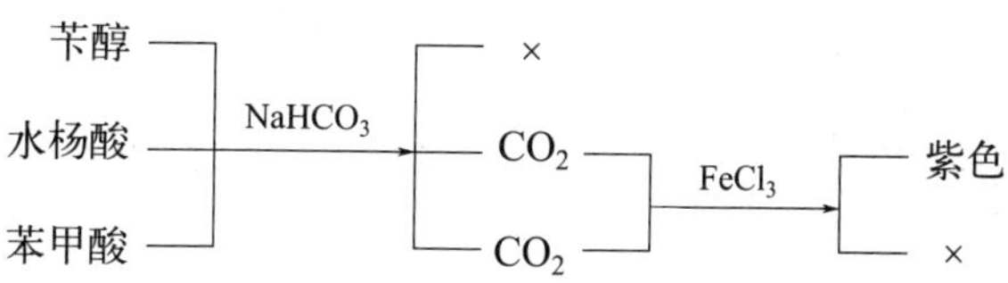

（6）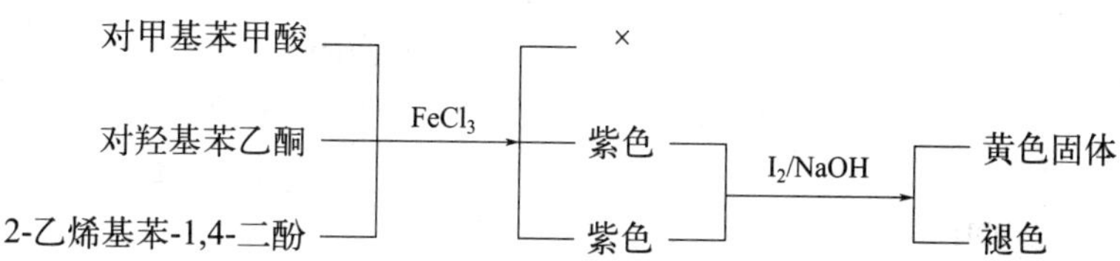

6.（1）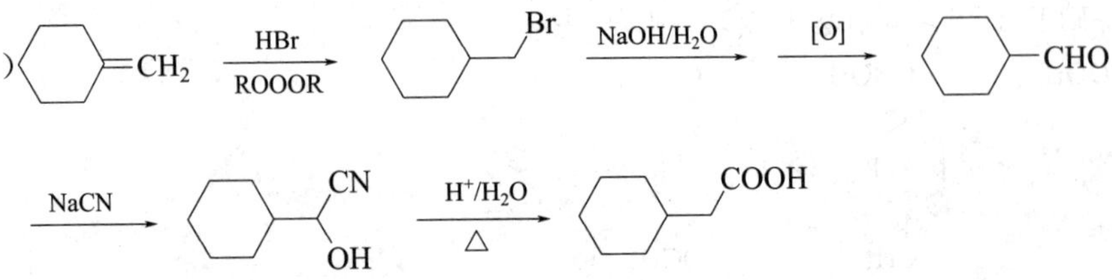

（2）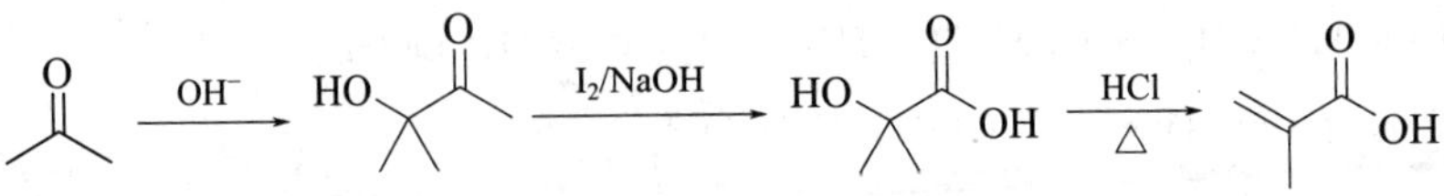

（3）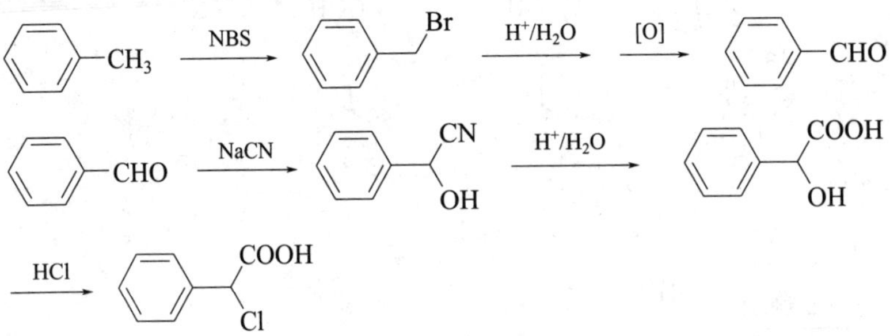

（4）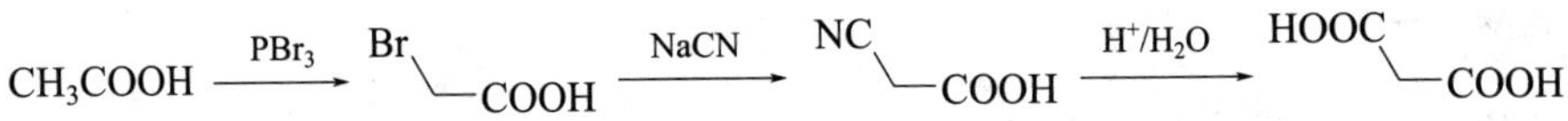

（5）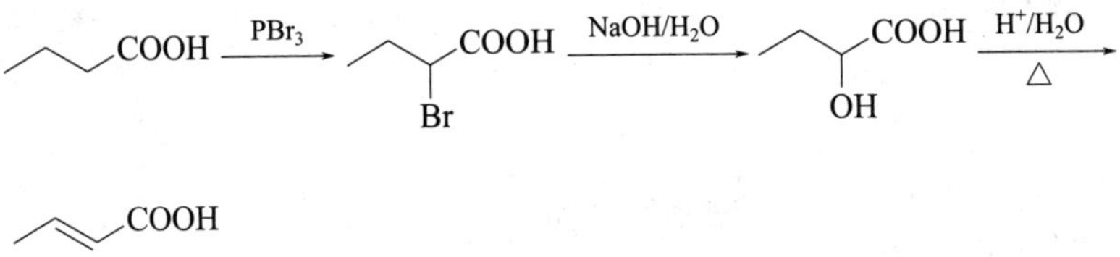

（6）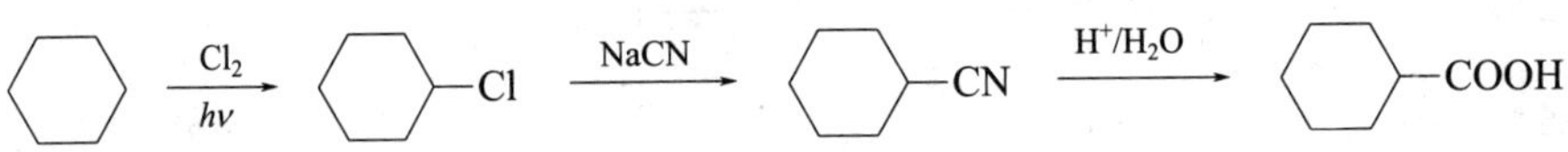

（7）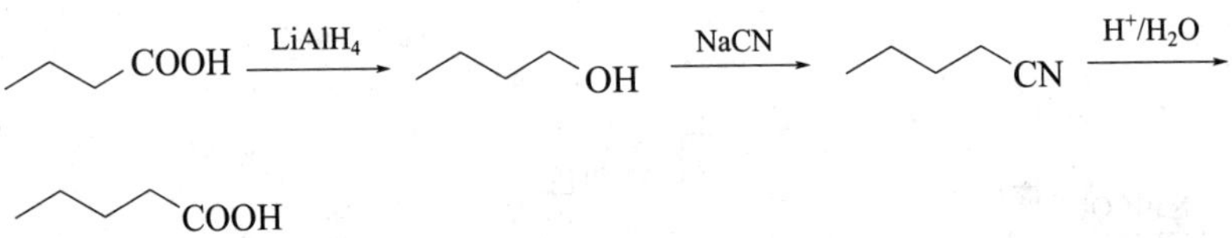

（8）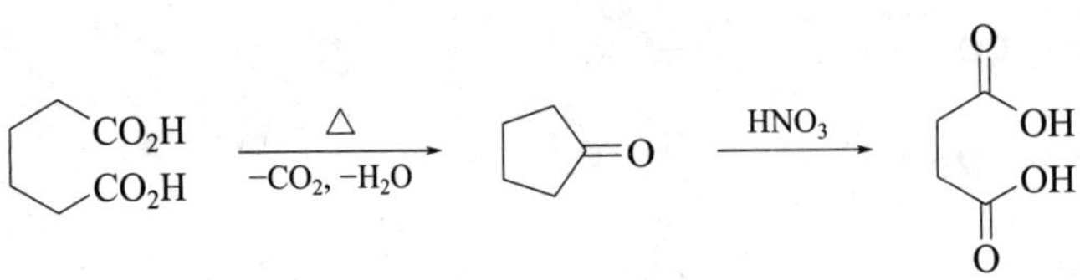

（9）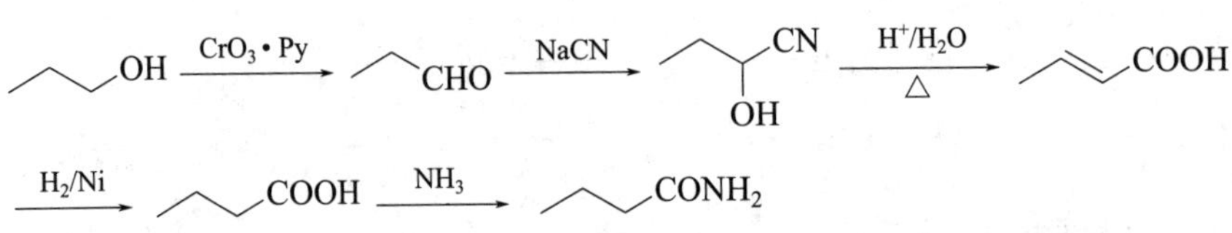

7.（1）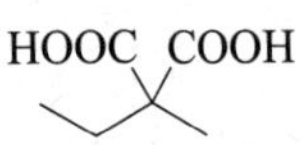

（2）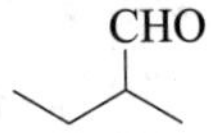

（3）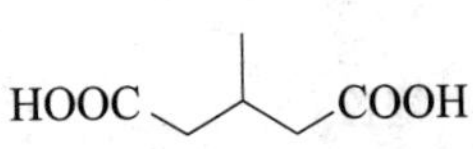

（4）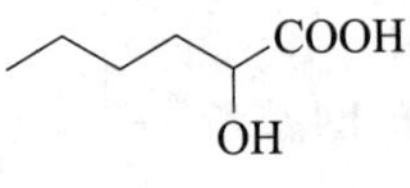

（5）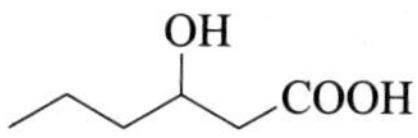　　（6）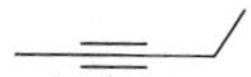

8.（1）、（4）

9. A. 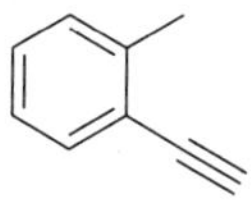　B. 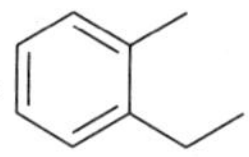　C. 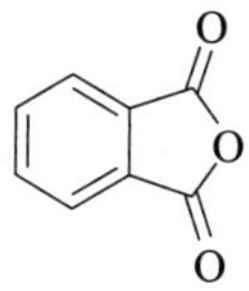

10. 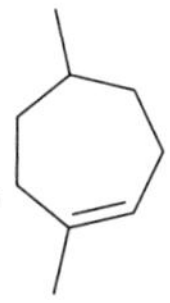 甲　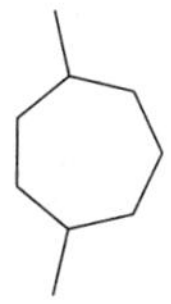 乙　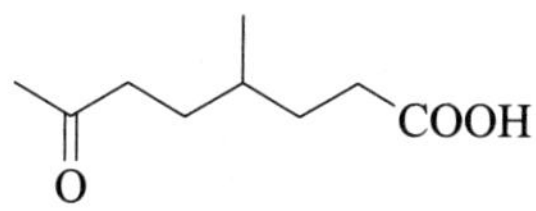 丙　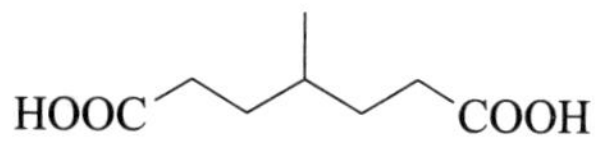 丁

11. 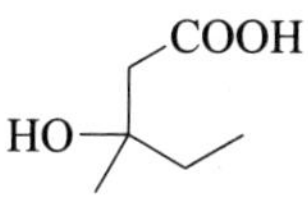 A　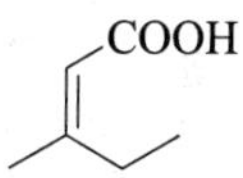 B　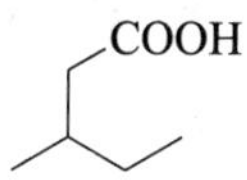 C　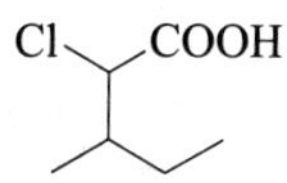 D　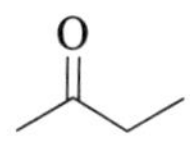 E

12. 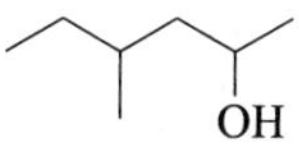 甲　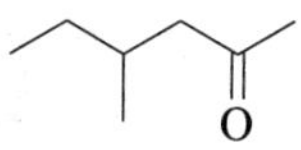 乙　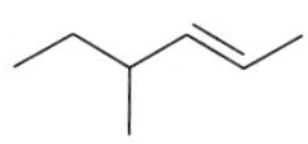 丙

第十章
有机含氮化合物

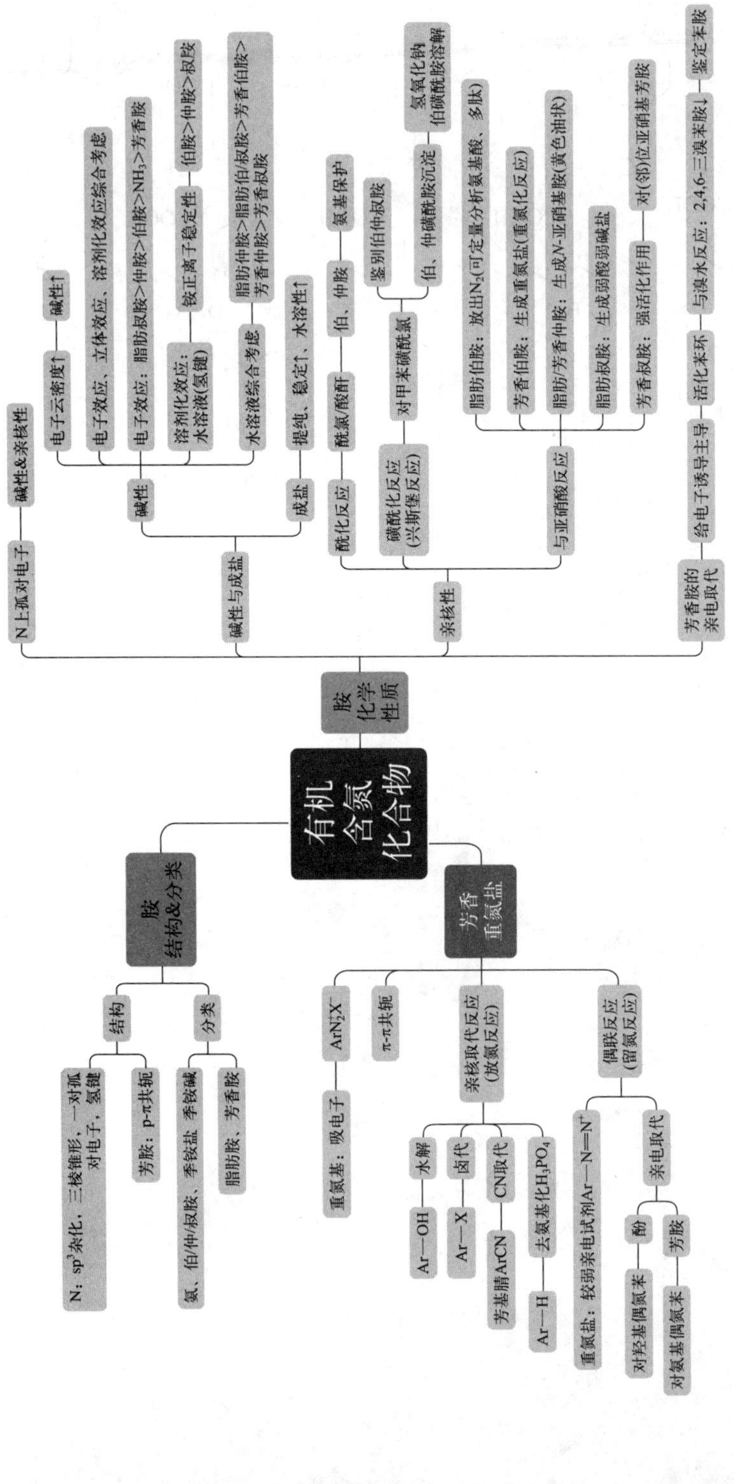

有机含氮化合物
胺化学性质
N上孤对电子
碱性&亲核性
碱性与成盐
碱性
电子云密度↑
碱性↑
电子效应、立体效应、溶剂化效应综合考虑
电子效应：脂肪叔胺＞仲胺＞伯胺＞NH_3＞芳香胺
溶剂化效应：水溶液(氢键)
铵正离子稳定性
伯胺＞仲胺＞叔胺
水溶液综合考虑
脂肪仲胺＞脂肪伯/叔胺＞芳香伯胺＞芳香仲胺＞芳香叔胺
成盐
提纯、稳定↑、水溶性↑
亲核性
酰化反应
酰氯/酸酐
伯、仲胺
氨基保护
磺酰化反应(兴斯堡反应)
对甲苯磺酰氯
鉴别伯仲叔胺
伯、仲磺酰胺沉淀
氢氧化钠伯磺酰胺溶解
与亚硝酸反应
脂肪伯胺：放出N_2(可定量分析氨基酸、多肽)
芳香伯胺：生成重氮盐(重氮化反应)
脂肪/芳香仲胺：生成N-亚硝基胺(黄色油状)
脂肪叔胺：生成弱酸弱碱盐
芳香叔胺：强活化作用
对(邻)位亚硝基芳胺
芳香胺的亲电取代
给电子诱导主导
活化苯环
与溴水反应：2,4,6-三溴苯胺↓
鉴定苯胺
胺结构&分类
结构
N：sp^3杂化，三棱锥形，一对孤对电子，氢键
芳胺：p-π共轭
分类
氨、伯/仲/叔胺、季铵盐、季铵碱
脂肪胺、芳香胺
芳香重氮盐
$ArN_2^+X^-$
重氮基：吸电子
π-π共轭
亲核取代反应(放氮反应)
水解
Ar—OH
卤代
Ar—X
CN取代
芳基腈ArCN
去氨基化H_3PO_4
Ar—H
偶联反应(留氮反应)
重氮盐：较弱亲电试剂Ar—N≡N$^+$
亲电取代
酚
对羟基偶氮苯
芳胺
对氨基偶氮苯

一、学习要求

1. 区别胺的结构与分类；
2. 阐述胺的命名；
3. 概述胺的物理性质；
4. 归纳胺的化学性质，并能正确应用胺的化学性质解决化合物合成问题；
5. 解释胺的结构对其碱性的影响因素；
6. 识别重要的重氮和偶氮化合物；
7. 识别芳香重氮盐的制备和结构特点；
8. 灵活应用芳香重氮盐的化学性质合成有机化合物。

二、内容精讲

（一）胺

1. 结构、分类和命名

胺是指氨分子中氢原子被烃基取代而生成的一系列化合物。胺的结构与氨相似，氮原子以三个 sp^3 杂化轨道与氢原子或碳原子形成三个 σ 键，氮原子上未共用电子对占据了另一个 sp^3 杂化轨道，形成棱锥形结构。根据氮原子上所连接的烃基数目，可分为伯、仲、叔(或一级、二级、三级)胺。无机铵盐或氢氧化铵分子中，铵离子的四个氢原子被烃基取代后的化合物，称为季铵盐或季铵碱。

根据氮原子所连烃基的种类，分为脂肪胺和芳香胺。氨基与脂肪烃基相连的是脂肪胺，与芳香环直接相连的叫芳香胺或简称芳胺。

简单胺的命名一般以胺为母体，把连于 N 上烃基的数目和名称写在“胺”字的前面；若芳香胺的 N 连有脂肪烃基，命名时常以芳香胺为母体，在脂肪烃基名称前标上“N”，表示此烃基直接连接在 N 上。复杂胺的命名则以烃为母体，氨基作为取代基。季铵盐、季铵碱和胺的盐类的命名类似无机铵类化合物。命名时注意正确区分“氨”“胺”“铵”。

2. 物理性质

芳香胺是无色高沸点的液体或低熔点的固体，有特殊气味，毒性较大，联苯胺、萘胺等具有致癌作用，使用时应注意做好防护。同分异构体的伯、仲、叔胺其沸点依次降低；伯胺、仲胺分子沸点较分子量相近的烷烃高些，叔胺则与烃相似。低级胺都有较好的水溶性，随着分子量的增加，其水溶性迅速降低。含六个碳以上的胺难溶或不溶于水。

3. 化学性质

胺的化学性质主要取决于氮原子上的未共用电子对。当它提供未共用电子对给质子或路易斯酸时，胺显碱性；作为亲核试剂时，能与酰卤、酸酐、苯磺酰氯、对甲苯磺酰氯等发生酰化、磺酰化反应，还能和亚硝酸反应。另外，苯胺中氮的未共用电子对所在的 sp^3 杂化轨道含较多的 p 成分，与相邻的碳的 p 轨道虽不平行，但共平面，有相当程度的共轭作用，致使氮的电子云密度降低，而苯环的电子云密度则升高，增强了苯环的亲电取代反应的活性。

（1）碱性

① 脂肪胺的碱性都大于氨；烷基相同时，仲胺碱性最强，伯胺和叔胺次之。

② 苯胺的碱性较氨弱得多。芳香胺氮原子上所连的苯环越多，共轭程度越大，位阻也

越大，碱性就越弱，因此碱性强弱顺序：氨＞苯胺＞二苯胺＞三苯胺；氮上的氢若被给电子的烷基取代，碱性略有增强，但还属芳香胺范畴，远弱于脂肪胺。

③ 季铵碱($R_4N^+OH^-$)是典型的离子化合物，类似于氢氧化钠和氢氧化钾，呈强碱性。

综上所述，碱性顺序通常为季铵碱＞脂肪胺＞氨＞芳香胺。

(2) 酰化反应

伯胺和仲胺的氮原子作为亲核中心，还可以与酰卤、酸酐等发生亲核取代反应，该反应称为酰化反应。在反应中氨基上的氢被酰基取代，生成*N*-取代酰胺。叔胺氮上没有氢原子，故无此反应。

(3) 磺酰化反应

伯胺和仲胺的氮原子作为亲核中心，还可以与苯磺酰氯、对甲苯磺酰氯发生亲核取代反应，该反应称为磺酰化反应。叔胺氮上没有氢原子，故无此反应。

(4) 与亚硝酸反应

胺可与亚硝酸反应，不仅伯、仲、叔胺的反应结果各异，而且脂肪胺与芳香胺也不相同。

脂肪族伯胺与亚硝酸反应定量放出氮气，生成取代、消除和重排产物。芳香族伯胺与亚硝酸在过量的强酸中低温反应生成重氮盐，该反应称作重氮化反应。利用此反应可区别芳香伯胺与脂肪伯胺，因为脂肪族伯胺即使在0℃时也会放出氮气。

脂肪族仲胺和芳香族仲胺与亚硝酸反应后生成*N*-亚硝基胺，不放出氮气。*N*-亚硝基胺一般为黄色油状液体或固体，比较稳定。*N*-亚硝基胺的毒性很强，具有致癌性。脂肪族亚硝基胺与稀酸共热时会分解为原来的胺。利用此反应可分离或提纯脂肪族仲胺。

脂肪族叔胺因氮上无氢，只能形成不稳定的水溶性亚硝酸盐，用碱处理后，又得到原来的脂肪族叔胺。芳香族叔胺与亚硝酸作用不生成盐，而是在芳环上引入亚硝基，生成对亚硝基芳香叔胺；对位有取代基团时，亚硝基进入邻位。

由于上述反应现象各异，故可用亚硝酸来鉴别伯、仲、叔胺。

(5) 芳香胺苯环上的亲电取代反应

芳香胺的氨基是较强的邻对位定位基，易使苯环上的邻、对位易发生亲电取代反应。例如，加溴水于苯胺溶液中会立即生成白色的2,4,6-三溴苯胺沉淀。该反应可用于苯胺的定性和定量测定。当氨基被酰化时，氨基的活性降低，反应可以停留在生成一溴化物或一氯化物的阶段。

4. 制备

可通过硝基化合物的还原、腈的还原(催化加氢或用$LiAlH_4$)等方法制备。

(二) 重氮化合物和偶氮化合物

1. 结构

重氮化合物和偶氮化合物都含有—N═N—原子团。重氮化合物中的—N═N—基只有一端和烃基相连，另一端与非碳原子相连或不与其他的原子或原子团相连。而偶氮化合物中—N═N—基的两端都和烃基相连，通式用R—N═N—R表示，—N═N—叫作偶氮基。

2. 化学性质

重氮盐具有盐的性质，易溶于水，不溶于有机溶剂；其化学性质很活泼，归纳起来有如下两类：放氮反应和偶联反应。

（1）放氮反应

重氮基被其他原子或原子团取代，并同时放出氮气的一类反应，这些取代的原子和原子团主要有卤原子、氰基、硝基、羟基和氢等。

（2）偶联反应

重氮盐在低温下与酚或芳胺类在弱酸性、中性或弱碱性条件下进行缩合，形成带颜色的偶氮化合物，这类反应称为偶联反应。

由于重氮阳离子是较弱的亲电试剂，所以只能与环上电子云密度较高的酚或芳香胺发生偶合反应。反应一般发生在羟基或氨基的对位；如果对位已有取代基，则在邻位反应；如果对位和邻位都有取代基，则不发生反应。

三、重点难点

重点：胺的化学性质；芳香重氮盐的化学性质。

难点：胺的碱性；芳香重氮盐的化学性质。

四、典型例题解析

【例 1】下列化合物碱性大小如何排列？

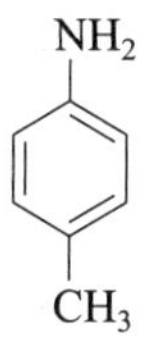
（1）

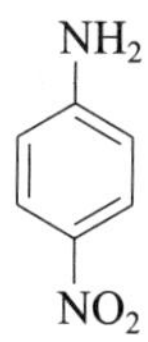
（2）

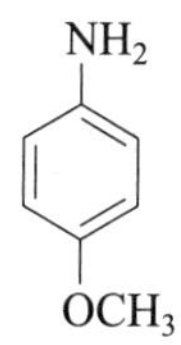
（3）

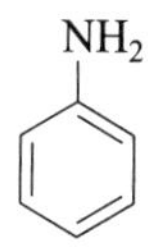
（4）

解：(3)＞(1)＞(4)＞(2)

(1)与(3)的两个取代基均为给电子基团，能够增加氨基氮原子上的电子云密度，使碱性大于苯胺(4)，其中—OCH_3 给电子能力大于—CH_3，而(2)中硝基为吸电子基团，能够降低氨基氮原子上的电子云密度，使碱性小于苯胺(4)。

【例 2】完成下列反应式。

（1）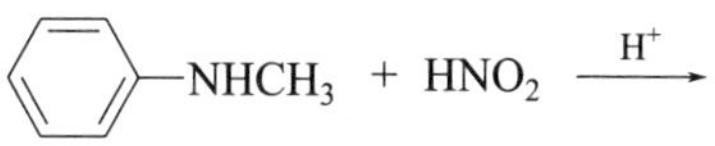

（2）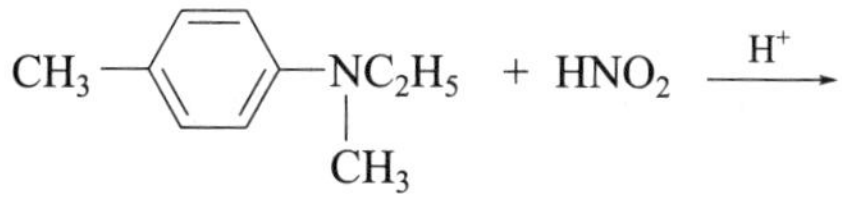

(3)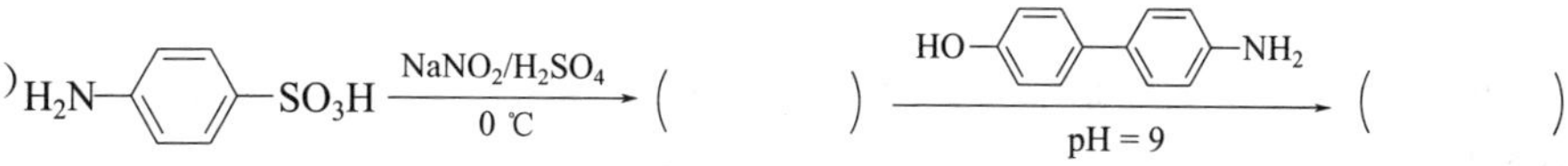

解：

（1）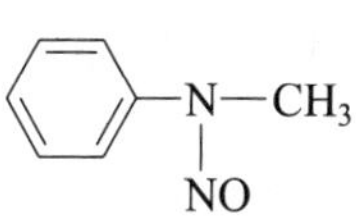。芳香族仲胺与亚硝酸反应，发生氮上亚硝化，生成 *N*-亚硝基化合物。

（2）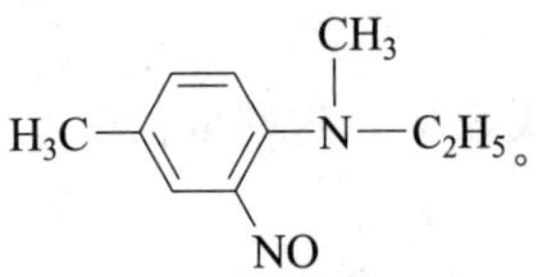。芳香族叔胺与亚硝酸反应，由于二烷基氨基具有强活化作用（第一类定位基），使芳环易于发生亲电取代反应，由于对位被甲基占据，故亚硝基取代在邻位。

（3）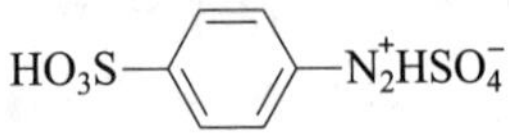，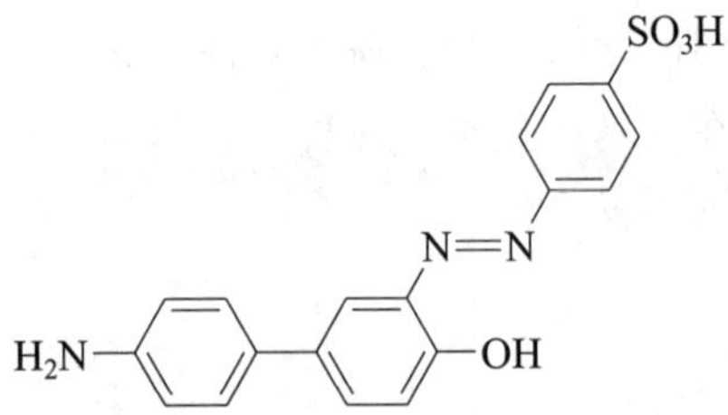

芳香族伯胺与亚硝酸发生重氮化反应，低温条件下生成重氮盐；在 pH＝9 弱碱性条件下，重氮盐与酚类化合物发生偶联反应，偶联通常在羟基或氨基的对位，本题中由于酚羟基对位被占据，因此反应发生在酚羟基的邻位。

【例 3】用化学方法鉴别苯胺、苯酚、甲苯和苯甲酸，并说明鉴别过程。

解：

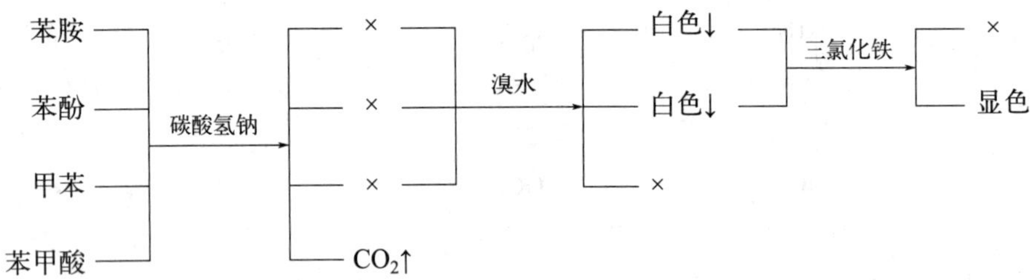

首先分析这四个化合物的类别，分别为芳香胺、酚类化合物、芳香烃和羧酸四类不同化合物，因此可通过各类化合物的典型反应进行鉴别。先通过碳酸氢钠鉴别苯甲酸，反应放出 CO_2 气体，其他三者无明显现象。随后选择溴水，苯胺和苯酚都能生成白色沉淀，而甲苯不反应。最后利用三氯化铁与苯酚的显色反应鉴别出苯酚，而苯胺无明显现象。

五、综合习题

1. 选择题

（1）下列化合物中碱性最强的是（　　）。

A. 甲胺　　B. 氨　　C. 二甲胺　　D. 三甲胺

（2）下列化合物中碱性最强的是（　　）。

A. 对甲苯胺　　B. 苄胺　　C. 2，4-二硝基苯胺　　D. 氨

（3）下列化合物在低温下与亚硝酸反应生成重氮盐的是（　　）。

A. 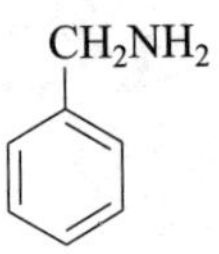　　B. 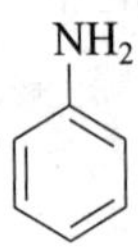　　C. 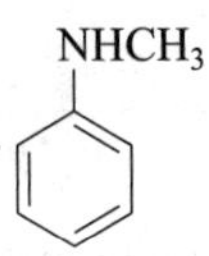　　D. 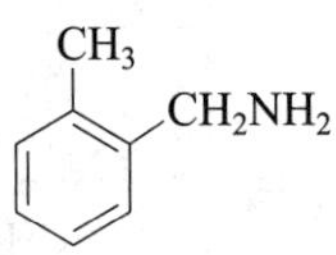

（4）不与重氮盐生成偶氮化合物的是（　　）。

A. 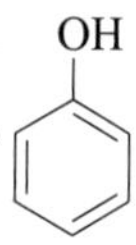 B. 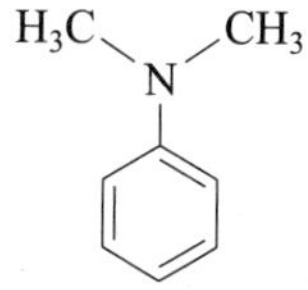 C. 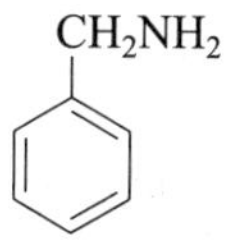 D. 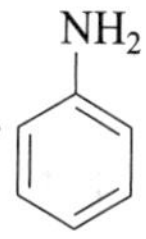

（5）与亚硝酸反应放出氮气的是（　　）。

A. 二乙胺　　B. 苯甲酰胺

C. *N*,*N*-二甲基苯胺　　D. *N*-甲基苯胺

（6）由溴化重氮苯制备溴苯所需试剂为（　　）。

A. PBr_3　　B. HBr　　C. CuBr　　D. Br_2

（7）下列化合物属于季铵盐的是（　　）。

A. 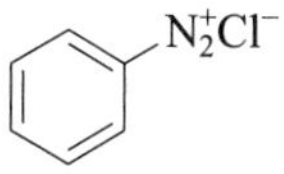　　B. 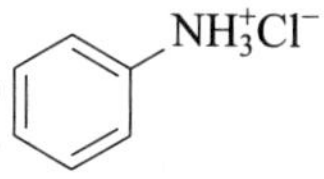

C. 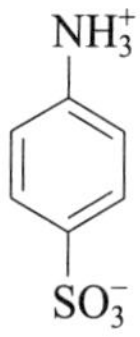　　D. 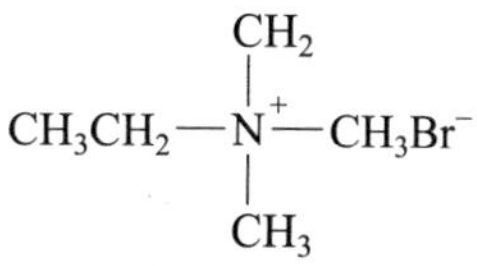

2. 写出下列化合物的构造式。

（1）间甲基苯胺　（2）三乙胺　（3）*N*,*N*-二甲基对氯苯胺

（4）苄胺　（5）偶氮苯　（6）溴化四乙铵

3. 命名下列化合物。

（1）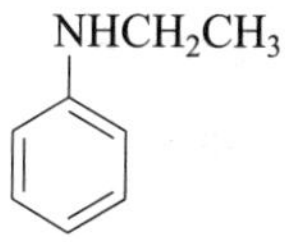　（2）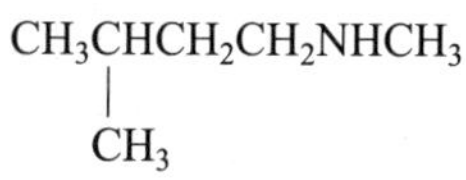　（3）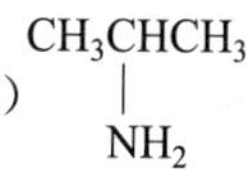

（4）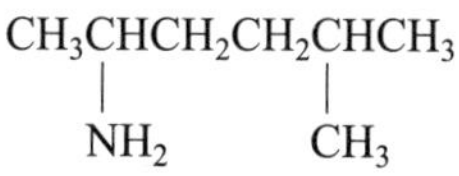　（5）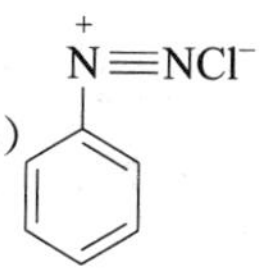

4. 写出分子式为 $C_4H_{11}N$ 的同分异构体并将其按伯、仲、叔分类。

5. 完成下列反应。

（1）$CH_3CH_2NHCH_2CH_3 + HNO_2 \longrightarrow$

（2）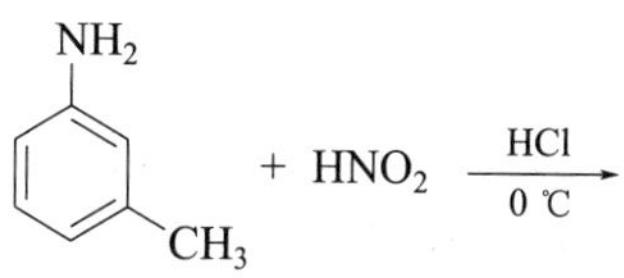

（3）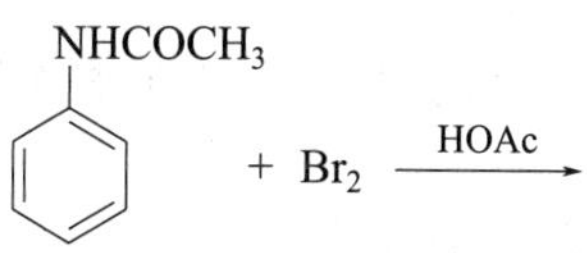

（4）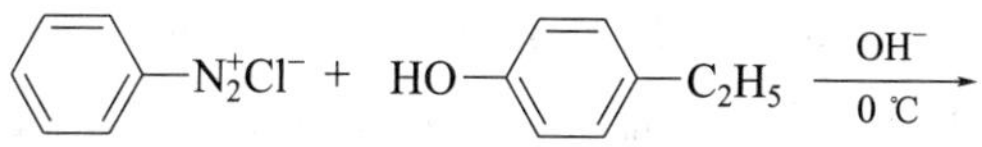

(5) 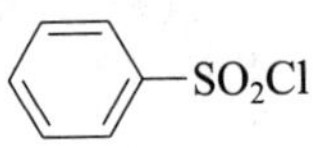 + $CH_3CH_2NH_2$ ⟶

6. 把下列化合物按其在水溶液中的碱性强弱排列成序。

(1) 氨，甲胺，二甲胺，三甲胺，四甲基氢氧化铵

(2) 苯胺，对硝基苯胺，间硝基苯胺

(3) 苯胺，对硝基苯胺，对甲氧基苯胺，对甲基苯胺

(4) 苯胺，乙酰苯胺，邻苯二甲酰亚胺，对甲基苯胺

7. 写出下列化合物与亚硝酸钠的盐溶液反应生成的主产物。

(1) $CH_3CH_2CH_2NH_2$　　(2) $(CH_3)_2NH$

(3) $(CH_3CH_2)_3N$　　(4) $(CH_3CH_2)_4N^+Cl^-$

(5) 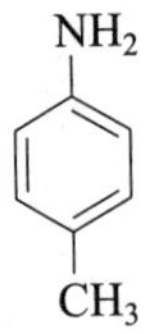　　(6) 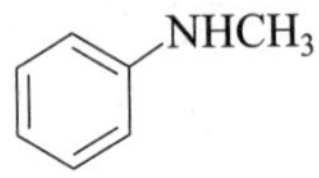　　(7) 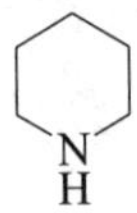

(8) $C_6H_5N(CH_3)_2$　　(9) 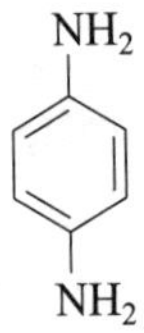

8. 写出对甲基氯化重氮苯与下列试剂作用后生成的产物。

(1) H_3PO_2　　(2) KI　　(3) CuBr，HBr

(4) HBF_4，加热　　(5) CuCl，HCl　　(6) C_6H_5OH(弱碱性溶液)

(7) $C_6H_5NH_2$　　(8) 对甲基苯酚　　(9) *N*,*N*-二甲基苯胺

9. 写出乙酸酐与下列胺反应生成的产物。

(1) $CH_3CH_2CH_2CH_2NH_2$　　(2) $C_6H_5N(CH_3)_2$

(3) 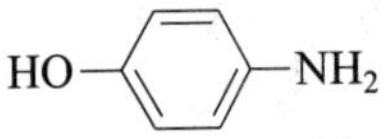

10. 以指定原料合成指定的化合物。

(1) 由乙烯合成丙胺　　(2) 由苄醇合成苯乙胺

(3) 由苯合成1,3,5-三溴苯　　(4) 由甲苯合成对氨基苯甲酸

(5) 由苯胺合成对氨基苯乙酮　　(6) 由苯胺合成对二苯胺

11. 推导结构。

(1) 某化合物A的分子式为C_6H_6NCl，其盐酸盐与亚硝酸作用生成B($C_6H_4N_2Cl_2$)，B经加热后生成的产物能在弱碱中与B反应生成邻羟基氯代偶氮苯。试写出A、B的构造式。

(2) 某化合物A，分子式$C_8H_{11}N$，具有旋光性，能溶于稀盐酸，与亚硝酸作用时放出氮气，试写出A的构造式。

(3) 化合物A分子式为$C_5H_{13}N$，有光学活性，溶于过量的盐酸中，与HNO_2作用得无色液体B，分子式为$C_5H_{12}O$，也具有光学活性，用高锰酸钾氧化B时，得分子式为$C_5H_{10}O$的C，无光学活性，C与I_2-NaOH试剂作用后能得到含甲基侧链的羧酸盐。试推测

A、B、C 三个化合物的结构。

六、综合习题参考答案

1.（1）C　（2）B　（3）B　（4）C　（5）B　（6）C　（7）D

2.（1）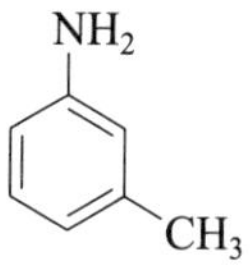　（2）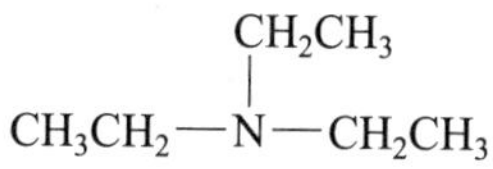

（3）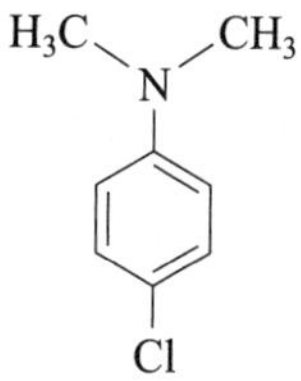　（4）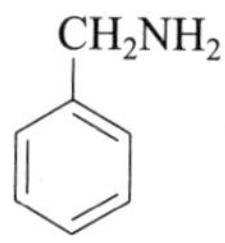

（5）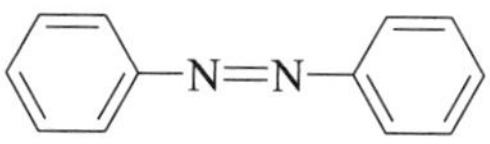　（6）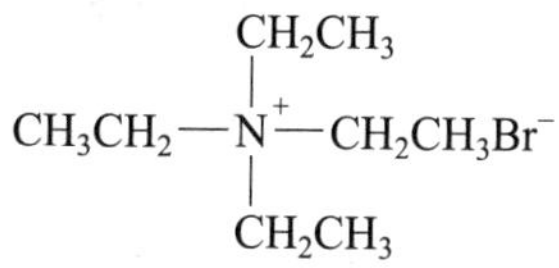

3.（1）N-乙基苯胺　（2）N,3-二甲基丁-1-胺　（3）异丙胺(丙-2-胺)
（4）5-甲基己-2-胺　（5）氯化重氮苯

4. 伯胺　$CH_3CH_2CH_2CH_2NH_2$　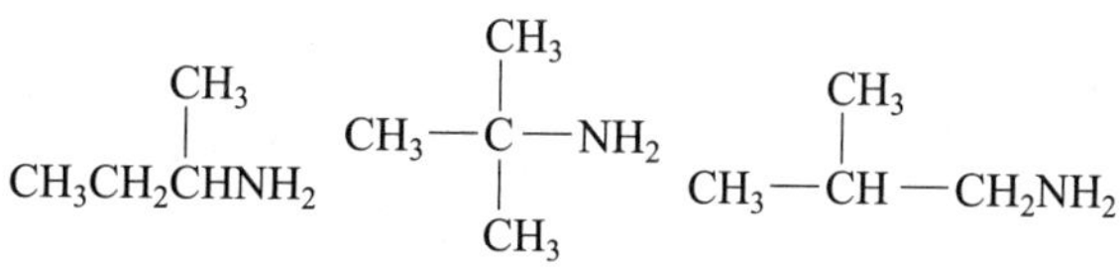

仲胺　$CH_3CH_2CH_2NHCH_3$　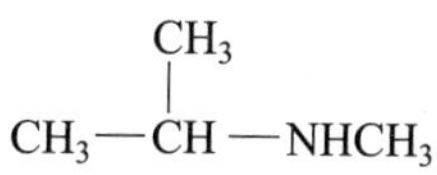　$CH_3CH_2NHCH_2CH_3$

叔胺　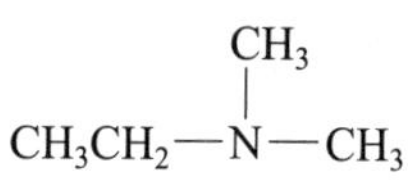

5.（1）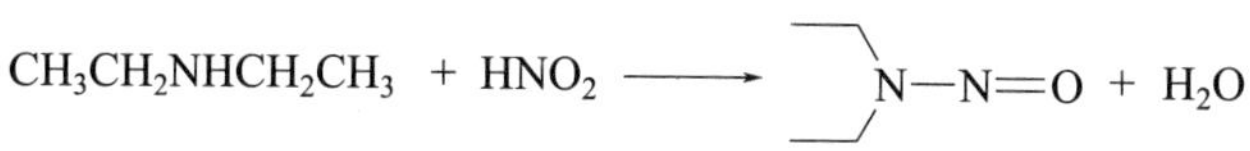

（2）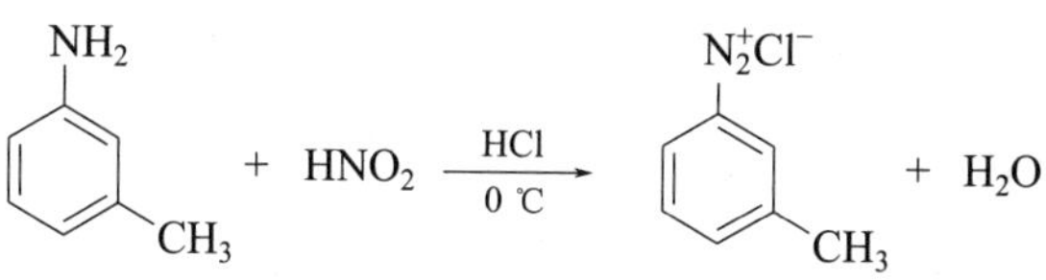

（3）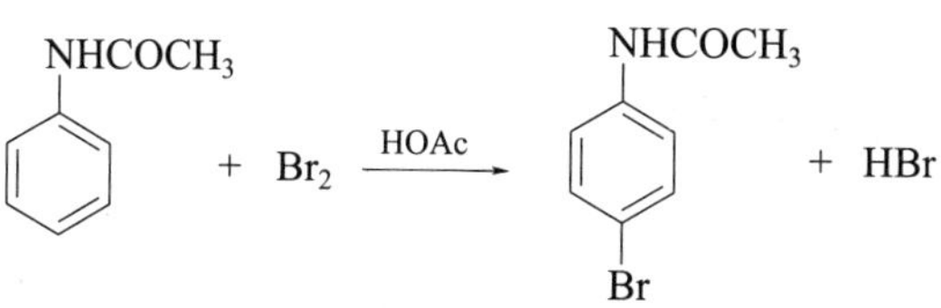

（4）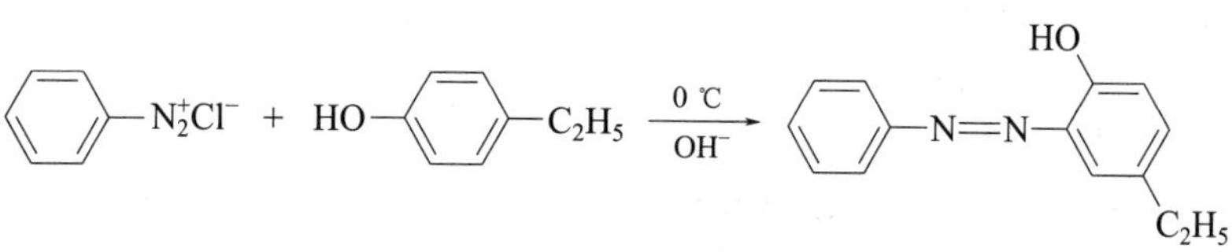

（5）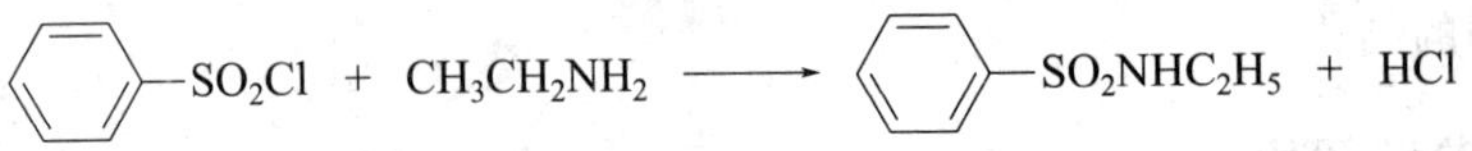

6.（1）四甲基氢氧化铵＞二甲胺＞甲胺＞三甲胺＞氨

（2）苯胺＞间硝基苯胺＞对硝基苯胺

（3）对甲氧基苯胺＞对甲基苯胺＞苯胺＞对硝基苯胺

（4）对甲基苯胺＞苯胺＞乙酰苯胺＞邻苯二甲酰亚胺

7.（1）$CH_2{=}CH-CH_3$　$CH_3CH_2CH_2Cl$　$CH_3-CH(Cl)-CH_3$

$CH_3CH_2CH_2OH$　$CH_3-CH(OH)-CH_3$

（2）$CH_3-N(CH_3)-N{=}O$　（3）$CH_3CH_2N(CH_2CH_3)CH_2CH_3 \cdot HCl$　（4）不反应

（5）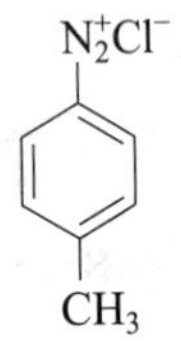　（6）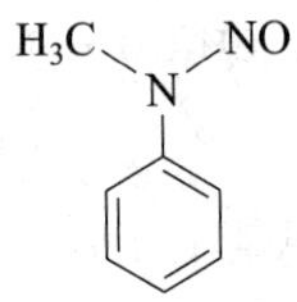　（7）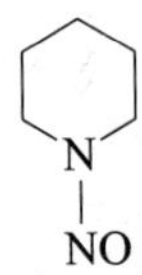

（8）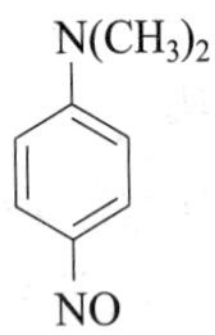　（9）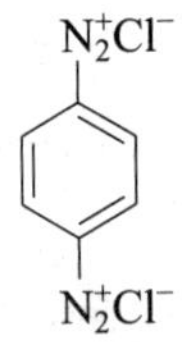

8.（1）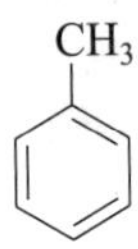　（2）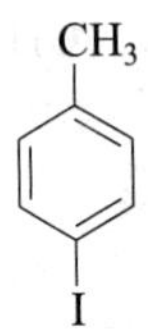　（3）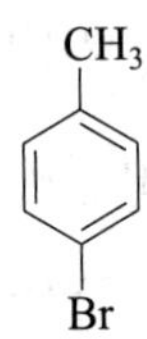

（4）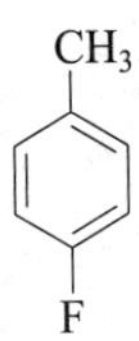　（5）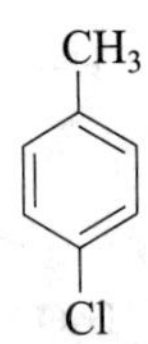

（6）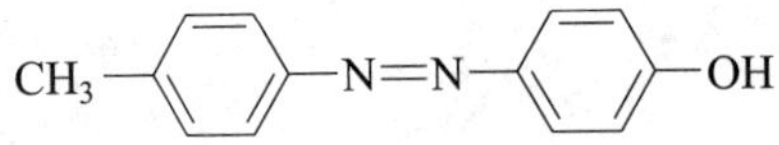

（7）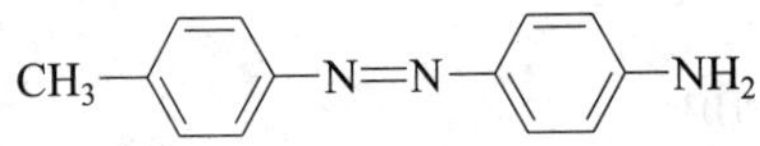

（8）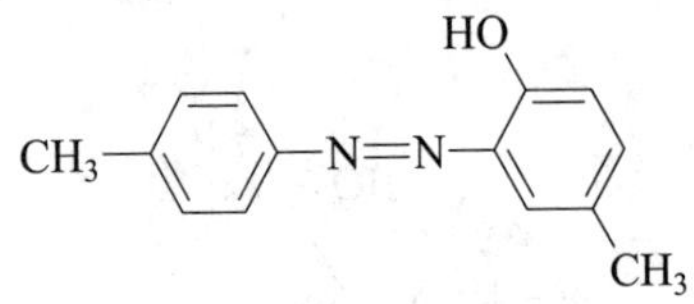

（9）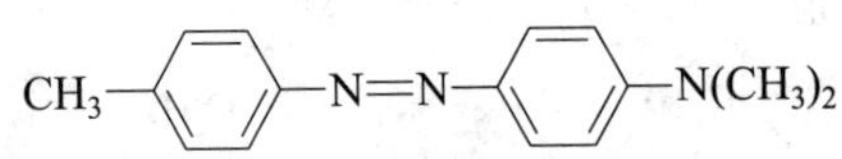

9.（1）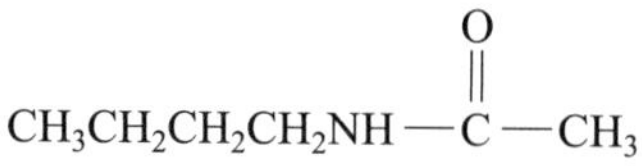（2）不反应（3）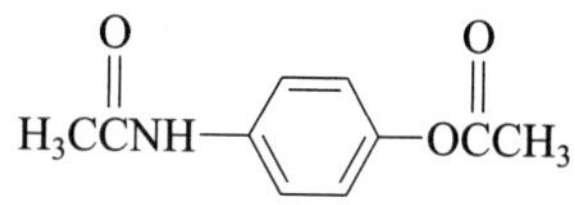

10.（1）$CH_2{=}CH_2 \xrightarrow{H_2O,\ H^+} CH_3CH_2OH \xrightarrow{HBr} CH_3CH_2Br \xrightarrow{NaCN} CH_3CH_2CN \xrightarrow{H_2/Ni} CH_3CH_2CH_2NH_2$

（2）$C_6H_5CH_2OH \xrightarrow{HBr} C_6H_5CH_2Br \xrightarrow{NaCN} C_6H_5CH_2CN \xrightarrow{H_2/Ni} C_6H_5CH_2CH_2NH_2$

（3）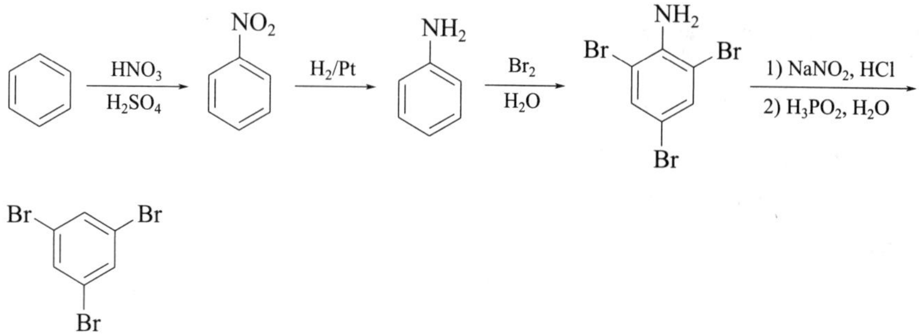

（4）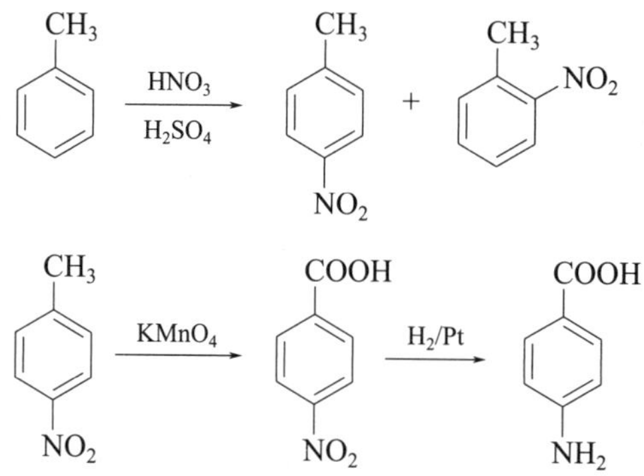

（5）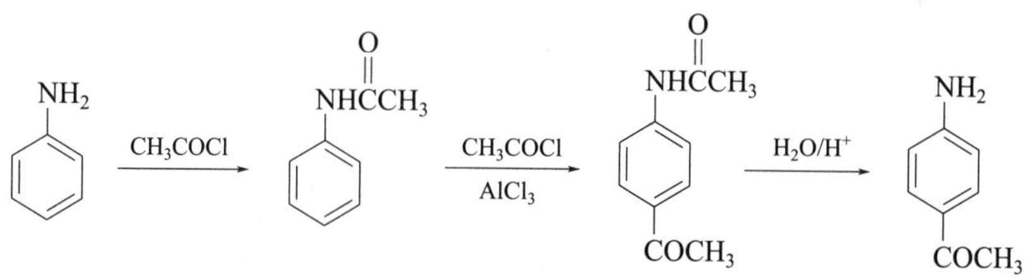

（6）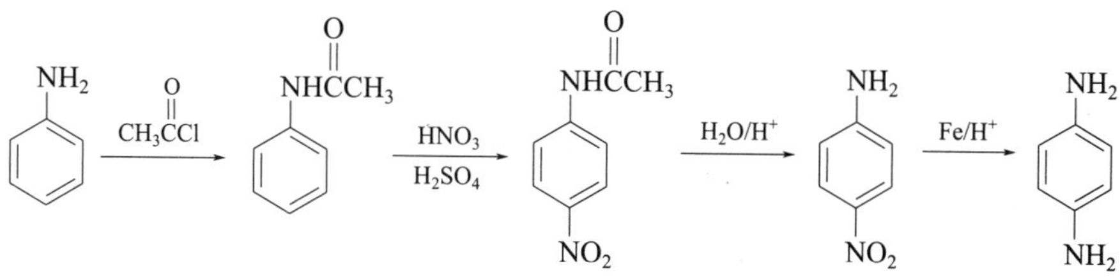

11.（1）A. 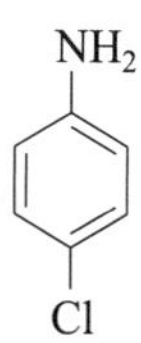 B. 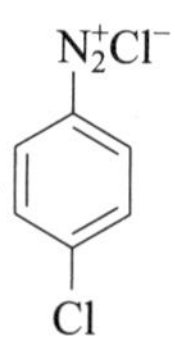

（2）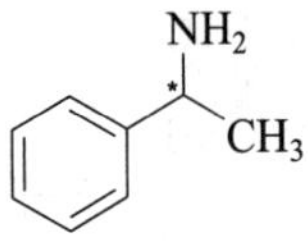

（3）A. 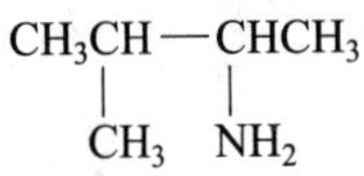　B. 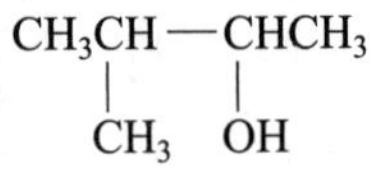　C. 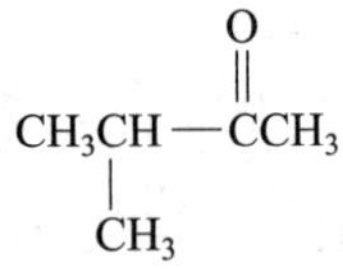

七、教材课后习题参考答案

1.（1）*N*-甲基-1-苯乙胺　脂肪族仲胺　（2）正丁胺　脂肪族伯胺
（3）对硝基溴化重氮苯　重氮盐　（4）溴化二乙基二甲基铵　季铵盐
（5）*N*,*N*,4-三甲基苯胺　芳香族叔胺

2.（1）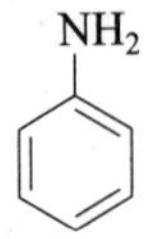　（2）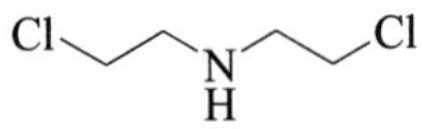　（3）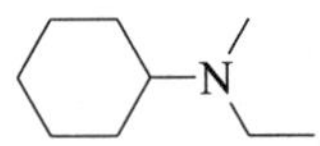

（4）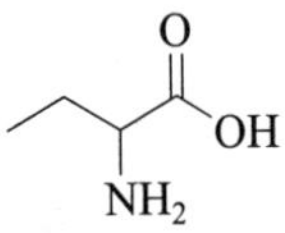　（5）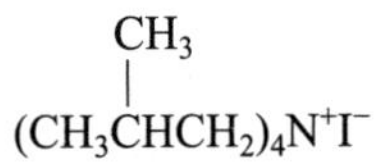

3. 二苯胺＜苯胺＜氨＜甲胺＜二甲胺

4.（1）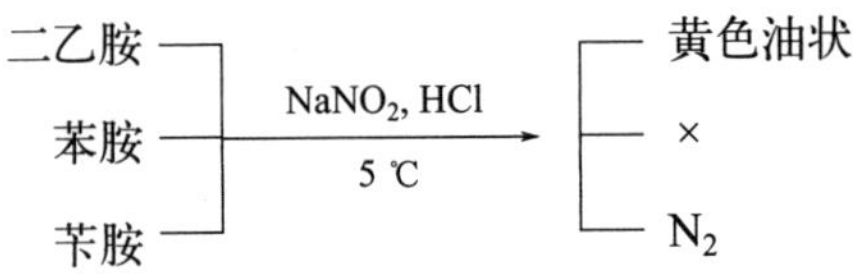

（2）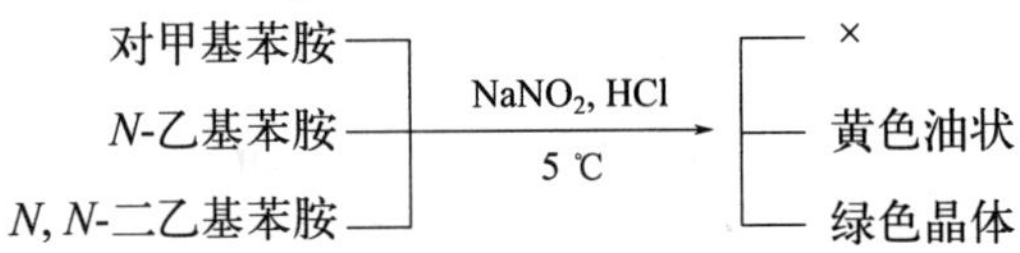

5.（1）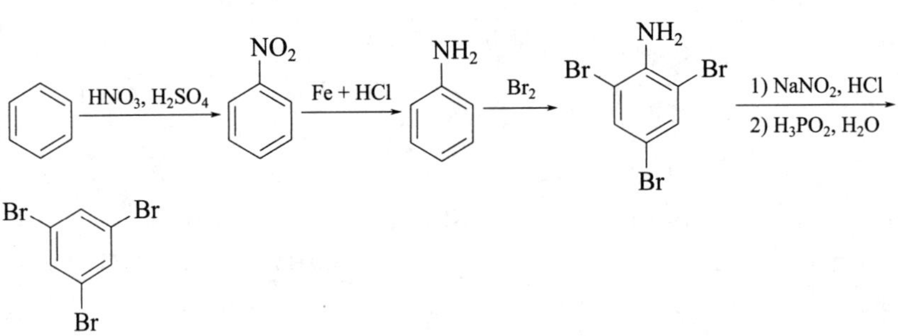

（2）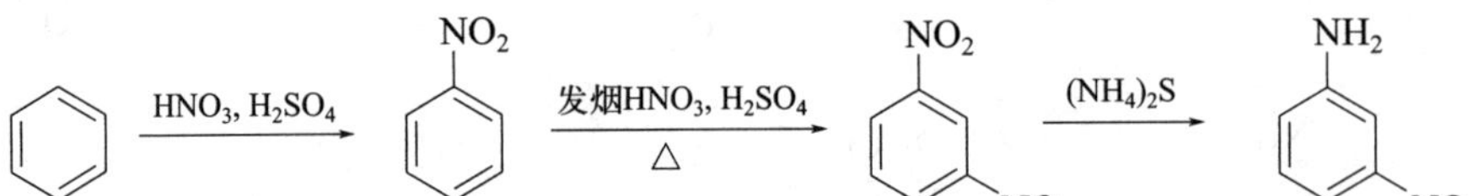

6.（1）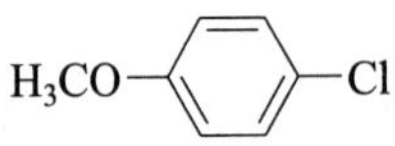　（2）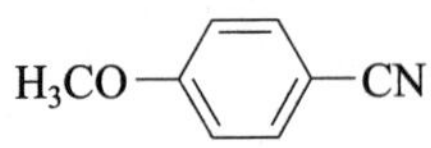

（3）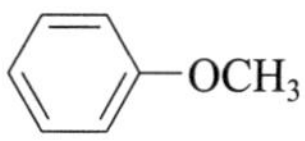

（4）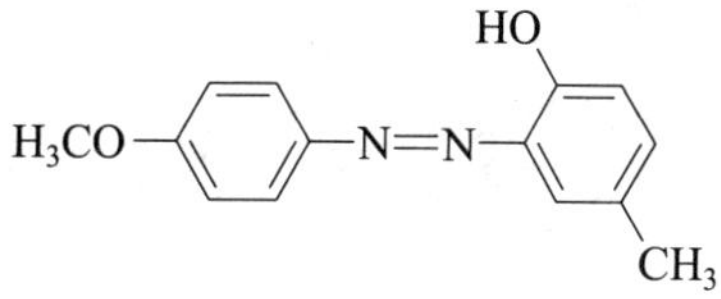

（5）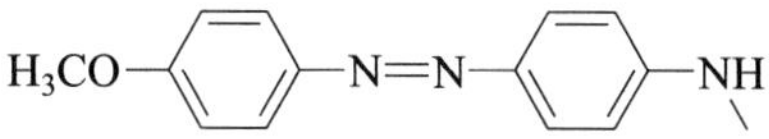

（6）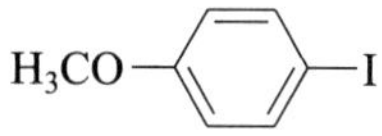

7. A. 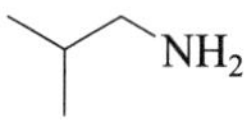

B. 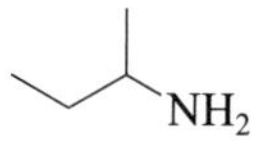

C. 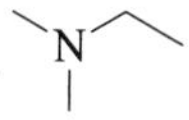

8. 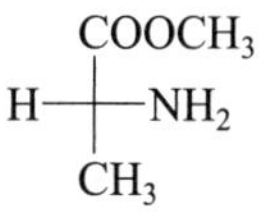

第十一章

杂环化合物和生物碱

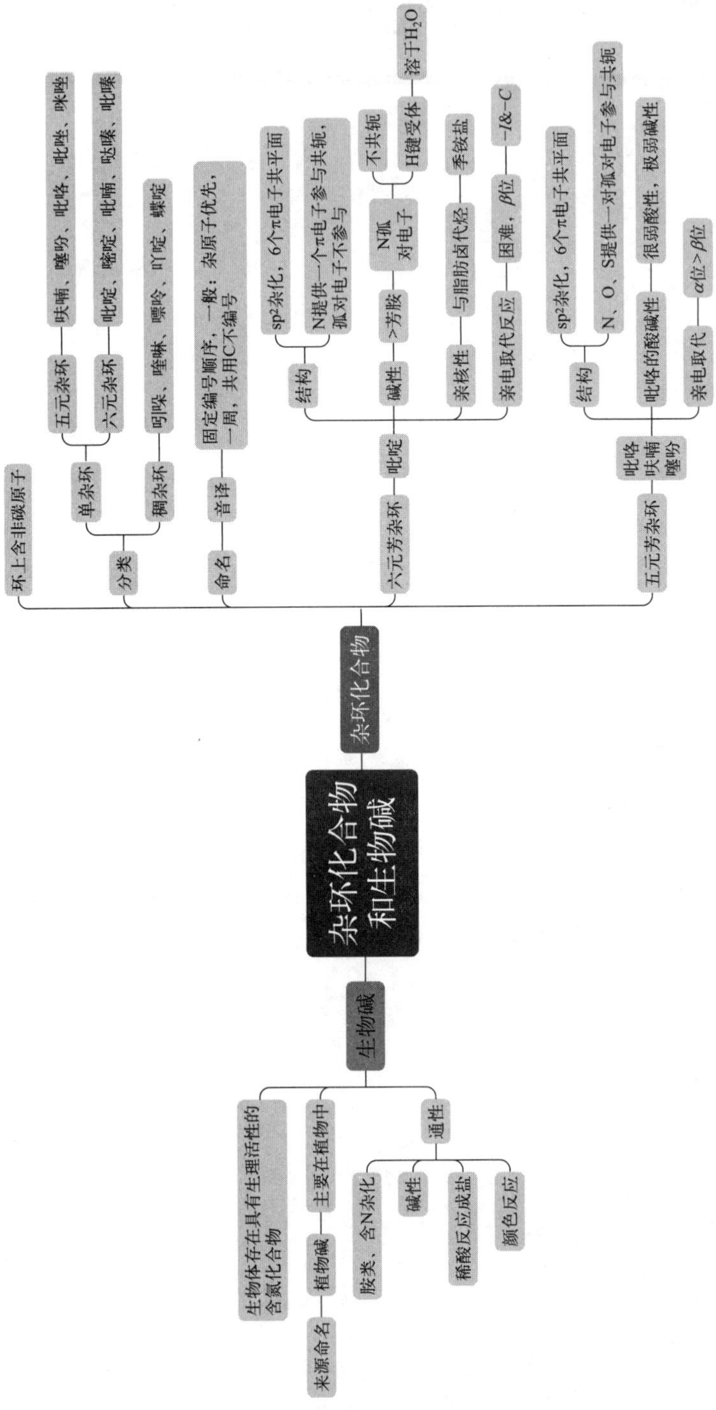

一、学习要求

1. 识别杂环化合物的结构与分类；
2. 阐述杂环化合物的命名；
3. 简述总结六元和五元芳香杂环化合物的化学性质；
4. 识别重要稠杂环化合物的结构；
5. 阐述生物碱的概念与结构；
6. 概述生物碱的性质；
7. 正确应用六元和五元芳香杂环化合物的化学性质解决化合物合成问题。

二、内容精讲

（一）杂环化合物

环状化合物中，当构成环的原子除碳原子外还有其他原子时，这类化合物叫作杂环化合物，这些非碳原子统称为杂原子。

1. 分类和命名

杂环化合物按所含杂原子数目可分为含一个、两个或多个杂原子的杂环；也可按环的大小分为五元杂环和六元杂环；还可按环的形式分为单杂环和稠杂环。

杂环化合物的名称包括基本母环及环上取代基两大部分。杂环母环的命名我国采用“音译法”，即以 IUPAC 命名原则为准，按英文名称的读音，选用同音汉字，再加上“口”旁命名，例如吡啶、噻吩等。

杂环母环的编号规则：以杂原子作为起点开始编号，用阿拉伯数字表示。环上只有一个杂原子时，也可用希腊字母 α、β 和 γ 编号，邻近杂原子的碳原子为 α，其次为 β，再次为 γ。环上有两个或两个以上相同杂原子时，应从连有氢或取代基的杂原子开始编号，并使其他杂原子编号的数字尽可能地小。若环上有不同的杂原子时，则按 O、S、N 先后顺序编号。

取代基的命名原则与前面脂肪烃类和芳香烃类化合物大体一致，命名时以杂环为母体。但若环上有醛基、羧基、磺酸基等官能团时，一般把杂环作为取代基来命名。

2. 结构

吡咯、呋喃和噻吩是比较重要的五元杂环，环上的杂原子氮、氧、硫都是 sp^2 杂化，碳原子之间以及碳原子与杂原子之间都经 sp^2 杂化轨道组成 σ 键，环上的五个原子还各有一个未参与杂化的 p 轨道，其中四个碳的 p 轨道上各有一个电子，杂原子的 p 轨道上有两个电子。这些未参与杂化的 p 轨道彼此平行，侧面重叠，形成环状离域大 π 键，π 电子数为 6，符合休克尔的 $4n+2$ 规则，故有一定程度的芳香性。杂原子的第三个 p 轨道中，吡咯有一个电子，与氢形成 σ 键，呋喃和噻吩各有一对未共用电子对。这三个化合物的电子结构与环戊二烯负离子较相似。

吡咯、呋喃和噻吩的封闭式大 π 键不同于苯，环上的电子云密度并不是均匀分布的，而是在杂原子周围的电子云密度较大，所以它们的芳香性远不如苯。当发生亲电取代反应时，主要发生在 α 位。它们的稳定性比苯小，顺序是：苯＞噻吩＞吡咯＞呋喃。

六元芳香杂环中最常见的是吡啶。吡啶的分子结构与苯相似，组成环的五个碳原子和一

个氮原子都是 sp^2 杂化，相互以 σ 键连接成环状结构。每个原子各有一个电子在其 p 轨道上，形成环状封闭的大 π 键，π 电子数为 6，符合 $4n+2$ 规则，因此也具芳香性。吡啶分子中，由于氮的电负性大于碳，环上的电子云密度不像苯那样均匀分布，而是氮原子周围的电子云密度较高，环上的电子云密度较低。因此，吡啶与苯有所不同，较难发生亲电取代反应。

3. 吡咯和吡啶的化学性质

主要包括酸碱性、亲电取代反应和吡啶环侧链的氧化反应。

吡咯是一个很弱的碱，不能与稀酸或弱酸成盐。同时由于共轭，吡咯氮上的电子云密度相对较低，氮上的氢容易以 H^+ 的形式解离，所以吡咯又显弱酸性，可与氢氧化钠或氢氧化钾成盐。吡啶环上的氮原子具有未共用电子对，可给出电子或接受 H^+，呈现碱性，比氨和脂肪族叔胺弱得多，但比芳胺略强。

吡咯分子由于氮原子上的未共用电子对参与环系共轭，结果使杂原子上的 π 电子云密度降低，带部分正电荷，使环上电子云密度有所增加，所以它比苯更容易发生亲电取代反应，尤其是在 α 位上的氢易被取代。而吡啶的亲电取代反应较苯难发生，须在剧烈条件下才能进行，反应主要发生在环的 β 位。

吡啶环对氧化剂很稳定，当环上连有烃基时，烃基可被氧化。

（二）生物碱

生物碱是存在于生物体内的一类具有碱性和明显生理活性的复杂含氮有机化合物。根据化学结构可分为有机胺类(如麻黄碱)、吡啶衍生物类(如苦参碱)、喹啉衍生物等十几类。根据其来源进行分类和命名，如长春花生物碱等。此外也可采用国际通用名称的译音，如烟碱又名尼古丁等。

生物碱一般为无色或白色结晶形固体，少数有颜色或为液体。一般不溶或难溶于水，易溶于乙醇、乙醚、丙酮等有机溶剂，也可溶于稀酸水溶液而生成盐类。大多数生物碱具有旋光性，且多数为左旋体。

三、重点难点

重点：六元和五元芳香杂环的化学性质；芳香杂环化合物的碱性。

难点：六元和五元芳香杂环的化学性质。

四、典型例题解析

【例 1】 比较下列化合物的碱性强弱，并予以适当的理论解释。

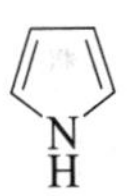

(1)

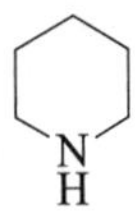

(2)

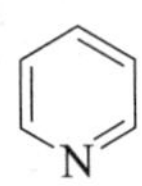

(3)

解：(2)＞(3)＞(1)

环己胺(2)中氮是 sp^3 杂化，吡啶(3)中氮是 sp^2 杂化，sp^2 中其 s 成分较 sp^3 杂化轨道要高，受原子核束缚较强，因而较难与 H^+ 结合。吡咯(1)中氮上的未共用电子对参与共轭后，更难与 H^+ 结合。因此碱性强弱顺序：(2)＞(3)＞(1)。

【例 2】 下列各杂环化合物哪些具有芳香性？在具有芳香性的杂环化合物中，指出参与共轭的孤对电子。

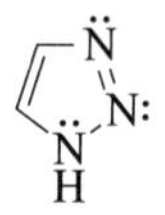
（1）

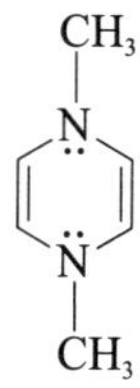
（2）

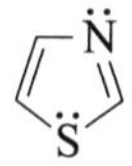
（3）

解：

化合物(1)具有芳香性。它有六个 π 电子(两个来自碳碳双键，两个来自氮氮双键，两个来自氮原子的孤对电子)，符合休克尔规则。1 号位氮原子的孤对电子参与了环的共轭体系。

化合物(2)不具有芳香性，它有八个 π 电子(四个来自碳碳双键，四个来自氮原子的孤对电子)，不符合休克尔规则。两个氮原子的孤对电子都参与了环的共轭体系。

化合物(3)具有芳香性。它有六个 π 电子(两个来自碳碳双键，两个来自碳氮双键，两个来自硫原子的孤对电子)，符合休克尔规则。硫原子的孤对电子参与了环的共轭体系，而氮原子的孤对电子未参与。

【例 3】试比较吡咯、吡啶、苯的亲电取代反应活性大小。

解：吡咯、吡啶和苯的亲电取代反应活性顺序由大到小是：吡咯＞苯＞吡啶。亲电取代反应活性是由环上的电子云密度决定的。电子云密度越大，则亲电取代反应速率越大。吡咯是五元环，π 电子为 6 个，苯是六元环，其 π 电子也是 6 个，可以看出吡咯环上的电子云密度大于苯环(6/5＞6/6)，故吡咯的亲电反应活性大于苯。吡啶也是六元环，其 π 电子也是 6 个，这点和苯环一样(6/6＝6/6)。但吡啶有个杂原子 N 原子，N 的吸电子能力大于 C，造成了吡啶环上的电子云密度比苯环小，故吡啶的亲电反应活性小于苯。

五、综合习题

1. 写出下列化合物的结构式。

（1）2,3-二氯呋喃　（2）4-乙基-*N*-甲基咪唑　（3）噻唑-5-甲醛

（4）吡啶-4-乙酸　（5）4-氯嘧啶-5-醇　（6）9-甲基嘌呤-2-醇

2. 指出下列化合物的分子结构中各含有哪些杂环？

（1）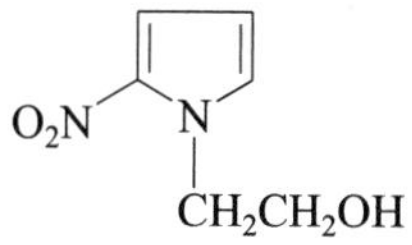

（2）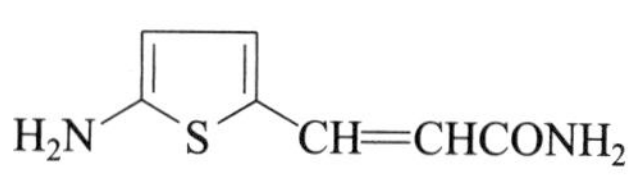

（3）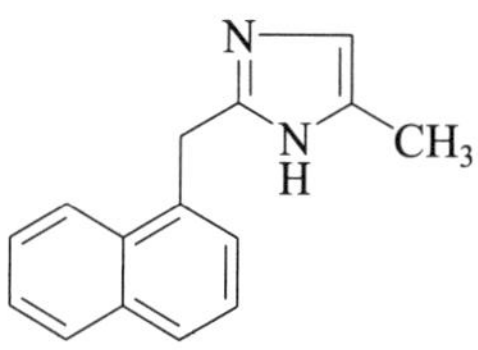

（4）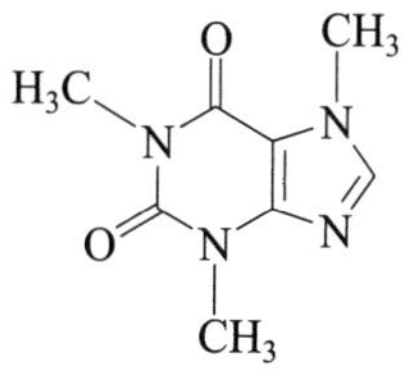

（5）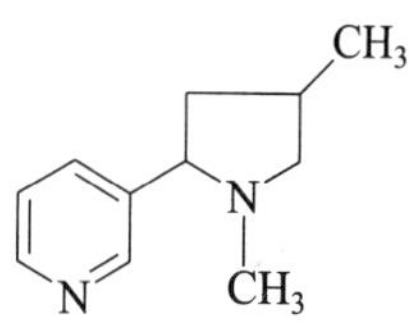

3. 下列化合物发生亲电取代反应速率最快的是哪一个？

（1）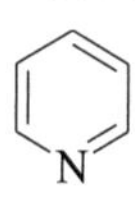

（2）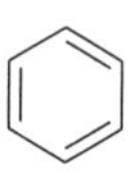

（3）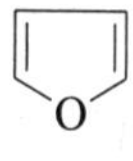

（4）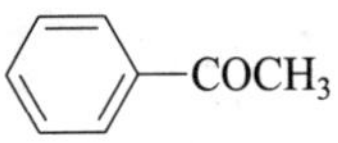　　（5）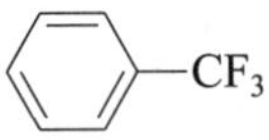

4.下列化合物按碱性大小顺序排列。

（1）氨、乙胺、苯胺、吡咯

（2）哌啶、嘧啶、吡咯、吡啶

5.比较下列化合物中不同氮原子的碱性强弱。

（1）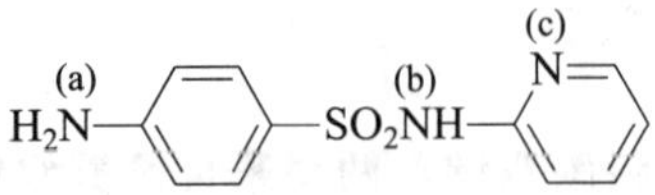

（2）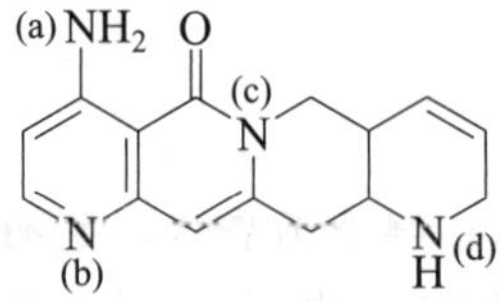

6.写出下列反应的主要产物。

（1）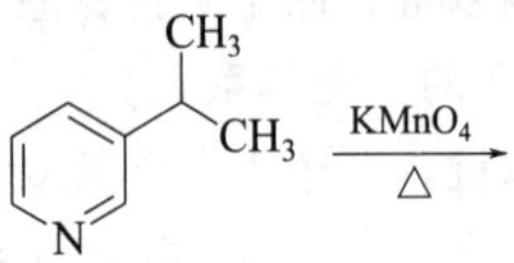

（2）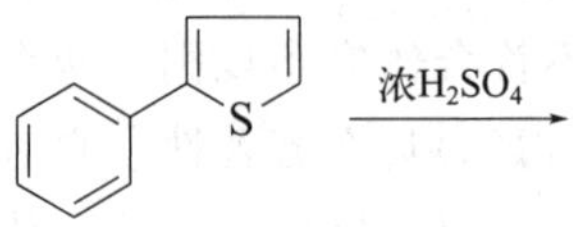

（3）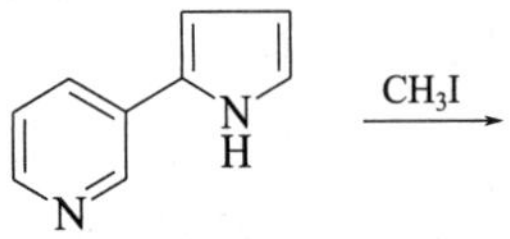

（4）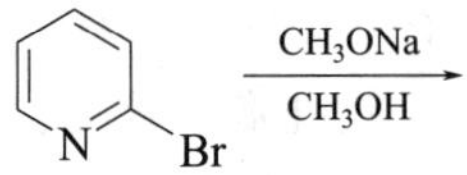

六、综合习题参考答案

1.（1）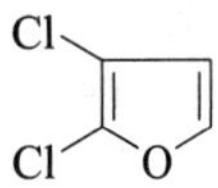　（2）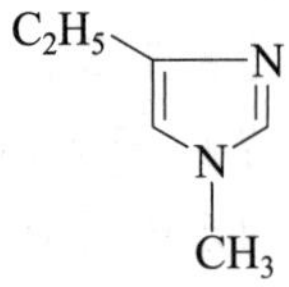　（3）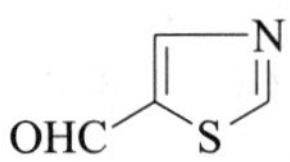

（4）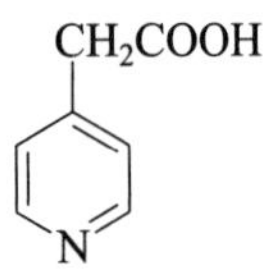　（5）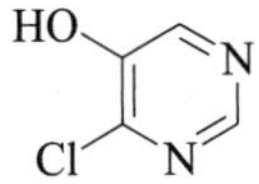　（6）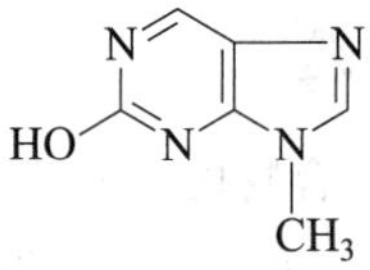

2.（1）吡咯环　（2）噻吩环　（3）咪唑环　（4）嘌呤环　（5）吡啶环

3.（3）

4.（1）乙胺＞氨＞苯胺＞吡咯　　（2）哌啶＞吡啶＞嘧啶＞吡咯

5.（1）（c）＞（a）＞（b）　　（2）（d）＞（b）＞（a）＞（c）

6.（1）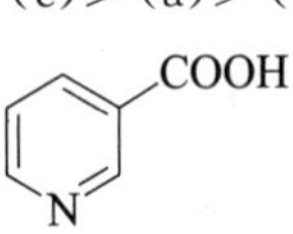　（2）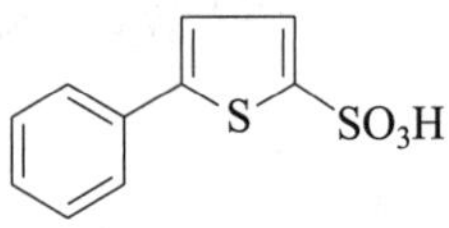

（3）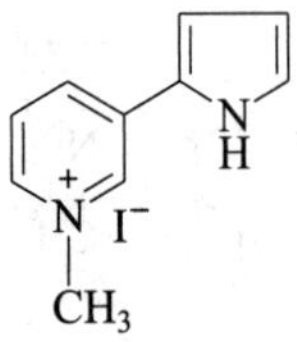　（4）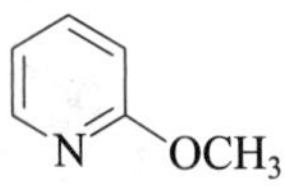

七、教材课后习题参考答案

1.（1）2-乙酰基呋喃　（2）3-溴噻吩　（3）吡啶-3-甲酸

（4）7-氯喹啉　　　（5）*N*-甲基吡咯　　　（6）嘧啶-2,4-二醇

2.（1）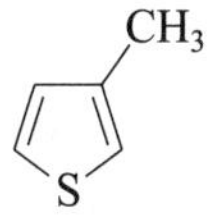　　（2）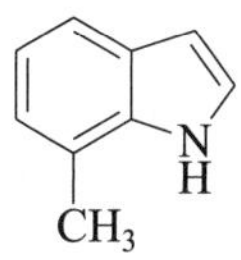

（3）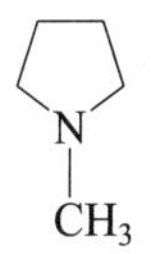　　（4）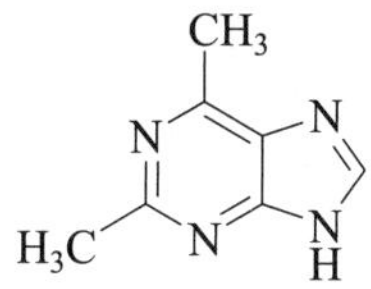

3. 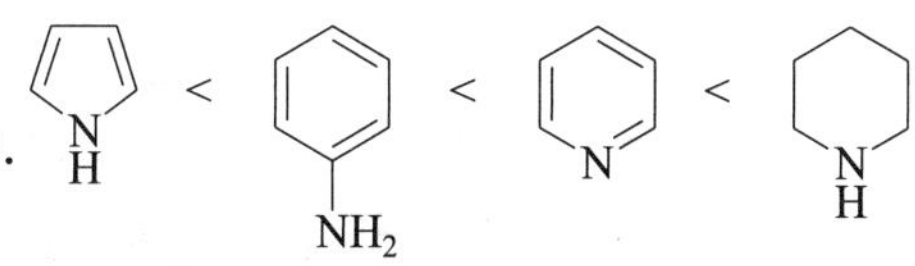

4.（1）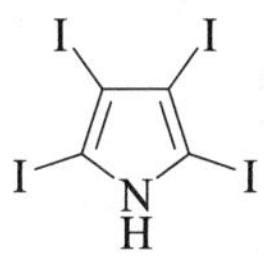　　（2）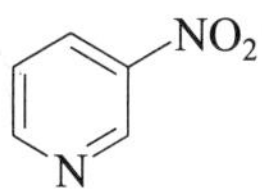

（3）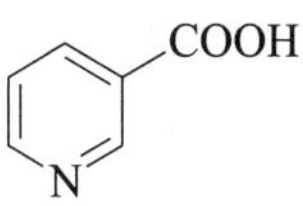　　（4）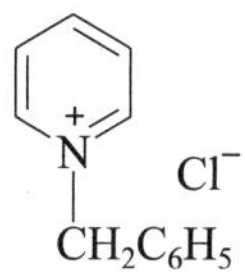

5. 因为 N 原子上有一对孤对电子未参与整个体系的共轭，取代基的性质及其个数对共轭体系的影响最大，而对非共轭体系影响不大。

6. 碱性顺序：①＞②＞③

①脂肪族伯胺，②N 上的孤对电子未参与共轭，类似吡啶氮原子，③N 上的孤对电子参与共轭，类似吡咯氮原子。

第十二章
糖 类

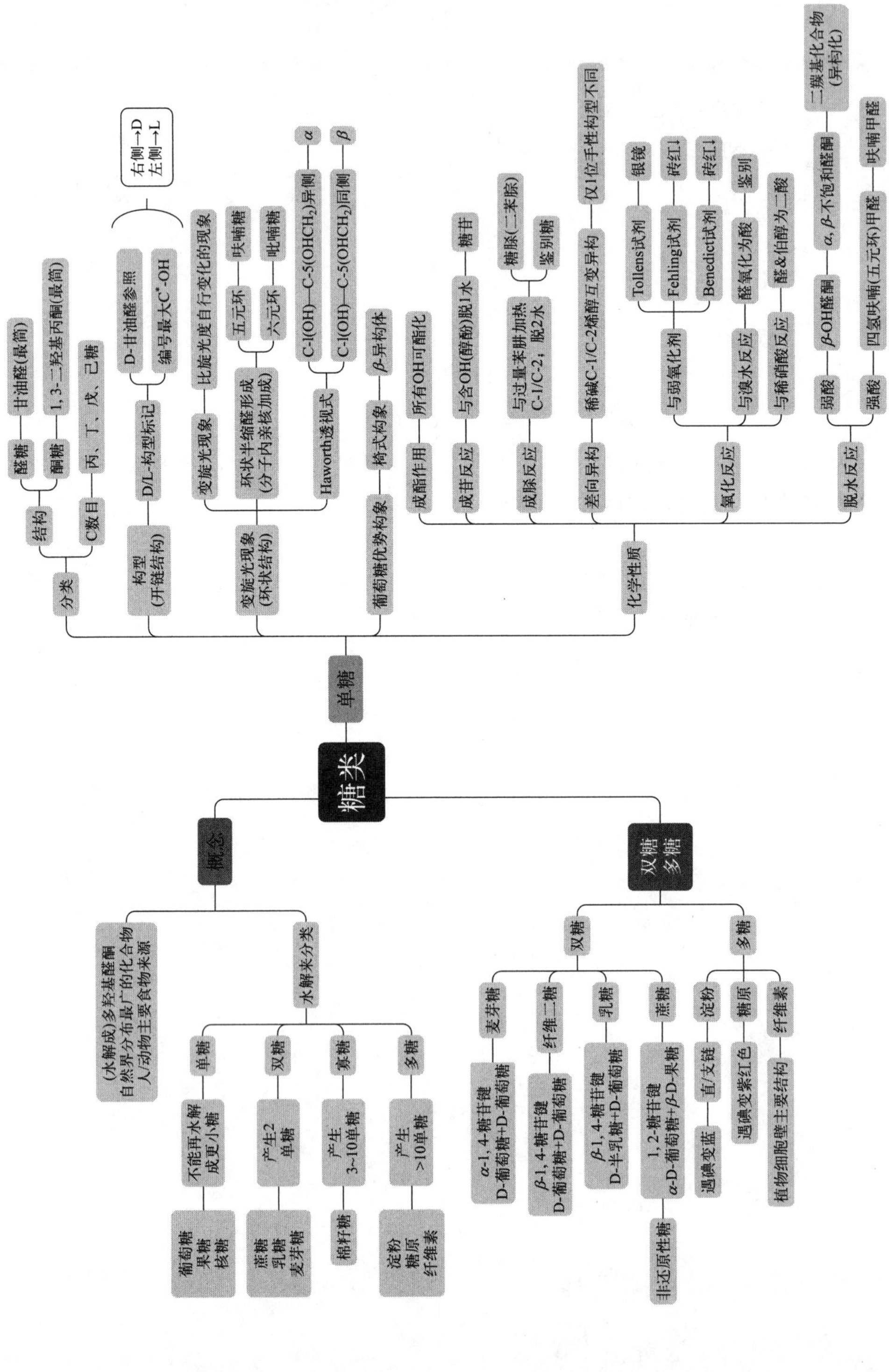

糖类
单糖
分类
结构
醛糖
甘油醛(最简)
酮糖
1, 3-二羟基丙酮(最简)
C数目
丙、丁、戊、己糖
构型(开链结构)
D/L-构型标记
D-甘油醛参照
编号最大C*-OH
右侧→D
左侧→L
变旋光现象(环状结构)
变旋光现象
比旋光度自行变化的现象
环状半缩醛形成(分子内亲核加成)
五元环
呋喃糖
六元环
吡喃糖
Haworth透视式
C-1(OH)—C-5(OHCH2)异侧
α
C-1(OH)—C-5(OHCH2)同侧
β
葡萄糖优势构象
椅式构象
β-异构体
化学性质
成酯作用
所有OH可酯化
成苷反应
与含OH(醇酚)脱1水
糖苷
成脎反应
与过量苯肼加热
C-1/C-2，脱2水
糖脎(二苯腙)
鉴别糖
差向异构
稀碱C-1/C-2烯醇互变异构
仅1位手性构型不同
氧化反应
与弱氧化剂
Tollens试剂
银镜
Fehling试剂
砖红↓
Benedict试剂
砖红↓
与溴水反应
醛氧化为酸
鉴别
与稀硝酸反应
醛&伯醇为二酸
脱水反应
弱酸
β-OH醛酮
α, β-不饱和醛酮
二羰基化合物(异构化)
强酸
四氢呋喃(五元环)甲醛
呋喃甲醛
概念
(水解成)多羟基醛酮
自然界分布最广的化合物
人/动物主要食物来源
水解来分类
单糖
不能再水解成更小糖
葡萄糖
果糖
核糖
双糖
产生2单糖
蔗糖
乳糖
麦芽糖
寡糖
产生3~10单糖
棉籽糖
多糖
产生>10单糖
淀粉
糖原
纤维素
双糖
多糖
双糖
麦芽糖
α-1, 4-糖苷键
D-葡萄糖+D-葡萄糖
纤维二糖
β-1, 4-糖苷键
D-葡萄糖+D-葡萄糖
乳糖
β-1, 4-糖苷键
D-半乳糖+D-葡萄糖
蔗糖
1, 2-糖苷键
α-D-葡萄糖+β-D-果糖
非还原性糖
多糖
淀粉
直/支链
遇碘变蓝
糖原
遇碘变紫红色
纤维素
植物细胞壁主要结构

一、学习要求

1. 概括糖类化合物的定义；
2. 识别单糖、双糖和多糖的结构与分类；
3. 阐述单糖的构型、开链结构，环状结构和物理性质；
4. 解释糖的变旋光现象；
5. 归纳单糖的化学性质；
6. 解释单糖的差向异构体与差向异构化；
7. 区分还原性糖和非还原性糖；
8. 归纳糖苷键的形成方式；
9. 描述淀粉、纤维素等多糖的重要生理功能；
10. 将糖类知识应用于专业课程的学习；
11. 理解糖类在生物学、医学等领域的应用。

二、内容精讲

糖类是一类多羟基醛、酮，或通过水解能产生多羟基醛、酮的物质。根据糖类分子结构的组成情况，可将糖分为三大类，即单糖、低聚糖和多糖。糖类化合物大多根据其来源而用俗名来命名，如葡萄糖最初是从葡萄中得到的，蔗糖是从甘蔗中得来的，淀粉、纤维素等也都是俗名。

1. 单糖

单糖可分为醛糖和酮糖，又可分为三碳(丙)糖、四碳(丁)糖、五碳(戊)糖和六碳(己)糖等。甘油醛是自然界中最简单的醛糖，是丙醛糖；1,3-二羟基丙酮是最简单的酮糖，是丙酮糖，纯的单糖是具有甜味的结晶形物质，可溶于水而难溶于有机溶剂，水-醇混合液常用于糖类的重结晶。

(1) 单糖的开链结构及构型

一般的单糖碳链都含有多个手性碳原子，无分支。这种结构称为葡萄糖的开链式结构。

单糖目前仍习惯用D/L表示法，即以甘油醛作为标准，将糖类的异构体予以区分，具体步骤如下：

① 用费歇尔投影式表示糖类的结构，竖线表示碳链，使羰基具有最小编号；

② 将编号最大的手性碳(如己醛糖的C-5)的构型与D-(＋)-甘油醛的C-2构型比较，构型相同的糖类属于D构型；反之，属于L构型。

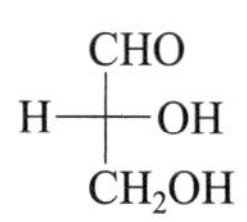
D-(+)-甘油醛

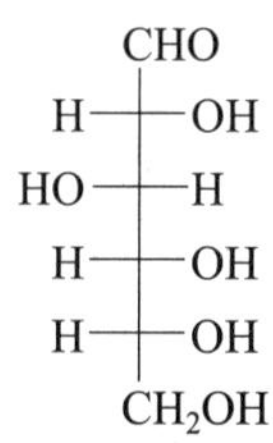
D-葡萄糖

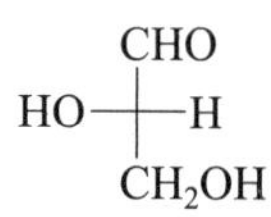
L-(−)-甘油醛

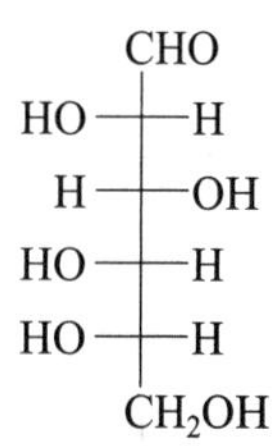
L-葡萄糖

天然存在的单糖大多是D构型的。

通常具有n(n＝1、2、3…)个手性碳原子的化合物应具有2^n种立体异构体(分子内无对称因素时)，因此葡萄糖有 4 个不同的手性碳原子，有 16 种立体异构体，即 8 对对映体，其中一半是 D 构型；另一半是 L 构型(简称 D 系和 L 系)。

(2) 单糖的环状结构和变旋光现象

虽然葡萄糖的开链结构分子中含有 1 个羰基和 5 个羟基，但有些性质不能用开链结构解释：

① 葡萄糖的醛基虽能与无水乙醇在酸性条件下反应，但不能与两分子乙醇缩合形成缩醛；而是仅与一分子乙醇缩合形成稳定的半缩醛。

② 与某些羰基加成试剂(如饱和 $NaHSO_3$ 溶液)不发生反应。

③ 在不同条件下结晶，可得到两种 D-葡萄糖晶体：从冷乙醇中可得熔点为 146 ℃、比旋光度为＋112°的晶体；从热吡啶中可得到熔点为 150 ℃、比旋光度为＋18.7°的晶体；如将这两种晶体的水溶液放置、比旋光度都会发生变化，一个逐渐升高，另一个逐渐降低，最后二者都达到平衡值＋52.7°。

这个现象并不是由于葡萄糖在水中分解引起的，因为把溶液蒸干后，分别用上述两种方法结晶，仍可分别得到原来比旋光度的两种晶体。这种在溶液放置过程中，比旋光度自行改变的现象称为变旋(光)现象。

④ 固体 D-葡萄糖在红外光谱中不出现羰基的伸缩振动峰，在核磁共振谱中也不显示与醛基相连的氢原子(H—CO—)的特征峰。

上述事实可由葡萄糖的环状结构得到解释。戊糖和己糖通常以五元环或六元环的形式存在。若以五元环存在时，与含氧的五元杂环呋喃相似，故称为呋喃糖；当其以六元环存在时，与含氧的六元杂环吡喃相似，故称为吡喃糖。在形成半缩醛(或酮)时，由于羰基是平面结构，C-4(或 C-5)位羟基可以从平面两侧向 C-1 羰基进攻，都使 C-1 成为新的手性中心，结果生成两个不同的环状半缩醛(或酮)，即两种异构体。例如，下面 D-核糖和 D-葡萄糖的情况：

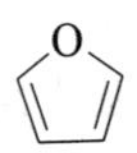
呋喃

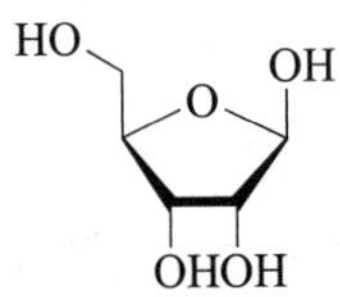
β-D-呋喃核糖

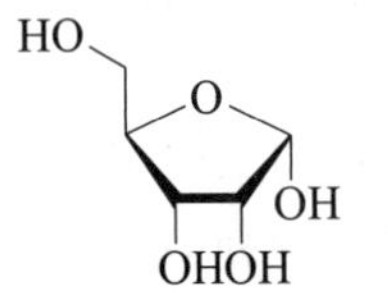
α-D-呋喃核糖

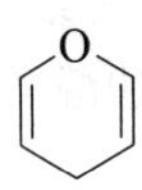
吡喃

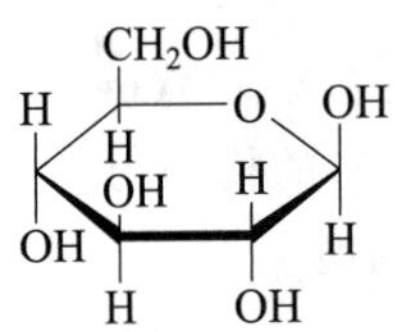
β-D-吡喃葡萄糖

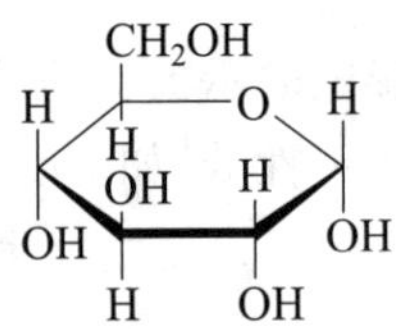
α-D-吡喃葡萄糖

上述环状结构式即为 Haworth(哈沃斯)透视式，环平面垂直于纸平面。习惯上，将环上 C-1 位羟基与 C-4 或 C-5 羟甲基处于环平面同侧的称为 β 体；异侧的称为 α 体。它们是非对映体，也是差向异构体，但由于它们的差别是在 C-1 位上，因此又被称为异头物或端基异构体。D-葡萄糖发生变旋现象的内在原因就是 α 体和 β 体与其开链结构处于动态平衡中。同时由于开链结构含量极低，因此羰基加成的某些反应不易发生。

(3) 葡萄糖的优势构象

在 Haworth 式中把环作为平面，把原子和原子团排布在环的上下方仍不能真实地反映葡萄糖的立体结构，而构象式更符合实际情况。吡喃糖的含氧六元环与环己烷类似，以椅式构象存在，椅式构象又有两种形式，如下列 β-D-吡喃葡萄糖的构象：

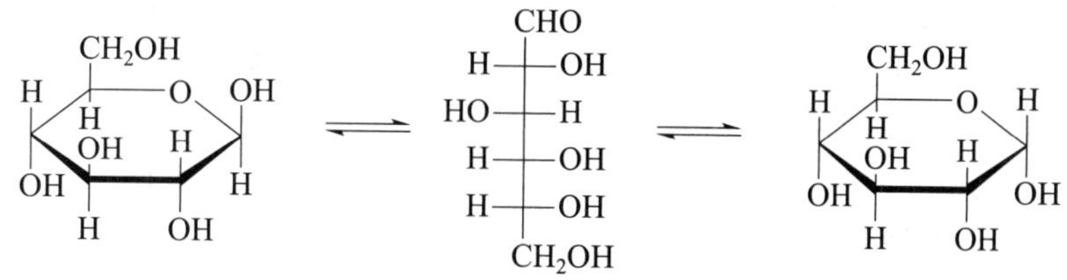

β-D-吡喃葡萄糖 64%　　开链D-葡萄糖 0.024%　　α-D-吡喃葡萄糖 36%

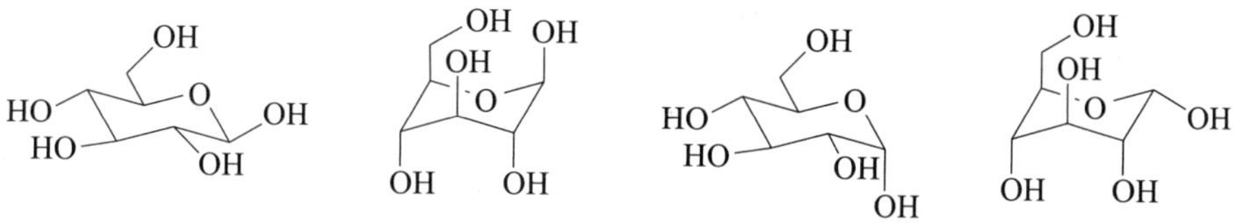

Ⅰ　Ⅱ　β-D-吡喃葡萄糖　　Ⅰ　Ⅱ　α-D-吡喃葡萄糖

因为在环己烷的椅式构象中取代基特别是体积较大的取代基处于 a 键的能量高于处于 e 键的能量，所以Ⅰ式构象中，各羟基、羟甲基均处于 e 键，为优势构象；而在Ⅱ式构象中，各取代基均处于 a 键，则为劣势构象。对于 α 体来说，处于Ⅰ式情况时，除 C-1 位羟基为 a 键外，其他羟基、羟甲基均处于 e 键；而在Ⅱ式情况下，除 C-1 位羟基为 e 键外，其他羟基、羟甲基均处于 a 键，因此Ⅰ式也是 α 体的优势构象。但与 β 体相比，α 体Ⅰ式构象的能量较高，这就解释了为什么在 D-葡萄糖的水溶液中，β-D-葡萄糖的含量比 α 异构体的多，约 64∶36，开链的 D-葡萄糖和呋喃糖含量均极微。

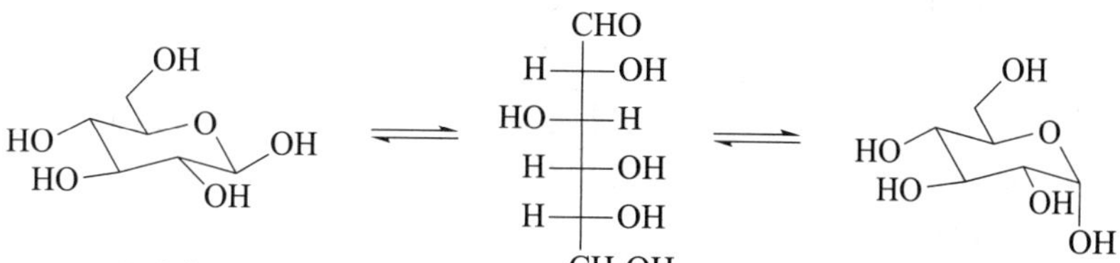

β-D-吡喃葡萄糖　　α-D-吡喃葡萄糖

（4）单糖的物理性质

单糖是具有甜味的结晶性物质，易溶于水，难溶于有机溶剂。具有环状结构的单糖有变旋光现象。

（5）单糖的化学性质

单糖中含有羟基和羰基，具有一般醇和醛、酮的性质，并因它们处于同一分子内而有相互影响，故又显示某些特殊性质。

① 酸性条件下的脱水反应　戊醛糖和己醛糖与浓盐酸共沸，发生分子内脱水，分别生成呋喃甲醛(糠醛)和 5-羟甲基呋喃甲醛(5-羟甲基糠醛)。5-羟甲基糠醛可与酚类化合物缩合产生有色物质，可用于糖类的鉴定。

② 碱性条件下的差向异构化　在弱碱(如氢氧化钡)作用下，D-葡萄糖、D-甘露糖和 D-果糖三者可通过烯醇中间体相互转化。

③ 氧化反应

ⅰ. 醛糖能还原银氨配离子(Tollens 试剂)，产生银镜，也能还原 Cu^{2+}(Benedict 试剂和 Fehling 试剂)产生氧化亚铜的砖红色沉淀。果糖是 2-羰基酮糖，本身不具有能被氧化的醛基，但因在试剂的碱性条件下可异构化成醛糖，因此也能发生这个反应。

ⅱ. 溴(或其他卤素)的水溶液可很快地与醛糖反应，选择性地将其醛基氧化成羧基，先生成醛糖酸，然后很快生成内酯。酮糖不发生此反应，因此可作为区分此两种糖类的鉴别反应。

在温热的稀硝酸作用下，醛糖可转成糖类的二酸，在氧化醛基的同时，一级醇羟基也选择性地被氧化。

ⅲ. 酮糖不被溴水氧化，但可被硝酸氧化。

ⅳ. 高碘酸对糖类分子中的邻二醇结构也有氧化作用。当分子中连续 3 个碳原子带有羟基时，中间的碳原子将被高碘酸氧化成甲酸。

④ 成脎反应　单糖与等物质的量的苯肼在温和条件下可生成糖苯腙；但在苯肼过量(3 mol)时，与羰基相邻的 α-羟基可被苯肼氧化成羰基，然后再与 1 mol 苯肼反应，结果生成称为脎的黄色晶体。不同的糖类生成糖脎所需的时间不同。

⑤ 成苷反应　单糖的半缩醛(或酮)羟基可与其他含羟基或活泼氢(如氨基、巯基)的化合物脱水，生成称为糖苷的化合物。此反应称为成苷反应。

2. 低聚糖和多糖

低聚糖和多糖都是由单糖通过脱水并以苷键连接而成的化合物。

双糖的两个单糖可以相同，也可以不同。连接双糖的苷键可以是 1 个单糖的半缩醛羟基与另一个单糖的醇羟基脱水；也可以是 2 个单糖都用苷羟基脱水而成。在前一种情况下双糖分子中还保留着一个半缩醛羟基，在溶液中通过互变生成醛基，显示出还原性、变旋光现象和成脎等性质，这类双糖称为还原性双糖。在后一种情况下双糖分子中已没有半缩醛羟基，在溶液中不能通过互变生成醛基，没有还原性、变旋光现象和成脎等性质，这类双糖称为非还原性糖。

麦芽糖的苷键是由 1 分子 D-葡萄糖的苷羟基与另一分子 D-葡萄糖的醇羟基缩合而成。麦芽糖是以 α-1,4-苷键连接的、具有变旋光现象的双糖，比旋光度为＋136°。分子内存在游离的半缩醛羟基，为还原糖。

纤维二糖的苷键是由 1 分子 D-葡萄糖的苷羟基与另一分子 D-葡萄糖的醇羟基缩合而成。纤维二糖是以 β-1,4-苷键连接的，分子中还有 1 个游离的半缩醛羟基，为还原糖，有变旋现象；与麦芽糖不同的是纤维二糖不能被麦芽糖酶水解，而只能被苦杏仁酶水解，此酶是专一性断裂 β-糖苷键的糖苷酶。

乳糖也是还原糖，有变旋现象，当用苦杏仁酶水解时，可得等物质的量的 D-葡萄糖和 D-半乳糖。乳糖是由 β-1,4-苷键相连、具有还原性的双糖。

蔗糖是自然界分布最广的双糖，当蔗糖被稀酸水解时，产生等物质的量的 D-葡萄糖和 D-果糖。蔗糖分子中不存在游离的半缩醛(或酮)羟基，无变旋现象，为非还原性糖。

多糖与寡糖的区别在于构成分子的单糖数目不同。多糖是高分子化合物，自然界大多数多糖含有 80～100 个单元的单糖，也有更大分子量的。多糖绝大多数不溶于水，个别多糖虽然溶于水，但是只形成胶体溶液，它们都是无定形粉末，也无甜味。

纤维素是自然界分布最广、存量最多的多糖。纤维素较难水解，在盐酸水溶液中水解可得到 D-葡萄糖。

在植物和动物中，淀粉是第二个最丰富的多糖，也是人类获取糖类的主要来源。淀粉是白色、无臭和无味的粒状物质，其颗粒形状和大小因来源不同而异。天然淀粉可分为直链淀粉和支链淀粉两类。淀粉溶液遇碘产生蓝紫色，可用于直链淀粉的定性鉴定。

糖原是存在于人和动物体内的多糖，又称动物淀粉。糖原是无定形粉末，不溶于水，加热不糊化，与碘作用呈紫红色或蓝紫色。

3. 糖蛋白和血型

糖蛋白是分支的寡糖链与多肽共价相连所构成的复合糖，主链较短，在大多数情况下，糖类的含量小于蛋白质。在糖蛋白中，糖类的组成常比较复杂。已研究过的六七十种血浆蛋白中，绝大多数是糖蛋白。

目前已知人的血型是由红细胞膜上所谓的“抗原决定簇”所决定的，它们是糖蛋白。这些糖蛋白的末端都有寡糖链，抗原决定簇的区别就在于这些糖蛋白末端寡糖链的组成不同。

三、重点难点

重点：单糖的链状结构和环状结构；单糖的化学性质。

难点：单糖的环状结构及变旋光现象。

四、典型例题解析

【例 1】 试问：(1)下列单糖是何种构型？(2)它的哈沃斯式吡喃型结构是怎样的(写出过程)？

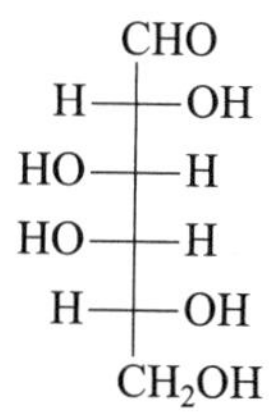

解：(1) 该糖为 D-构型，因其 C-5 的羟基在右侧。

(2) 该糖的哈沃斯式书写推导过程：

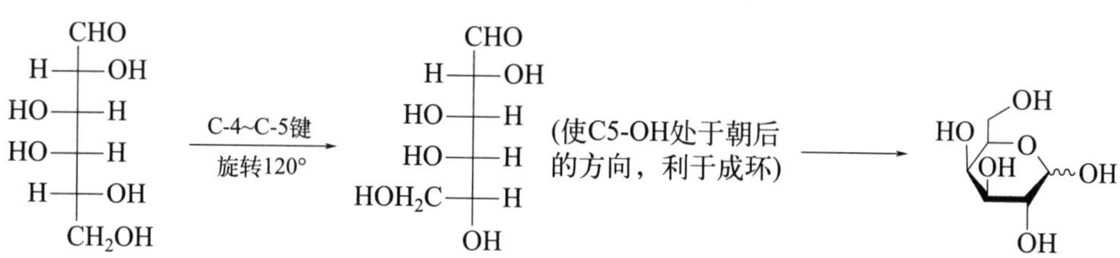

在哈沃斯式中，原费歇尔式中朝右的基团处于环的下方；朝左的基团处于环的上方。

【例 2】 试写出 α- 和 β-D-吡喃葡萄糖的优势构象。

解：

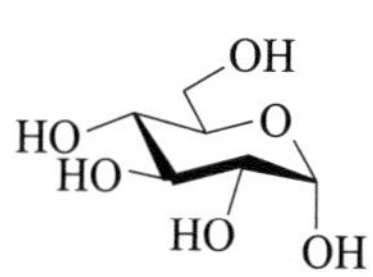

α-D-吡喃葡萄糖

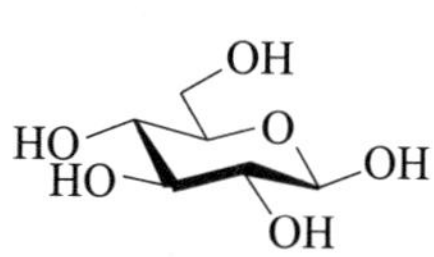

β-D-吡喃葡萄糖

吡喃葡萄糖的优势构象中，除了1-位的半缩醛羟基外，其余的基团都处于环的平伏键。

【**例3**】下列四个戊醛糖中，哪些互为对映体？哪些互为差向异构体？

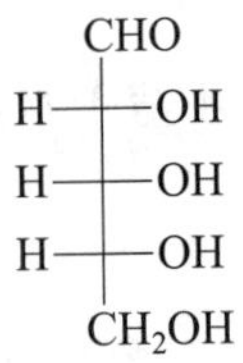
(1)

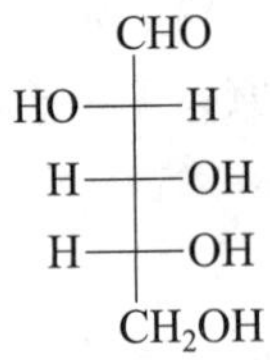
(2)

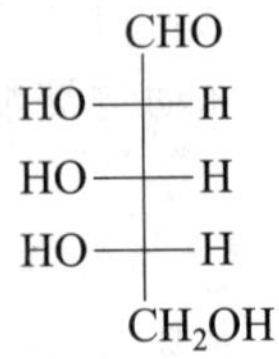
(3)

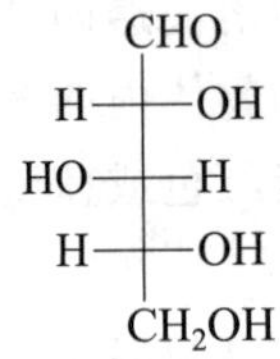
(4)

解：对映体：(1)与(3)；差向异构体：(1)与(2)，(1)与(4)。

从结构分析，化合物(1)的费歇尔投影式中所有手性碳上的羟基处于右侧，化合物(3)的费歇尔投影式中所有羟基处于左侧，互为对映异构体；差向异构体的概念是有多个手性碳的非对映体，彼此间仅有一个手性碳原子的构型不同，而其余的都相同者，称为差向异构体。化合物(1)和(2)为非对映体，只有2位的手性碳构型不同，3位和4位的手性碳构型一样，所以为差向异构体；化合物(1)和化合物(4)，只有3位的手性碳构型不同，2位和4位的手性碳构型一样，所以也为差向异构体。

五、综合习题

1. 单选题。

(1) 与Fehling试剂不发生沉淀反应的是(　　)。

A. D-葡萄糖　　B. D-果糖　　C. 蔗糖　　D. 乳糖

(2) 能与 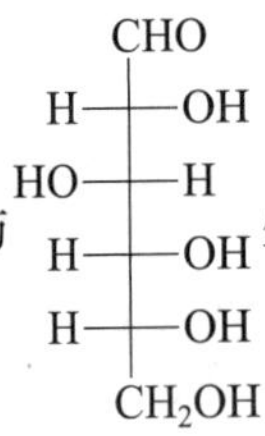 生产同样糖脎的是(　　)。

A. 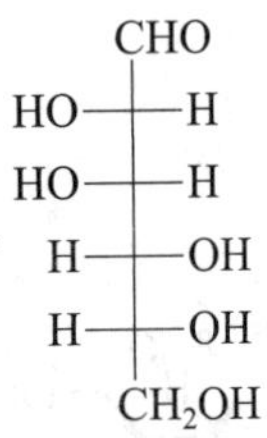　　B. 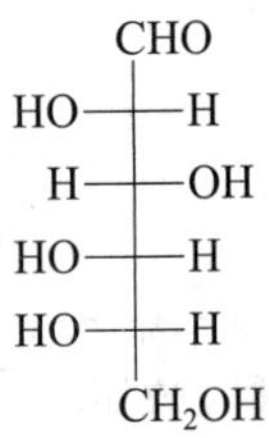　　C. 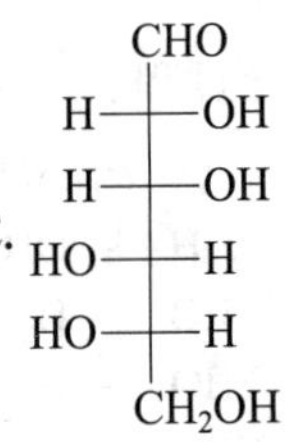　　D. 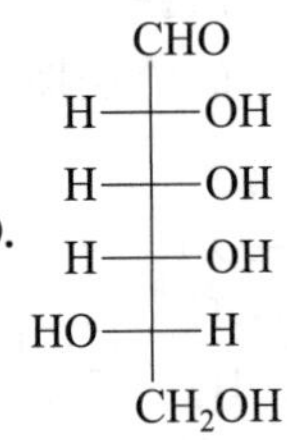

(3) 糖原和支链淀粉的不同在于(　　)。

A. 组成单糖的单位　　B. 苷键的形成

C. 分支的多少　　D. 与碘反应的颜色

(4) 下列糖类中属于酮糖的是(　　)。

A. 核糖　　B. 葡萄糖　　C. 半乳糖　　D. 果糖

(5) D-葡萄糖和D-甘露糖是(　　)。

A. 差向异构体　　B. 端基异构体　　C. 对映异构体　　D. 构象异构体

(6) 构象式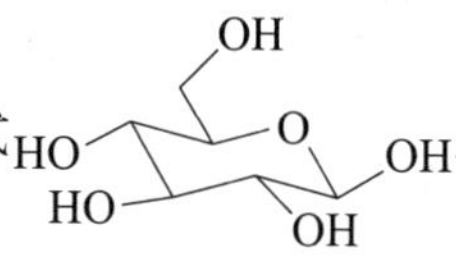所对应的化合物是( )。

A. β-D-吡喃葡萄糖　　B. α-D-吡喃葡萄糖

C. β-D-吡喃半乳糖　　D. α-D-吡喃半乳糖

(7) 糖类在人体内的储存形式是( )。

A. 蔗糖　　B. 淀粉　　C. 半乳糖　　D. 糖原

(8) 在下列试剂中，可用于检查糖尿病患者尿中的葡萄糖的是( )。

A. 三氯化铁溶液　　B. 茚三酮溶液　　C. Benedict 试剂　　D. 溴水

(9) 区别甘露糖和果糖可用( )。

A. 稀硝酸　　B. 溴水　　C. 碘　　D. Fehling 试剂

(10) β-D-甲基葡萄糖苷所具有的性质是( )。

A. 变旋现象　　B. 与 Benedict 试剂作用

C. 与乙酸酐作用　　D. 酸作用下不水解

(11) 支链淀粉中，各结构单位之间的结合键为( )。

A. α-1,2-苷键　　B. α-1,4-苷键和 α-1,6-苷键

C. β-1,4-苷键　　D. β-1,6-苷键

(12) 下列糖中，人体消化酶不能消化的是( )。

A. 糖原　　B. 淀粉　　C. 麦芽糖　　D. 纤维素

(13) 1,6-二磷酸吡喃葡萄糖的分子中含有( )。

A. 苷键　　B. 高能磷酸键　　C. 磷酸单酯键　　D. 磷酸二酯键

(14) 下列化合物不具有变旋光现象的是( )。

A. 果糖　　B. 核糖　　C. 葡萄糖　　D. 蔗糖

2. 写出己酮糖各种可能的开链结构式，并标出手性碳原子，理论上共有多少个立体异构体？

3. 写出 D-(＋)-葡萄糖的 C-2 差向异构体和对映体，以及 β-D-(＋)-吡喃葡萄糖的对映体。

4. 写出下列化合物的 Haworth 透视式。

(1) β-D-果糖　　(2) β-D-呋喃脱氧核糖　　(3)麦芽糖

5. 写出 D-(＋)-葡萄糖与下列试剂反应的主要产物。

(1) 羟胺　　(2) 过量的苯肼　　(3) 溴水　　(4) 稀硝酸

(5) 甲醇/氯化氢气体　　(6) 乙酸酐

6. 在碱性条件下，D-葡萄糖和 D-果糖之间可以互变，试写出反应式来解释此现象。

7. 果糖是酮糖，为什么可以和 Tollens 试剂、Fehling 试剂反应，而不能与溴水反应？

8. 下列哪些糖是还原性糖？哪些是非还原性糖？

(1) D-甘露糖　　(2) D-阿拉伯糖　　(3) D-山梨糖　　(4) 来苏糖　　(5)蔗糖

(6) 麦芽糖　　(7) 甲基-β-D-葡萄糖　　(8) 淀粉　　(9) 纤维素

9. 哪些糖和 D-吡喃葡萄糖有相同的脎？

10. 区别下列各组化合物。

（1）葡萄糖与果糖 （2）葡萄糖与蔗糖 （3）麦芽糖与淀粉

11. 写出 α-D-甘露糖与下列试剂的反应式。

（1）稀硝酸 （2）过量的苯肼

（3）甲醇，干燥的氯化氢 （4）乙酸酐，无水氯化锌

12. 如何实现下列转变？

（1）由 D-吡喃葡萄糖生成甲基-D-吡喃葡萄糖苷

（2）由 D-呋喃果糖生成 D-果糖脎

（3）由 D-半乳糖生成 D-半乳糖酸

（4）由 D-半乳糖生成 D-半乳糖二酸

（5）由 D-吡喃甘露糖生成五丙酰基-D-吡喃甘露糖

13. 一单糖衍生物 A 的分子式为 $C_9H_{18}O_6$，无还原性，水解后生成 B 和 C 两种产物。B 用溴水氧化后生成 D-葡萄糖酸，C 的分子式为 C_3H_8O，且能发生碘仿反应。试推测 A 的可能构造式。

14. 麦芽糖和淀粉都是由葡萄糖单元构成的，麦芽糖有还原性，而淀粉却无还原性，这是为什么？淀粉为何与碘接触会变成深蓝色？

15. 写出所有用硝酸氧化后生成内消旋糖二酸的 D-己醛糖。

六、综合习题参考答案

1.（1）C （2）A （3）C （4）D （5）A （6）A （7）D （8）C （9）B （10）C （11）B （12）D （13）C （14）D

2. 共有 16 种立体异构体：

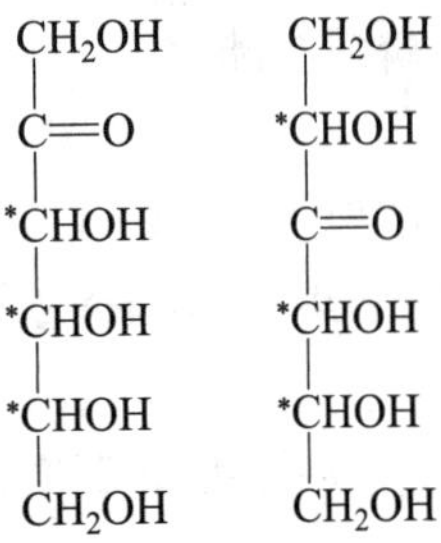

3. 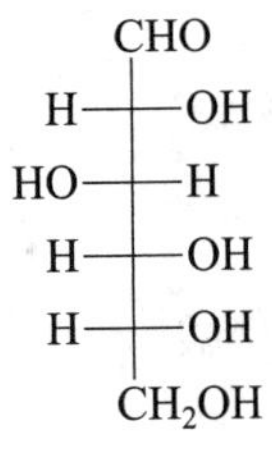 的 C-2 差向异构体是 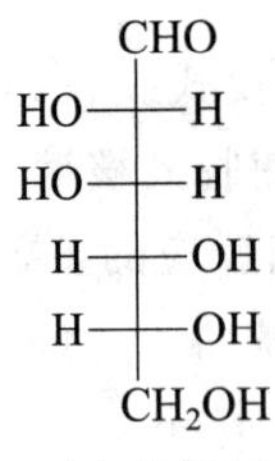

D-(+)-葡萄糖　　　D-(+)-甘露糖

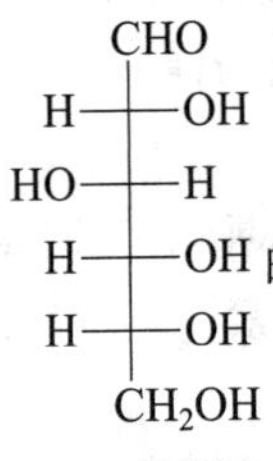 的对映体是 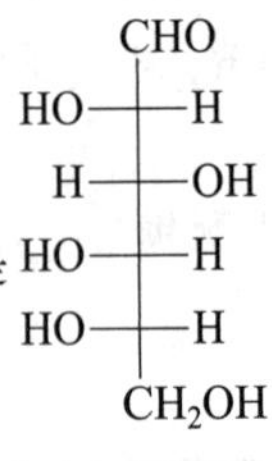

D-(+)-葡萄糖　　　L-(−)-葡萄糖

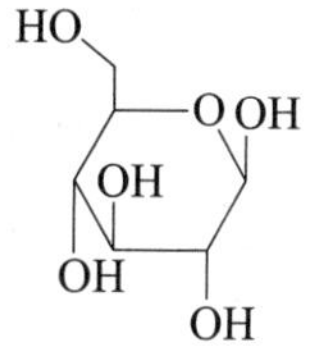
β-D-(+)-葡萄糖

的对映体是

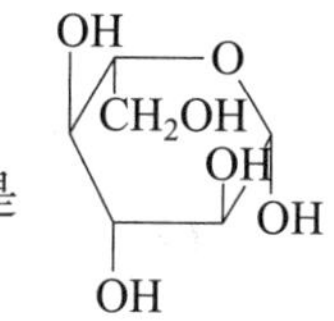
β-L-(−)-葡萄糖

4. (1)

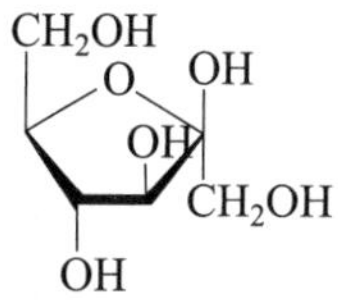
β-D-呋喃果糖

(2)

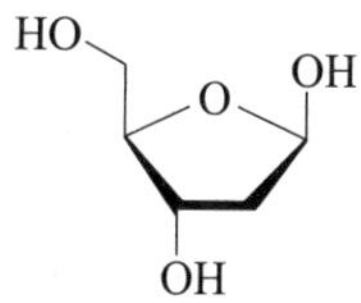
β-D-呋喃脱氧核糖

(3)

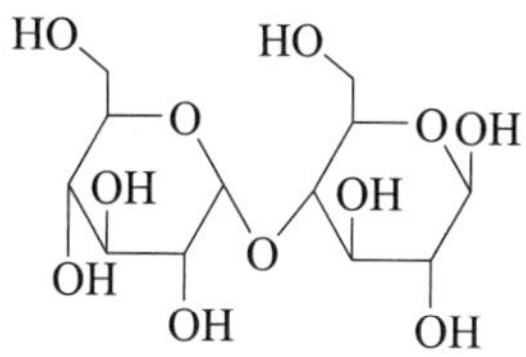
麦芽糖

5. (1)

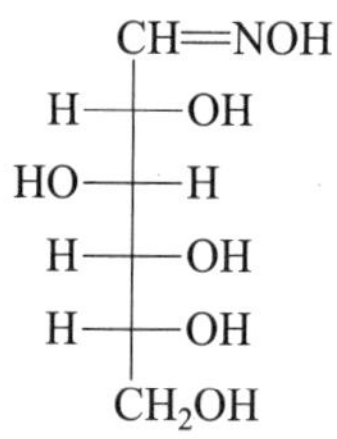

(2)

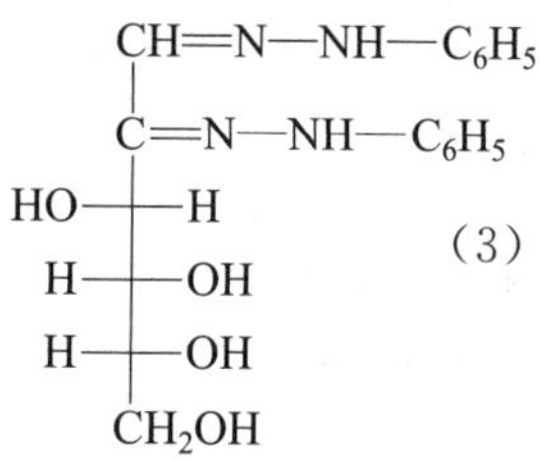

(3)

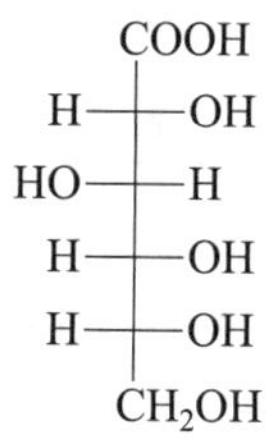

(4)

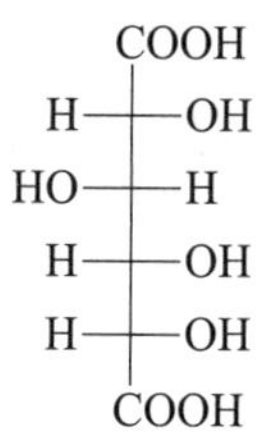

(5)

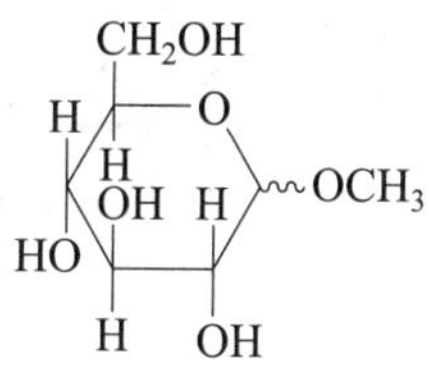

(6)

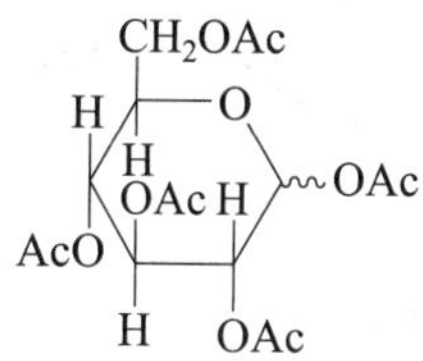

6.

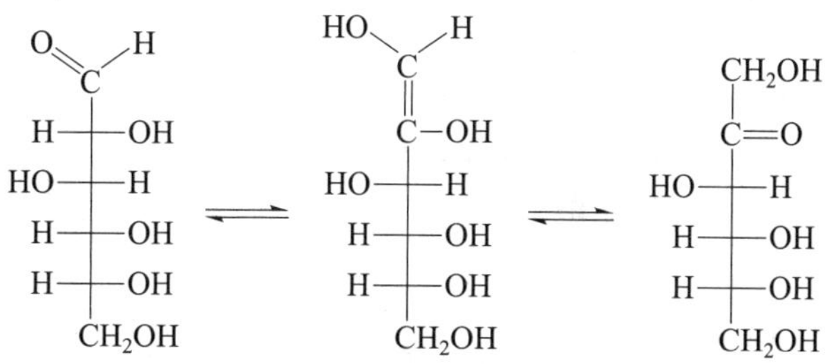
D-葡萄糖　　(烯醇)　　D-果糖

7. 果糖在碱性溶液中可转化为葡萄糖及其他含有醛基的化合物，故能与具有碱性的 Fehling 试剂、Tollens 试剂反应。而溴水的 pH 为 6，在此溶液中果糖不易发生变化。

8. D-甘露糖、D-阿拉伯糖、D-山梨糖、来苏糖、麦芽糖是还原性糖，蔗糖、甲基-β-D-葡萄糖苷、淀粉、纤维素是非还原性糖。

9. 果糖和甘露糖

10. (1)

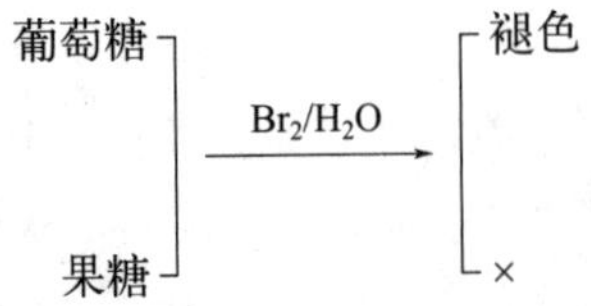

(2)

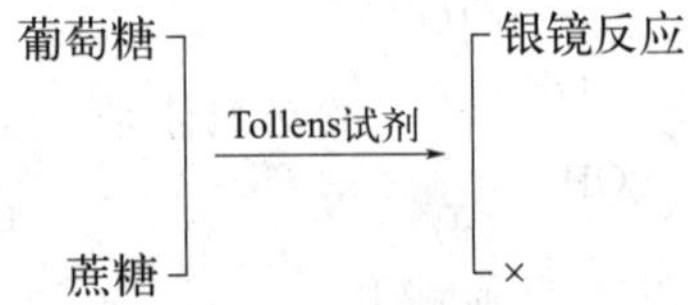

(3)

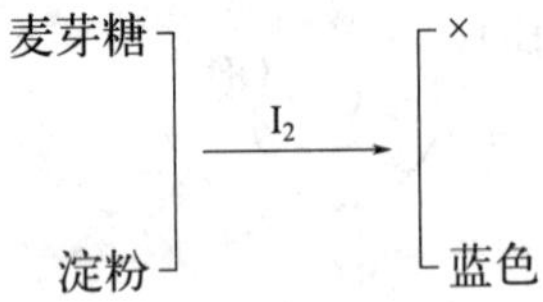

11. (1)

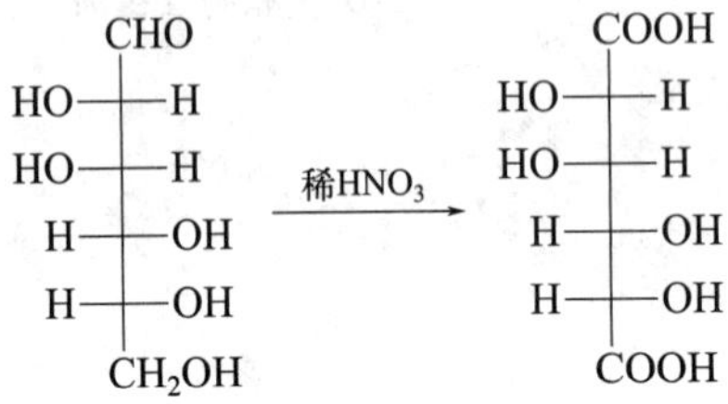

(2)

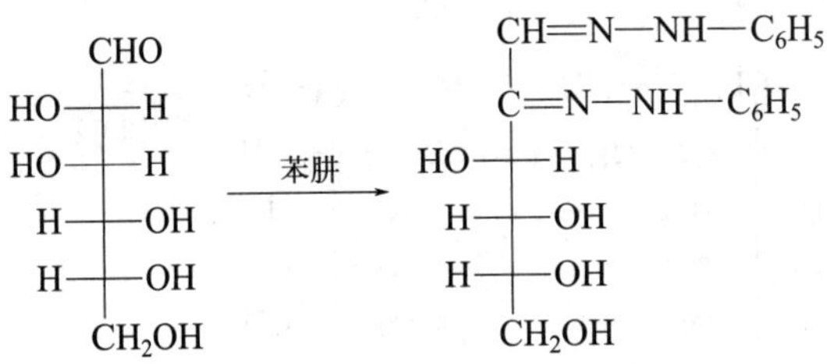

(3)

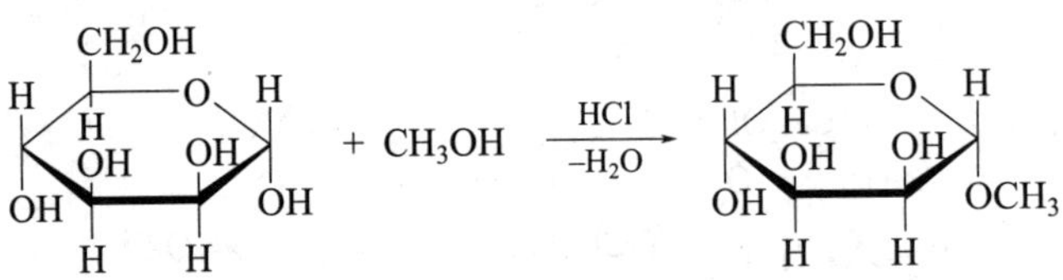

(4)

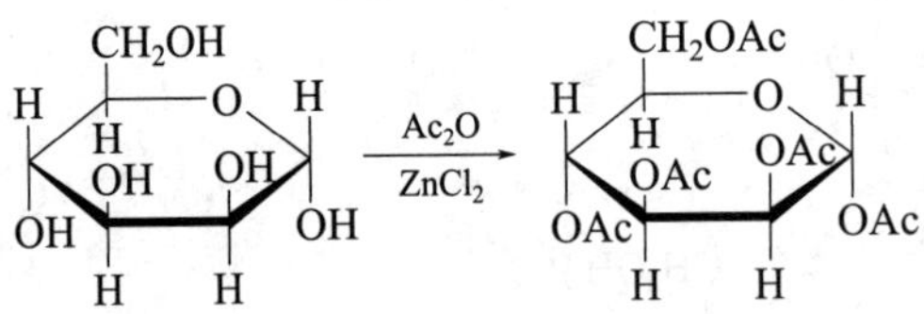

12. (1) 用 CH_3OH，HCl 处理 (2) 用过量苯肼的酸性溶液处理
(3) 溴水氧化后再酸化 (4) 用硝酸处理
(5) 用丙酸酐处理

13.

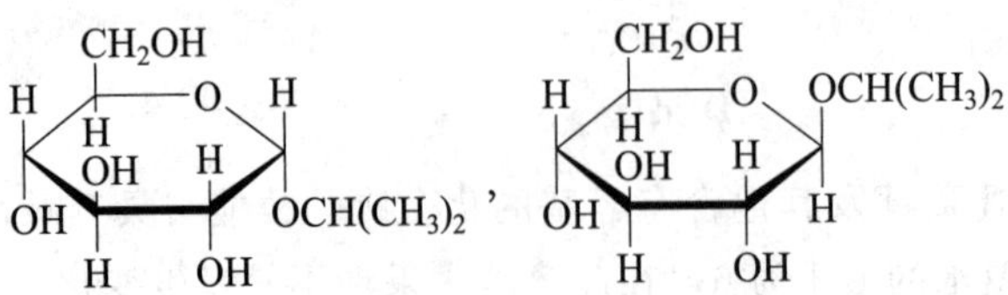

14. 麦芽糖分子中有半缩醛羟基，所以麦芽糖有还原性。淀粉的链是葡萄糖分子之间通过苷键连接而成的长链，只有末端的葡萄糖单元还保留着游离的半缩醛羟基，所占比例极

少，不能显示出还原性。可溶性淀粉的长链是呈螺旋状的，螺旋当中的空隙正好适合碘分子进入。碘与淀粉之间通过范德华力而成为复合物，从而改变了碘原来的颜色而呈深蓝色。

15. 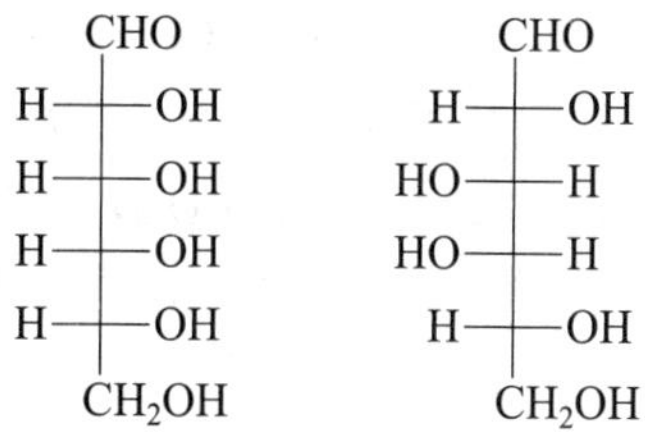

（1）　（2）

七、教材课后习题参考答案

1. 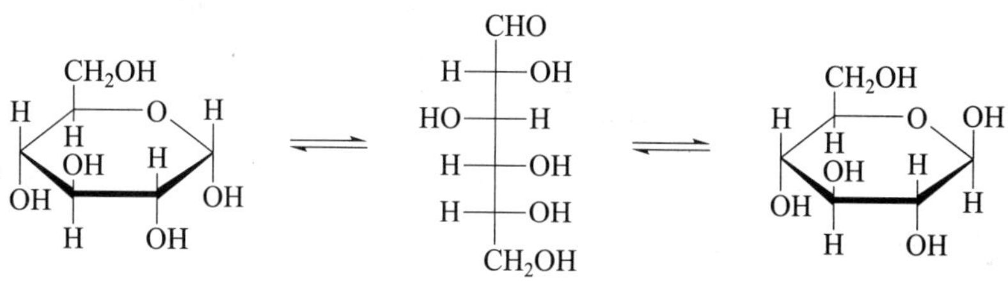

α-D-吡喃葡萄糖　D-葡萄糖　β-D-吡喃葡萄糖

D-葡萄糖与其环状结构可以相互转化，最终达到一个动态平衡。

2. D、L 是指相对构型标记法，对于葡萄糖来说，离羰基最远的手性碳 C-5 的—OH 在 Fischer 投影式(碳链竖写，羰基具有最小编号)的右边为 D 型，相反的属于 L 构型。+、- 是指旋光性物质的旋光方向，+表示右旋，-表示左旋；α、β 表示葡萄糖的环状结构的构型。对于 D 型糖而言，若半缩醛羟基与羟甲基同侧(位于环上方)，则标记为 β 型，若半缩醛羟基在羟甲基的异侧(位于环平面下方)，则标记为 α 型。

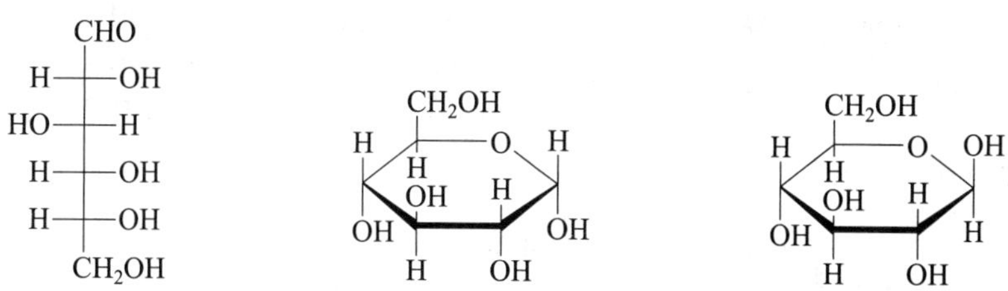

D-(+)-葡萄糖　α-D-(+)-吡喃葡萄糖　β-D-(+)-吡喃葡萄糖

3. 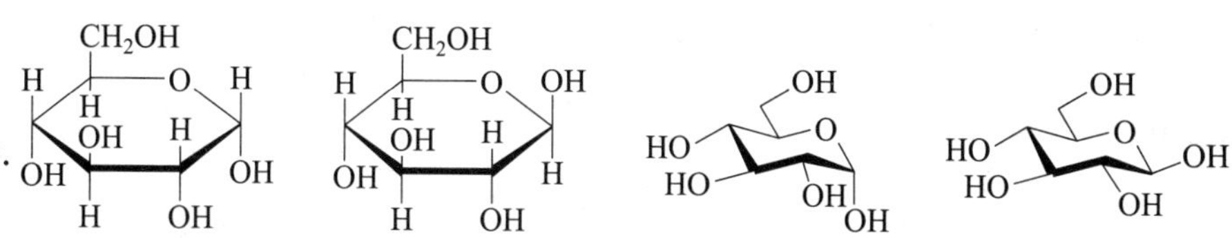

α-D-吡喃葡萄糖　β-D-吡喃葡萄糖　α-D-吡喃葡萄糖　β-D-吡喃葡萄糖

4. (1) C 与 E 为对映异构体；(2) C、D、F 之间为非对映异构体，E、D、F 之间为非对映异构体，G 与 H 为非对映异构体；(3) D 与 E 互为差向异构体，D 与 F 互为差向异构体。

5. 凡能被碱性弱氧化剂氧化的糖称为还原糖，不反应的称为非还原糖。还原糖的分子中均具有半缩醛羟基。常见的二糖中蔗糖为非还原糖，蔗糖分子中无半缩醛羟基，所有的多糖都为非还原糖。

6.通过氧原子把糖和配基连接起来的化学键称糖苷键。单糖的环状结构有 α-和 β-两种构型，所以可生成 α-和 β-两种构型的糖苷。苷键的构型由环状结构中的半缩醛羟基的构型决定。蔗糖、乳糖、麦芽糖、糖原、纤维素可以水解，水解之后的最终产物：蔗糖为 D-果糖和 D-葡萄糖；乳糖为 D-葡萄糖和 D-半乳糖；麦芽糖、糖原、纤维素均为 D-葡萄糖。蔗糖为 α，β-1，2-苷键；乳糖为 β-1，4-苷键；麦芽糖为 α-1，4-苷键；糖原为 α-1，4-苷键；纤维素为 β-1，4-苷键。

7.（1）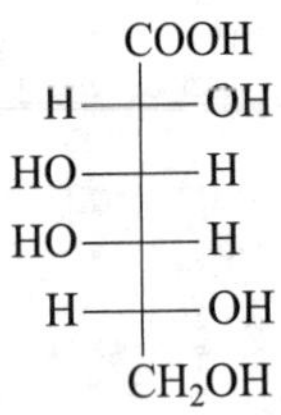（2）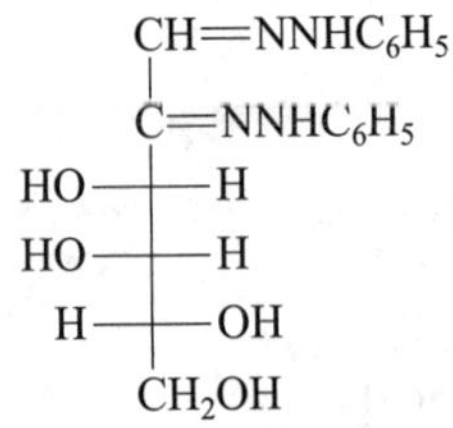（3）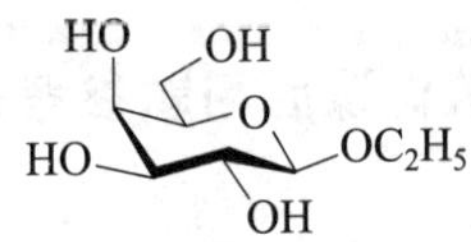

（4）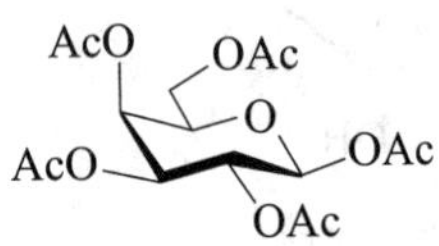（5）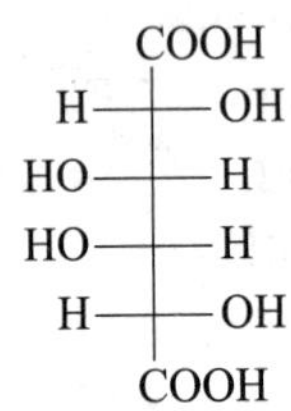

8. 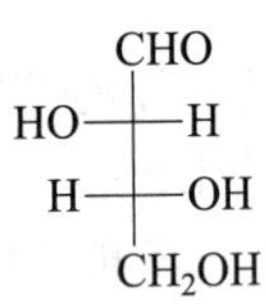
（Ⅰ）
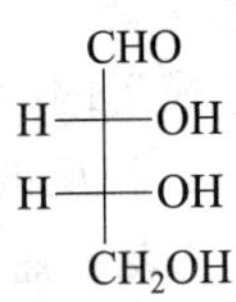
（Ⅱ）

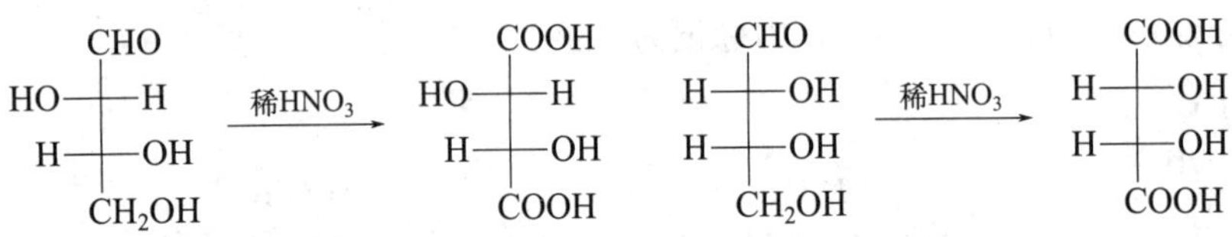

9.有两种可能：

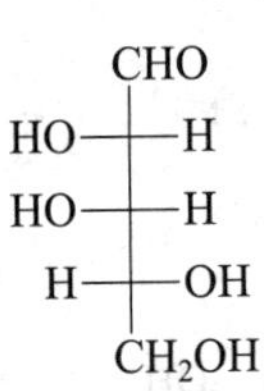
A
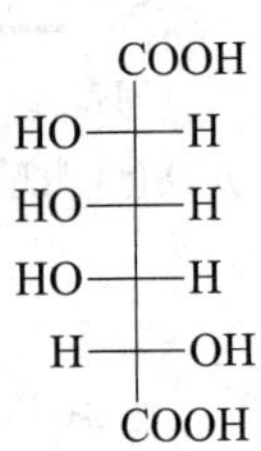
B
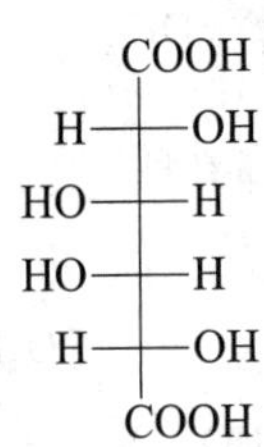
C

或者：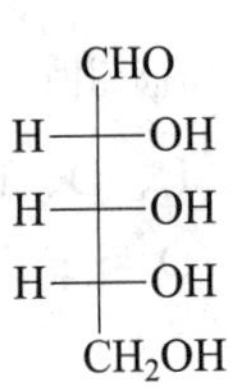
A
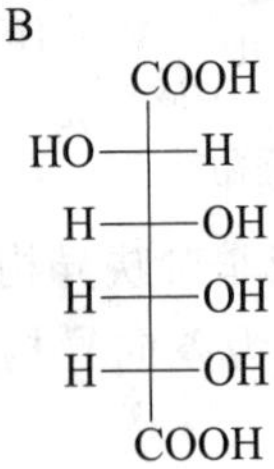
B
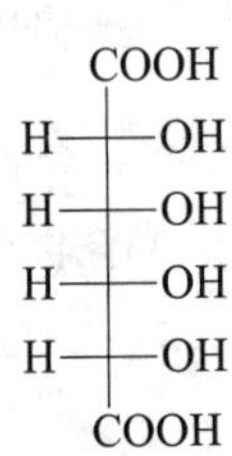
C

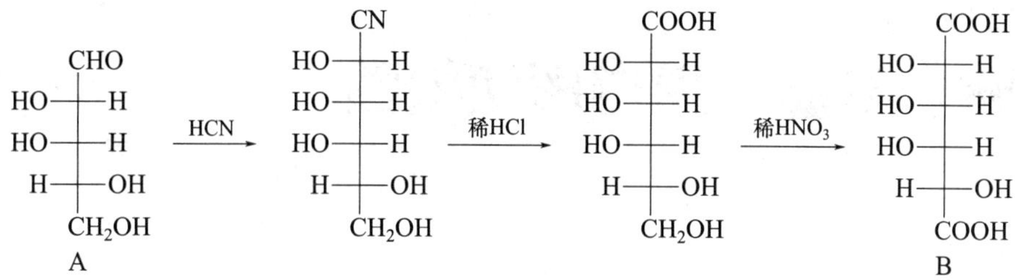

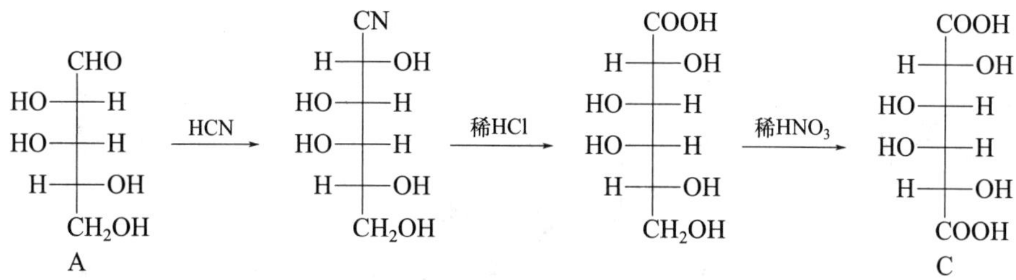

或者：

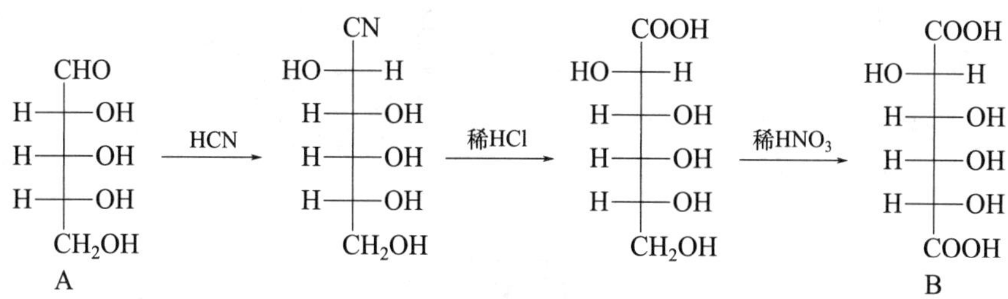

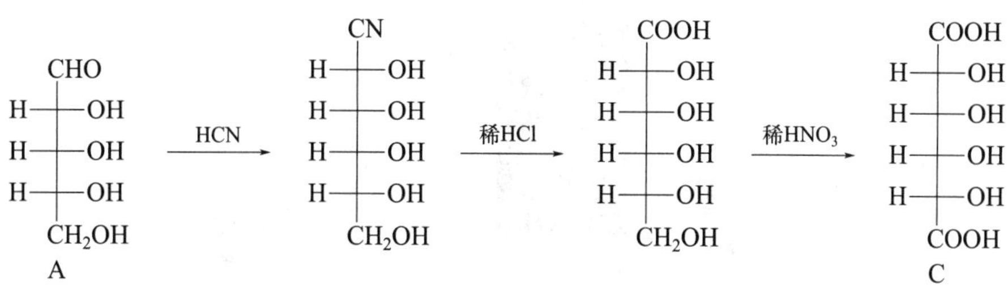

10.

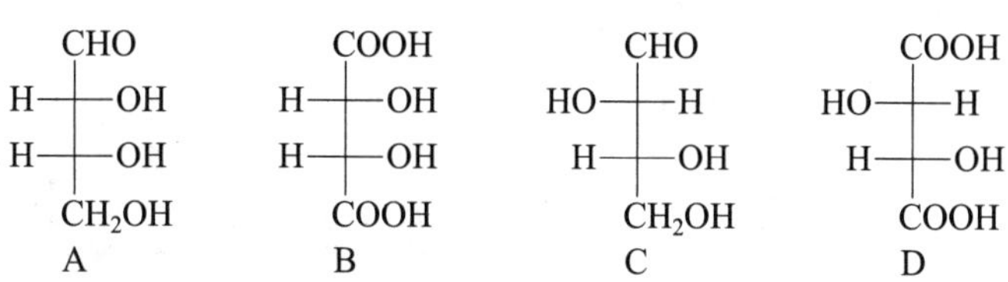

第十三章
氨基酸、多肽、蛋白质和核酸

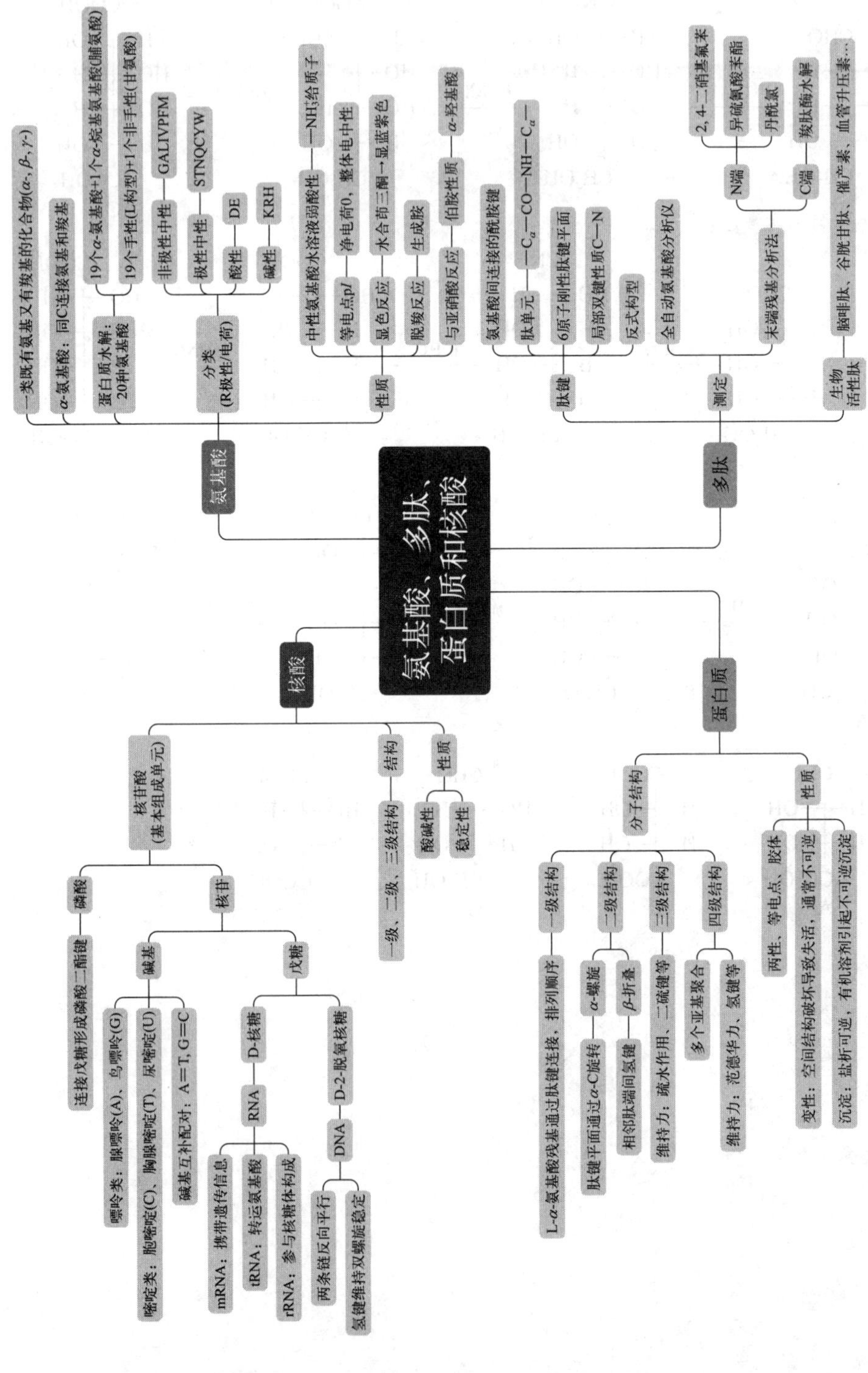

一、学习要求

1. 识别氨基酸、多肽、蛋白质和核酸的结构；
2. 区分氨基酸和核酸的分类；
3. 阐述氨基酸和多肽的命名方法；
4. 简述氨基酸的物理性质；
5. 归纳氨基酸的化学性质；
6. 识别肽键的结构；
7. 列举重要的生物活性肽及其作用；
8. 概括蛋白质的性质；
9. 区分核酸的结构组成与理化性质；
10. 通过羧酸化学性质推断氨基酸的性质；
11. 利用等电点判断溶液中氨基酸的带电性。

二、内容精讲

（一）氨基酸

1. 结构、分类和命名

羧酸分子中烃基上的氢被氨基取代的化合物称为氨基酸，氨基酸是组成蛋白质的基本单元。根据氨基酸分子中氨基和羧基的相对位置可分为 α-氨基酸、β-氨基酸、γ-氨基酸等。蛋白质水解后产生的氨基酸，除脯氨酸外，都是 α-氨基酸，其结构通式表示如下：

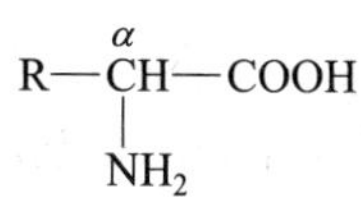

构成蛋白质的氨基酸主要有 20 种。

根据氨基酸分子中氨基和羧基的数目不同，将其分为中性、碱性和酸性氨基酸。

中性氨基酸分子中氨基和羧基数目相等(如甘氨酸、丙氨酸等)；碱性氨基酸分子中氨基数目多于羧基数目(如赖氨酸、精氨酸等)；酸性氨基酸分子中羧基数目多于氨基数目(如谷氨酸、天冬氨酸等)。

除甘氨酸外，其他 α-氨基酸中的 α-碳原子均为手性碳，都具旋光性，天然氨基酸大多是 L-构型。在氨基酸的费歇尔投影式中，凡是氨基位置与 L-甘油醛中手性碳原子上的羟基位置相同，称为 L-构型；反之为 D-构型。氨基酸侧链的手性碳原子的构型按 R/S 标记法标定。

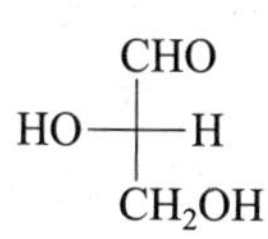

L-甘油醛

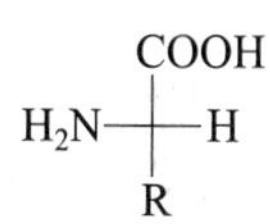

L-氨基酸

为方便起见，氨基酸一般用俗名。

2. 物理性质

α-氨基酸都是无色或白色结晶，熔点较高，很多具有接近 300 ℃的高熔点。氨基酸大多难溶于非极性溶剂，易溶于水。

3. 化学性质

氨基酸既具有羧酸的性质，又具有胺类化合物的性质，同时还具有这两种官能团相互影响而赋予它们的某些特性。

(1) 等电点

在氨基酸水溶液中，其偶极离子既可与 H^+ 结合成正离子，也可以失去 H^+ 成为负离子。这 3 种离子在水溶液中通过得失氢离子(H^+)而互相转化并呈平衡状态。

在氨基酸的酸性水溶液中，H^+ 的浓度高，抑制了羧基的解离，氨基酸分子主要以阳离子形式存在；在碱性水溶液中，由于 H^+ 的浓度很低，则氨基酸主要以羧酸阴离子的形式存在。

把氨基酸的水溶液置于电场中时，由于溶液的 pH 值不同，氨基酸有不同的表现。如果在一定 pH 值溶液中，使氨基酸的阳离子和阴离子的数量相等，溶液中主要以电中性的偶极离子存在时，电场中就没有氨基酸的泳动发生，此时溶液的 pH 值就称为该氨基酸的等电点。

在等电点时，由于氨基酸水溶液中阴阳离子浓度相等，此时的氨基酸在水中的溶解度最小。利用氨基酸等电点时在水溶液中溶解度最小的性质，通过调节溶液的酸碱度，可对氨基酸的混合物进行初步分离和纯化。

(2) 受热后的变化

① α-氨基酸受热时可以发生分子间的交互脱水而生成六元环的交酰胺(又称二酮吡嗪)。当 2 分子的 α-氨基酸受热时，可以脱去一分子水生成二肽，但更容易生成二酮吡嗪。二酮吡嗪用酸或碱处理又可得二肽。

② β-氨基酸受热时，氨基酸易失去一分子氨而生成 α,β-不饱和酸。

③ γ-或 δ-氨基酸受热时，则容易发生分子内的脱水而生成 γ-内酰胺或 δ-内酰胺。在酸性或碱性条件下，这些内酰胺水解又得到原来的氨基酸。

众多氨基酸中除脯氨酸及羟脯氨酸含亚氨基，其余的氨基酸都能与亚硝酸反应产生氮气。该反应可定量释放出氮气，可用于测定氨基酸的量。

④ α-氨基酸在体外[如加 $Ba(OH)_2$、加热]或体内酶的作用下，还可以发生脱羧反应，生成胺类化合物。

α-氨基酸与茚三酮的水合物在水溶液中共热时，可生成蓝紫色的化合物，这个颜色反应常用于 α-氨基酸的比色测定和色谱分析的显色。

在温和的条件下，氨基酸中的氨基或多肽分子中 N 端含有的游离氨基，可以作为亲核试剂与 2,4-二硝基氟苯发生反应，生成黄色的 N 端带有 2,4-二硝基苯基的氨基酸，该反应可用于 N 端标记蛋白质来分析其序列。

α-氨基酸分子中的羧基和另一 α-氨基酸分子中的氨基脱水生成的酰胺化合物称为肽，氨基酸之间的酰胺键称为肽键。由两分子氨基酸形成的肽称为二肽；由三分子氨基酸形成的肽称为三肽。由十个以内氨基酸相连而成的肽称为寡肽；更多氨基酸构成的肽称为多肽。

(二) 多肽和蛋白质

1. 多肽

多肽链中有自由氨基的一端称为氨基末端或 N 端；有游离羧基的一端称为羧基末端或 C 端。多肽链就是由多个氨基酸以酰胺键相连形成的肽链(主链)和多种多样的侧链两部分组成，主链常被称为骨架。肽链中参与肽键形成后留下的氨基酸结构单元，被称为氨基酸残基。

多肽的命名是从 N 端开始，按顺序直至 C 端。除 C 端氨基酸残基保留氨基酸原名外，其余每个氨基酸残基都用“酰”字代替“酸”字。

2. 蛋白质

蛋白质是由一条或多条肽链组成，具有三维结构的复杂大分子。现在，国际生物化学与分子生物学协会的生化命名委员会已经采纳蛋白质的一级、二级、三级和四级结构的概念。

蛋白质的一级结构通常是指蛋白质分子中肽链的氨基酸残基的排列顺序。蛋白质的二级结构是指肽链主链的空间构象和其所呈现的形状。有两种主要类型的二级结构：α-螺旋和 β-折叠。蛋白质分子在二级结构的基础上进一步卷曲折叠，形成具有特定空间构象的紧凑结构，称为三级结构。由多条肽链(三级结构)聚合而形成特定空间构象的分子叫作蛋白质的四级结构。

(三) 核酸

天然存在的核酸有两类：一类是脱氧核糖核酸(DNA)，另一类是核糖核酸(RNA)。

1. 组成

核酸是核苷酸构成的多聚体，核苷酸是由核苷和磷酸组成，而核苷是由戊糖和杂环碱组成的。

核酸中所含的杂环碱通常称为碱基。构成核苷酸的碱基主要有 5 种，分属嘌呤和嘧啶两类含氮杂环。腺嘌呤和鸟嘌呤属嘌呤类，它们在 DNA 和 RNA 中均存在；胞嘧啶、胸腺嘧啶和尿嘧啶属嘧啶类。胞嘧啶存在于 DNA 和 RNA 中；胸腺嘧啶存在于 DNA 中；尿嘧啶存在于 RNA 中。

组成核酸中的糖是五碳糖，分别是 β-D-核糖(RNA 中)和 β-D-2′-脱氧核糖(DNA 中)。含有 2′-脱氧核糖的核酸叫作脱氧核糖核酸(DNA)；含有核糖的核酸称为核糖核酸(RNA)。

核苷是指由嘌呤类或嘧啶类的碱基 N-1 位的氢原子与戊糖(核糖或 2′-脱氧核糖)，C-1 位的 β-半缩醛羟基脱水而成的氮苷。

核苷酸是指核苷分子中核糖或脱氧核糖的 3′或 5′位上的羟基与磷酸生成的酯。在生物体内的核苷酸主要是 5′-磷酸酯。

2. 分类和结构

根据核酸中所含戊糖的种类(核糖或 2′-脱氧核糖)，核酸可分为 DNA 和 RNA 两类。根据 RNA 在蛋白质合成中所起的作用，其又可分为三类(主要的)：核蛋白体 RNA、信使 RNA 和转运 RNA。

核酸中核苷酸排列的顺序即为核酸的一级结构。在 DNA 和 RNA 分子中，除糖基不同外，碱基也有差异。DNA 中的碱基是 A、C、G、T；RNA 中的则为 A、C、G、U。二级结构是核酸的空间结构，最著名的就是 DNA 双螺旋结构模型。DNA 在双螺旋结构(二级结构)的基础上还进一步缩成闭链环状、开链状或麻花状等形式的三级结构。

3. 性质

DNA 为白色纤维状固体，微溶于水；RNA 为白色粉末，也微溶于水。

核酸是两性分子，既有碱基部分，又有磷酸酯部分的游离磷酸根，但碱基的碱性很弱。对于碱基环上的氨基来说，与苯胺结构类似，氮原子上未共用电子对可离域到环上，降低了碱性，碱性比苯胺还弱，所以碱基的碱性主要反映在杂环环内的氮原子上。在生理条件下，核苷和核苷酸的碱基部分是不带电的。

受外界因素(加热、机械力等)的影响，DNA 分子稳定的双螺旋结构会变为无规则的单链结构，此称为 DNA 的变性。DNA 和 RNA 对碱性水解的敏感性不同。

三、重点难点

重点：氨基酸的结构和化学性质；多肽的结构；蛋白质的结构；等电点。

难点：等电点；蛋白质的结构。

四、典型例题解析

【例】 谷氨酸(Glu)是一种酸性氨基酸，其结构中含有两个羧基和一个氨基。已知谷氨酸的等电点(p*I*)是 3.22，请写出其在 pH=1、pH=3.22 和 pH=11 溶液中主要存在的离子形式？

解：

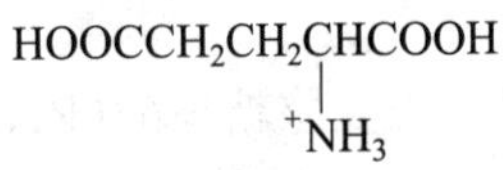

pH=1

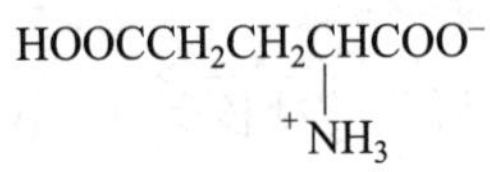

pH=3.22

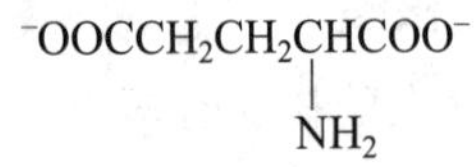

pH=11

等电点是指当氨基酸或蛋白质分子以兼性离子形式存在，其净电荷为零时溶液的 pH 值。在此 pH 下，氨基酸在电场中不发生迁移。对于含有可解离侧链的氨基酸，其 p*I* 的计算需要精确判断参与形成兼性离子的两个官能团。

在极强酸性条件下(pH=1)：溶液中 H^+ 浓度极高，谷氨酸的两个羧基和氨基均被质子化。此时分子结构为 α-COOH、γ-COOH 和 α-NH_3^+，净电荷为+1。

当 pH 升高至 3.22(p*I*)附近：α-羧基和 γ-羧基开始失去质子，从—COOH 转变为羧基负离子，氨基酸主要形式净电荷变为 0。

当 pH 继续升高至 11：碱性最弱的 α-氨基开始失去质子，从其共轭酸—NH_3^+ 转变为—NH_2，分子的主要形式净电荷为−2。

五、综合习题

1. 单选题

(1) 在 pH 值为 6.0 的缓冲溶液中电泳，氨基酸基本不动的是(　　)。

A. 精氨酸　　B. 谷氨酸　　C. 赖氨酸　　D. 丙氨酸

(2) 组成核酸的基本结构单位是(　　)。

A. 戊糖和脱氧核糖　　B. 含氮碱基

C. 单核苷酸　　D. 磷酸和戊糖

(3) 蛋白质的一级结构是指(　　)。

A. 由哪些氨基酸组成的　　B. 由多少个氨基酸组成的

C. 组成蛋白质的氨基酸排列次序　　D. 多肽链的空间结构

(4) 下列氨基酸中，无旋光性的是(　　)。

A. 丙氨酸　　B. 组氨酸　　C. 甘氨酸　　D. 色氨酸

(5) 核酸中连接碱基与戊糖间的键是(　　)。

A. 氧苷键　　B. 氮苷键　　C. 二硫键　　D. 肽键

(6) 属于蛋白质结构中主要化学键的是(　　)。

A. 氢键　　B. 盐键　　C. 疏水键　　D. 肽键

(7) DNA 中含有的糖是(　　)。

A. L-核糖　　B. D-核糖　　C. L-脱氧核糖　　D. D-脱氧核糖

(8) 下列氨基酸与 HNO_2 反应，不能放出氮气的是(　　)。

A. 甘氨酸　　B. 精氨酸　　C. 脯氨酸　　D. 色氨酸

(9) 天冬氨酸在 pH 值为 10.0 的溶液中，其主要存在形式是(　　)。

A. 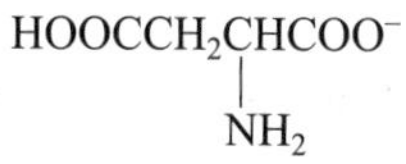　　B. 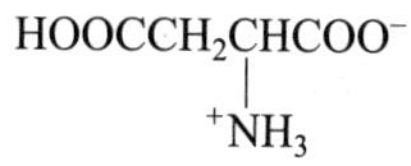

C. 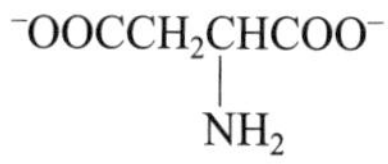　　D. 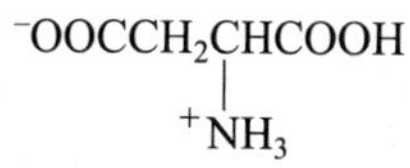

(10) 用重金属盐沉淀蛋白质时，蛋白质溶液的 pH 值最好调节为(　　)。

A. 大于 7　　B. 7　　C. 小于 7　　D. 稍大于等电点

(11) 下列氨基酸中，属于非必需氨基酸的是(　　)。

A. 赖氨酸　　B. 酪氨酸　　C. 苯丙氨酸　　D. 亮氨酸

(12) 不能与茚三酮溶液反应生成蓝紫色化合物的是(　　)。

A. 酪氨酸　　B. 氨　　C. 脯氨酸　　D. 白蛋白

(13) 盐析使蛋白质沉淀析出，主要是破坏蛋白质的(　　)。

A. 氢键　　B. 疏水力　　同性电荷　　D. 水化膜

(14) 下列氨基酸属 *S* 构型的是(　　)。

A. 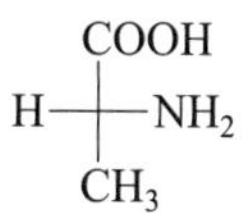　　B. 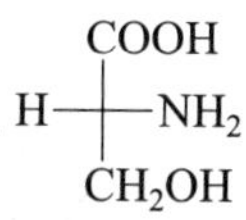　　C. 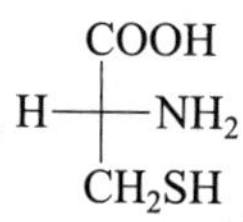　　D. 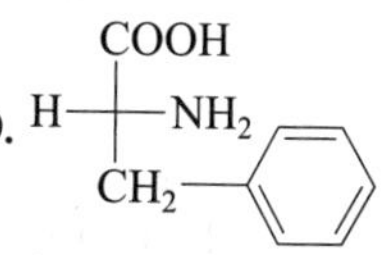

(15) 具有旋光性的天然氨基酸都是(　　)。

A. L-构型　　B. D-构型　　C. *S*-构型　　D. *R*-构型

(16) 谷氨酸在蒸馏水中带负电荷，其 p*I* 值可能是(　　)。

A. 10.76　　B. 9.40　　C. 8.58　　D. 3.22

(17) 把等电点为 4.87 的卵清蛋白置于 pH 值为 6.50 的缓冲溶液中，此时该蛋白的存在形式及在外电场作用下的电泳方向为(　　)。

A. 以分子存在，不向正极或负极移动

B. 主要以两性离子存在，不向正极或负极移动

C. 主要带正电荷向负极移动

D. 主要带负电荷向正极移动

(18) 维持蛋白质 α-螺旋结构的主要化学键是(　　)。

A. 肽键　　B. 氢键　　C. 盐键　　D. 酯键

(19) 不能发生缩二脲反应的是(　　)。

A. 二肽　　B. 多肽　　C. α-氨基酸　　D. 蛋白质

(20) 下列 5 种天然的 α-氨基酸中，属于 *R*-构型的是(　　)。

A. 甘氨酸　　B. 丙氨酸　　C. 半胱氨酸　　D. 赖氨酸

2. 写出下列反应式。

(1) 亮氨酸＋NaOH

(2) 甘氨酸盐酸盐＋$SOCl_2$

(3) 丙氨酸＋$NaNO_2$＋HCl

(4) 甘氨酸＋$Ba(OH)_2$＋加热

(5) γ-氨基丁酸＋加热

3. 写出符合下列实验现象的 α-氨基酸的结构式。

(1) 和过量乙酐作用生成单乙酰衍生物，但用 HNO_2 处理时无 N_2 放出。

(2) 分子式为 $C_5H_{11}O_2N$，和 HNO_2 成盐，再用稀 NaOH 溶液处理可重新得到原氨基酸。

(3) 0.445 g 样品用 HNO_2 处理，可生成 112 mL N_2(标准状态)。

4. 将下列氨基酸溶于蒸馏水中，然后通入电流，预期氨基酸离子的迁移方向是怎样的？

(1) 丙氨酸(pI 值为 6.0)

(2) 赖氨酸(pI 值为 9.74)

(3) 天冬氨酸(pI 值为 2.77)

5. 如何分离赖氨酸和丙氨酸的混合物？

6. 写出下列多肽的结构式。

(1) 甘-甘-丙-苯丙-亮

(2) 丝氨酰蛋氨酰脯氨酸

(3) 赖-丙-丙(NH_2)

7. 写出下列多肽的名称。

(1) 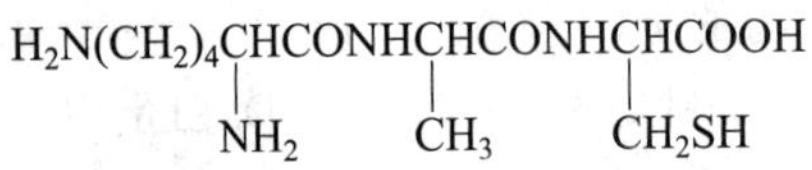

(2) 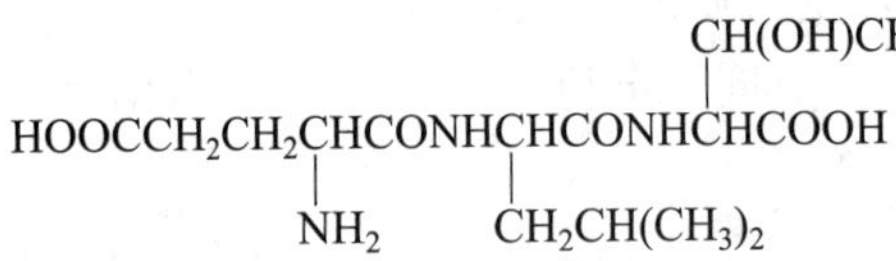

(3) 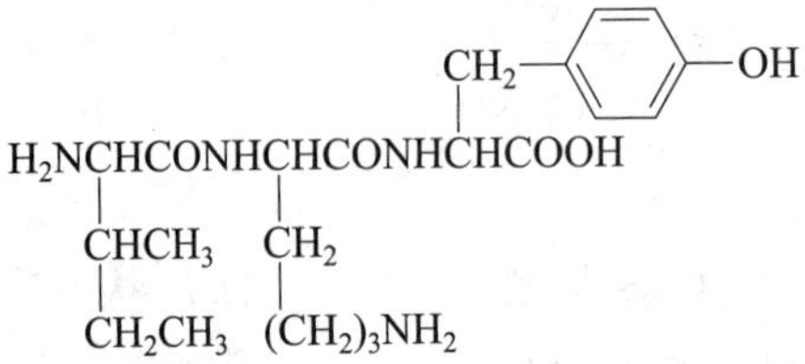

(4) 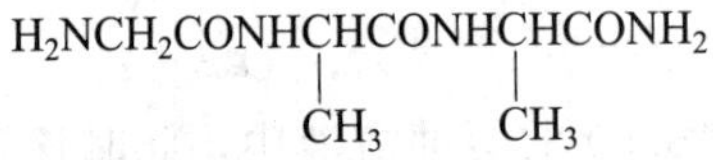

8. 写出四肽丙-谷-甘-亮在：(1)完全水解，(2)部分水解时产物的名称。

9. 从甘氨酸和丙氨酸可合成几种二肽？

10. 某三肽完全水解时，生成甘和丙两种氨基酸，该三肽若用 HNO_2 处理后再水解则得到 2-羟基乙酸、丙氨酸及甘氨酸。试推测这三肽的可能结构。

11. DNA 和 tRNA 的二级结构是什么？

12. 何谓碱基配对？它们是如何配对的？

六、综合习题参考答案

1. (1) D (2) C (3) C (4) C (5) B (6) D (7) D (8) C (9) C (10) D (11) B (12) C (13) D (14) C (15) A (16) D (17) D (18) B (19) C (20) C

2.(1) $CH_3CH(CH_3)CH(NH_2)COOH + NaOH \longrightarrow CH_3CH(CH_3)CH(NH_2)COONa + H_2O$

(2) $CH_2(NH_2\cdot HCl)COOH + SOCl_2 \longrightarrow CH_2(NH_2\cdot HCl)COCl + HCl\uparrow + SO_2\uparrow$

(3) $CH_3CH(NH_2)COOH + NaNO_2 + HCl \longrightarrow CH_3CH(OH)COOH + NaCl + H_2O + N_2\uparrow$

(4) $CH_2(NH_2)COOH + Ba(OH)_2 \xrightarrow{\triangle} CH_3NH_2 + BaCO_3 + H_2O$

(5) 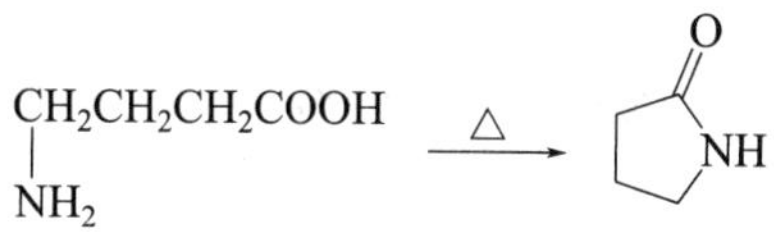

3.(1) 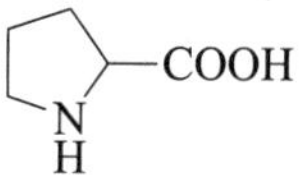　(2) $CH_3CH(N(CH_3)_2)COOH$　(3) $CH_3CH(NH_2)COOH$

4.(1) 丙氨酸大部分以阴离子状态存在，迁向阳极。

(2) 赖氨酸大部分呈阳离子存在，迁向阴极。

(3) 天冬氨酸大部分以阴离子存在，迁向阳极。

5.两者的等电点不同，赖氨酸为 9.74，丙氨酸为 6.0，将混合物调节至 pH 值为 6.0 或 9.74，通电流。在 pH 值为 6.0 时，丙氨酸不能迁移，赖氨酸阳离子迁向阴极。在 pH 值为 9.74 时，赖氨酸不能迁移，丙氨酸阴离子移向阳极。

6.(1) $H_2NCH_2CONHCH_2CONHCH(CH_3)CONHCH(CH_2Ph)CONHCH(CH_2CH(CH_3)_2)COOH$

(2) 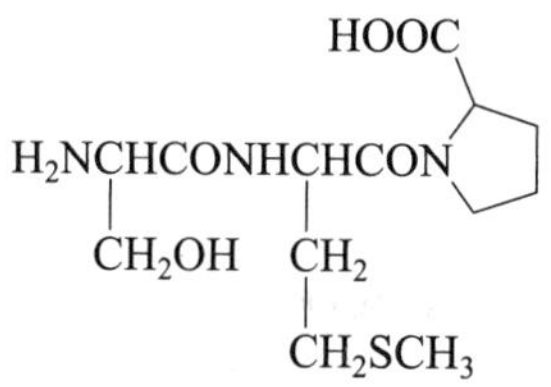

(3) $H_2NCH_2(CH_2)_3CH(NH_2)CONHCH(CH_3)CONHCH(CH_3)CONH_2$

7.(1) 赖-丙-半胱　(2) 谷氨酰亮氨酰苏氨酸

(3) 异亮-赖-酪　(4) 甘-丙-丙(NH_2)

8.(1) 丙氨酸、谷氨酸、甘氨酸、亮氨酸。

(2) 三种二肽：丙-谷、谷-甘、甘-亮；两种三肽：丙-谷-甘、谷-甘-亮。

9.四种二肽：甘-甘、丙-丙、丙-甘、甘-丙。

10.甘-甘-丙或甘-丙-甘。

11.DNA 的双螺旋结构和 tRNA 的三叶草结构都属于核酸的二级结构。

12.两条多核苷酸链上的碱基间以氢键联系，即一条链的碱基上—NH_2 的氢与另一条链上碱基的氧或氮之间形成氢键，且在 DNA 中总是 A 与 T 之间有两个氢键连接，G 与 C 之间有三个氢键连接。这种一定的匹配关系称为碱基互补或碱基配对。

七、教材课后习题参考答案

1. 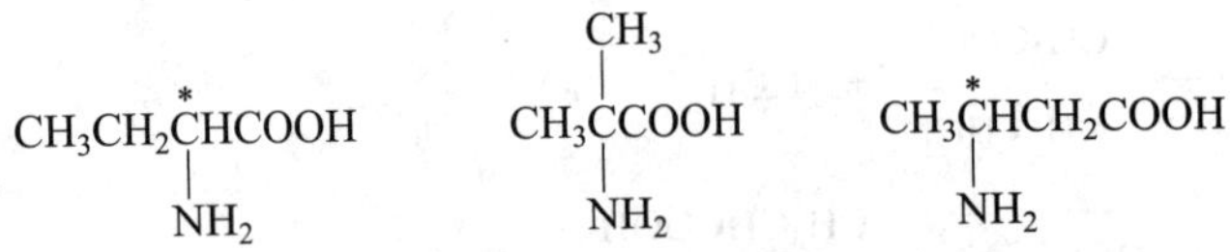

2-氨基丁酸　　2-氨基-2-甲基丙酸　　3-氨基丁酸

$NH_2CH_2CH_2CH_2COOH$　　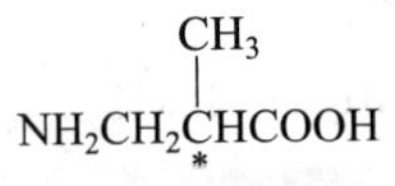

4-氨基丁酸　　3-氨基-2-甲基丁酸

2.（1）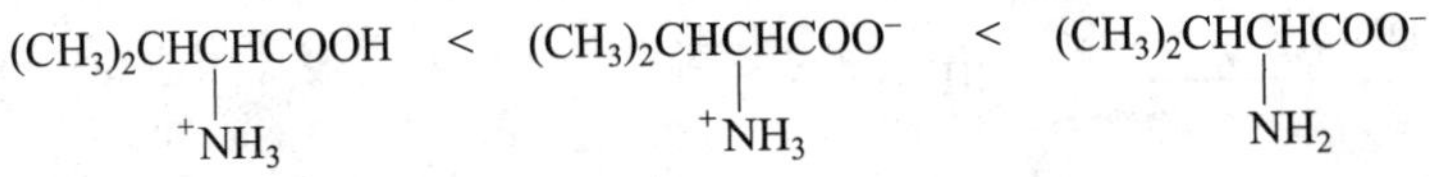

（2）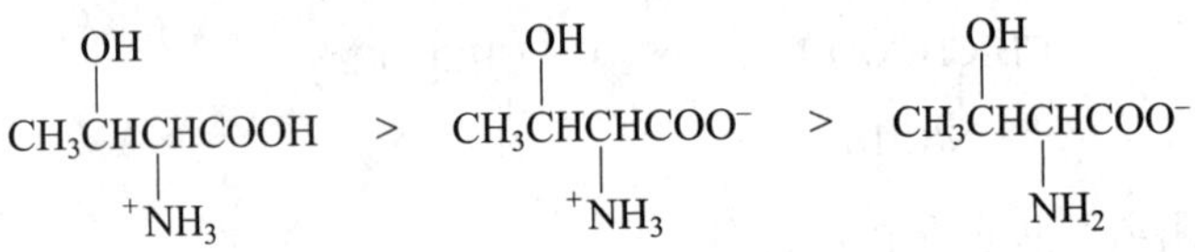

（3）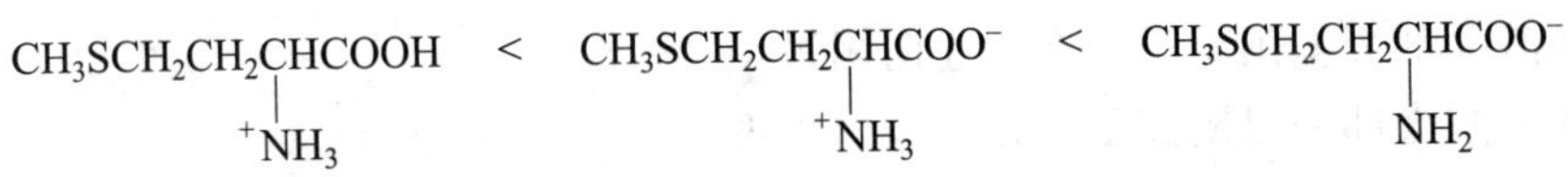

（4）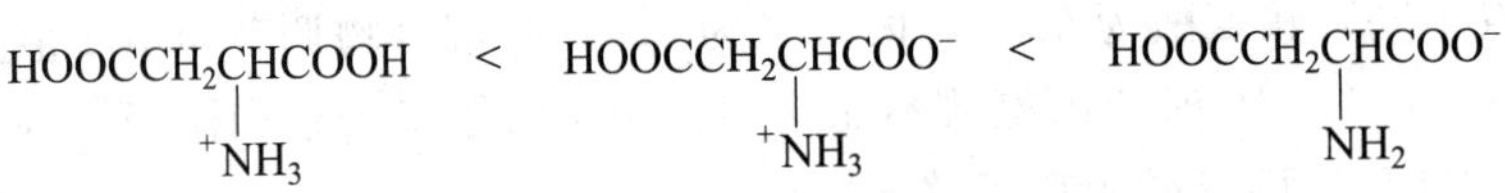

（5）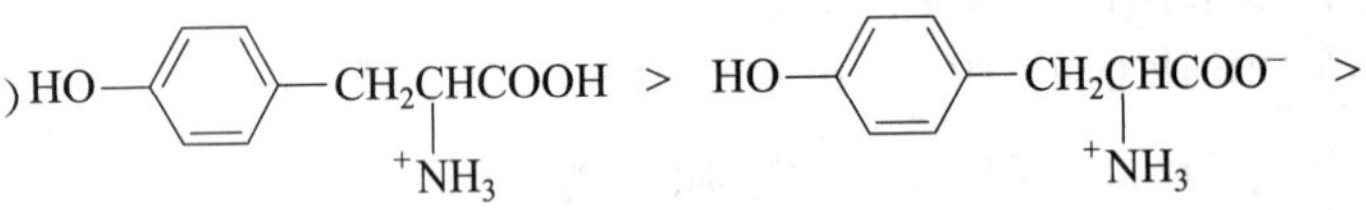

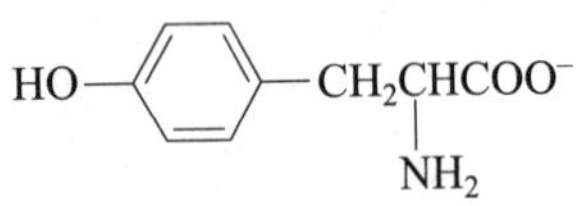

（6）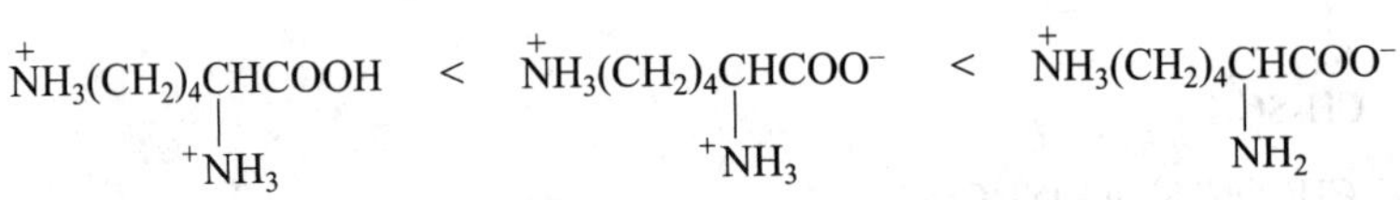

3.（1）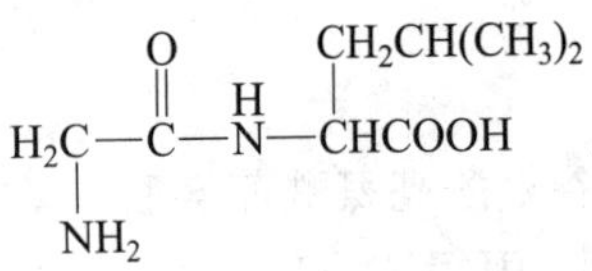，2 种　　（2）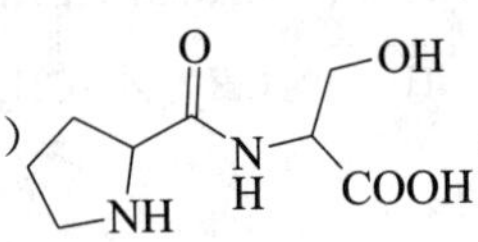，4 种

（3）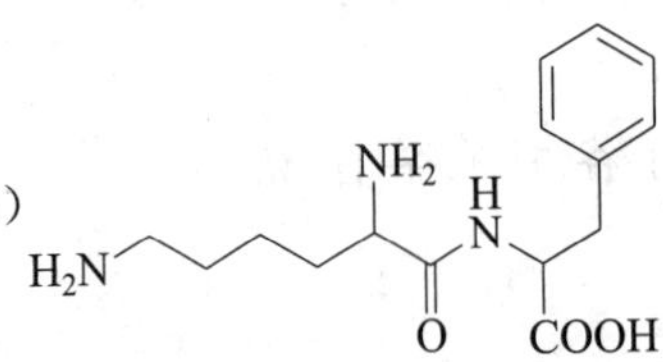，4 种　　（4）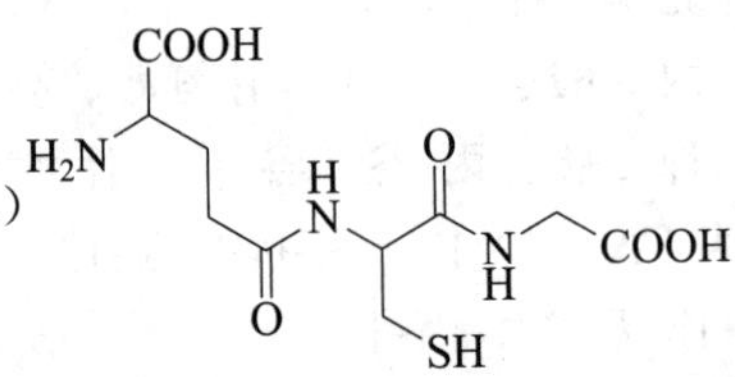，4 种

4.（1）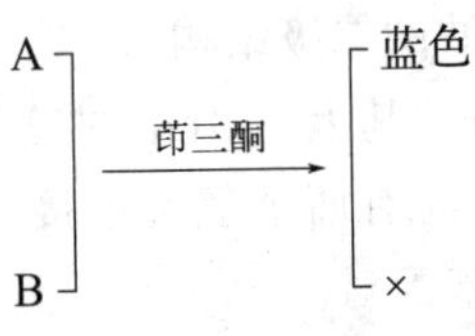　　（2）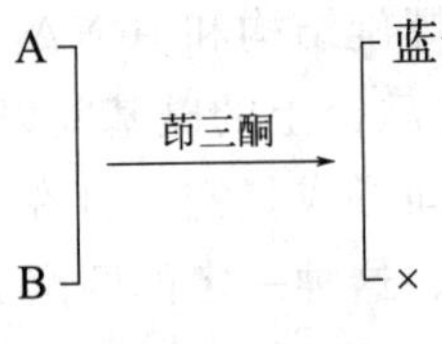

(3) 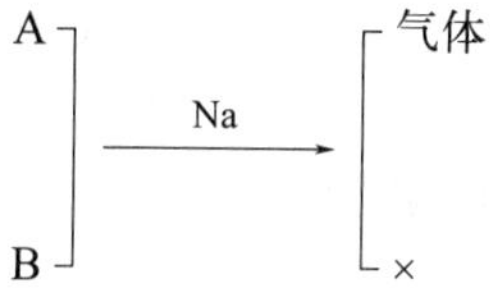

(4) 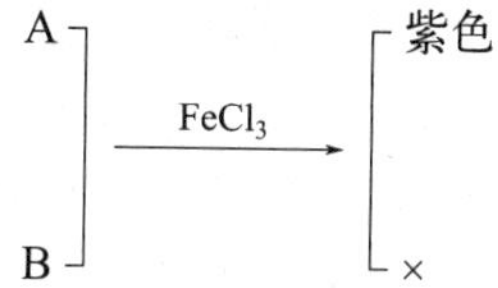

(5) 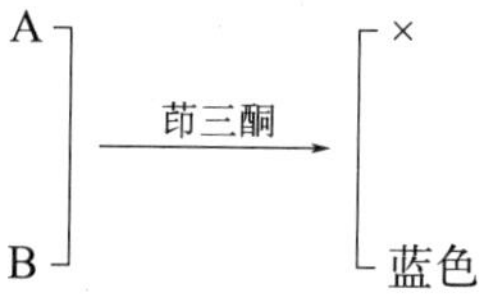

5.(1) 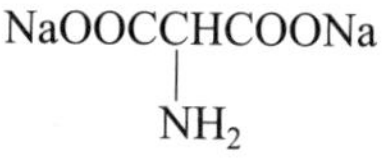

(2) 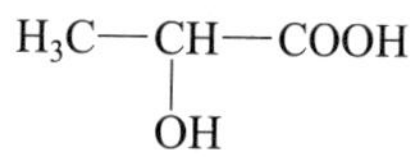

(3) 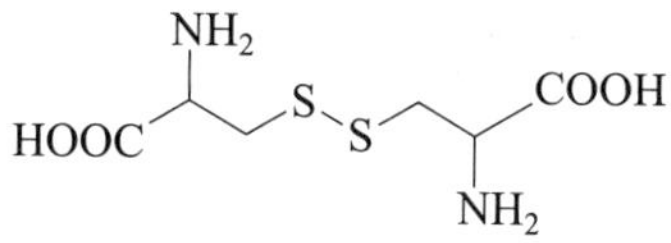

(4) 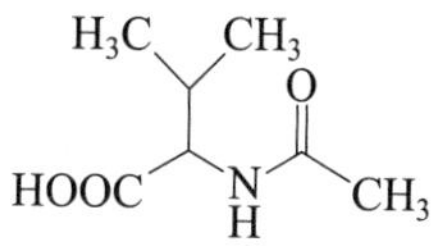

(5) 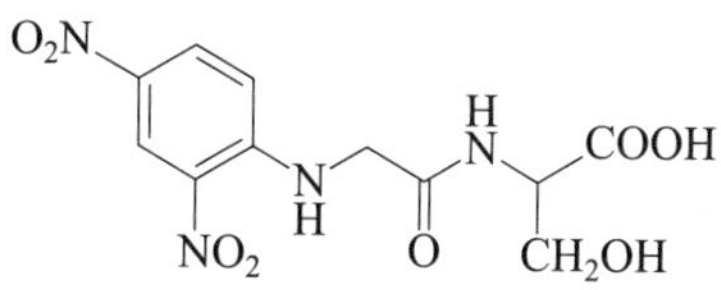

6.(1) 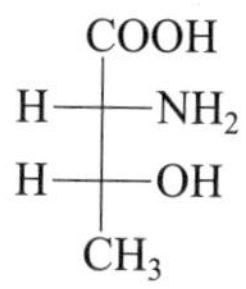

(2*R*,3*R*)-2-氨基-3-羟基丁酸

(2) 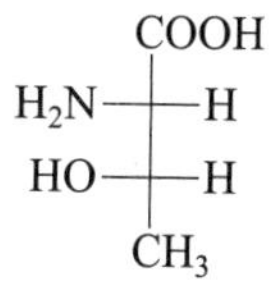

(2*S*,3*S*)-2-氨基-3-羟基丁酸

(3) 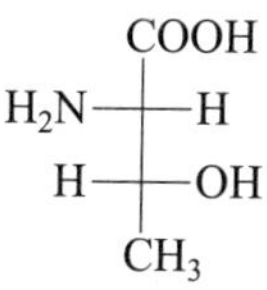

(2*S*,3*R*)-2-氨基-3-羟基丁酸

(4) 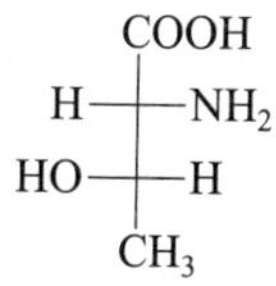

(2*R*,3*S*)-2-氨基-3-羟基丁酸

7.(1) pH＝6.0，丙氨酸以两性离子存在，电泳不移动；谷氨酸负离子浓度大，电泳向正极；组氨酸正离子浓度大，电泳向负极；精氨酸正离子浓度大，电泳向负极。

(2) pH＝3.0，丙氨酸正离子浓度大，电泳向负极；谷氨酸正离子浓度大，电泳向负极；组氨酸正离子浓度大，电泳向负极；精氨酸正离子浓度大，电泳向负极。

(3) pH＝10.8，丙氨酸负离子浓度大，电泳向正极；谷氨酸负离子浓度大，电泳向正极；组氨酸负离子浓度大，电泳向正极；精氨酸负离子浓度大，电泳向正极。

8.(1) $(CH_3)_2CHCH_2CH_2COOH$　H_2NCH_2COOH　$HOOCCH_2CHNH_2COOH$

(2) H_2NCH_2COOH

(3) $H_2NCH_2CH_2CH_2CH_2COOH$

9.多肽分子中主键是肽键，副键有氢键、二硫键、疏水键。

10.根据蛋白质的形状可分为纤维蛋白质和球蛋白质；根据蛋白质的化学组成可分为单纯蛋白质和结合蛋白质；根据蛋白质的功能可分为酶、激素、抗体、输送蛋白和收缩蛋白。具体参见本章蛋白质的分类。

11.蛋白质的一级结构指蛋白质分子中肽键的氨基酸残基的排列顺序。二级结构指肽链

的空间结构和其所呈现的形状。血红蛋白结构中的氢键、二硫键、疏水键等形式相互作用形成三级结构，通过聚合形成四级结构。

12. 核酸分为核糖核酸（RNA）和脱氧核糖核酸（DNA），RNA 由 A、C、G、U 四种碱基构成，DNA 由 A、C、G、T 构成。

13. 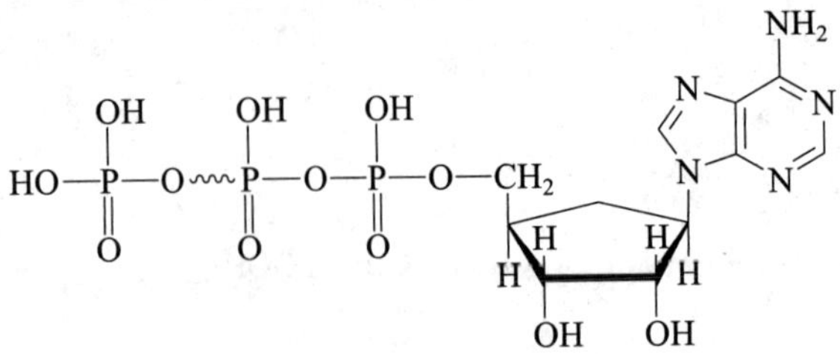

第十四章

脂类、萜类和甾族化合物

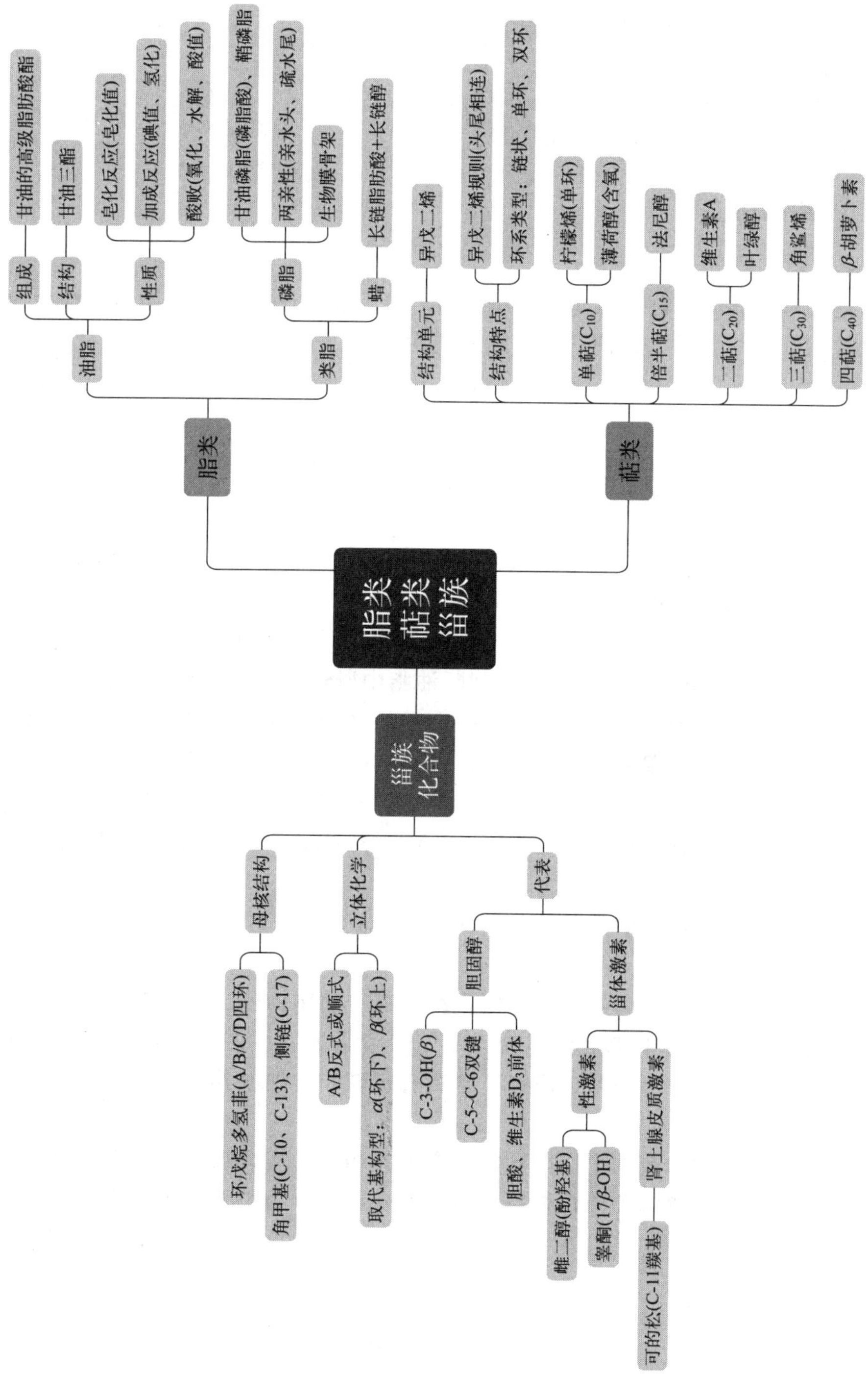

一、学习要求

1. 识别油脂的组成和结构；
2. 阐述油脂的命名方法和物理性质；
3. 归纳油脂的化学性质；
4. 区分磷脂的分类与结构；解释磷脂的重要生物学意义；
5. 识别甾族化合物的结构，判断甾族化合物的构型、异构体和构象；
6. 阐述重要的甾族化合物及其用途；
7. 区别萜类化合物的结构与分类；
8. 基于脂类化合物的结构推断化学性质；
9. 识别和判断萜类化合物的种类。

二、内容精讲

1. 油脂和蜡

油脂是油和脂肪的总称。从化学结构来看，油脂是甘油和高级脂肪酸结合生成的三酰甘油，三酰甘油在医学上称为甘油三酯，其通式为：

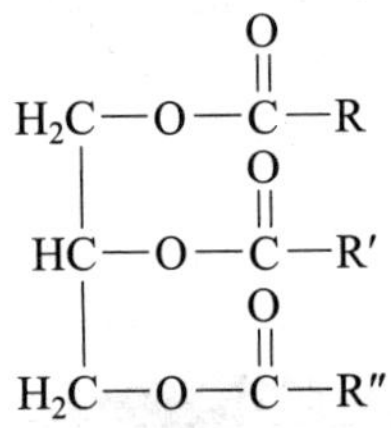

油脂在酸、碱或酶的作用下会水解成一分子的甘油和三分子的脂肪酸。油脂在碱性溶液中的水解反应又叫作皂化反应。使 1 g 油脂完全皂化所需要的氢氧化钾的质量(以 mg 为单位)叫作皂化值。根据皂化值的大小可以判断油脂中所含甘油酯的平均分子量。

为了测定油脂的不饱和程度，可以用一定量的油脂所能吸收的碘的量来判断。100 g 油脂所能吸收碘的质量称为碘值。碘值越大，则表示油脂的不饱和程度越高。

常用酸值来表示油脂中的游离脂肪酸，中和 1 g 油脂中的游离脂肪酸所需氢氧化钾的质量(以 mg 为单位)称为油脂的酸值。若酸值过高，表明油脂中游离的脂肪酸含量较高，油脂酸败严重。

蜡的主要成分是长链脂肪酸和长链一元醇所形成的酯。

2. 磷脂

磷脂是含磷酸酯类结构的类脂，它们广泛存在于动物的脑、肝、神经组织、蛋黄及植物的种子中，是构成细胞的重要组成部分。常见的磷脂多属磷酸甘油酯，有卵磷脂和脑磷脂等，它们水解后的产物是脂肪酸、磷酸、含氮有机碱和甘油或其他醇。

3. 萜类化合物

萜类化合物是由两个或两个以上异戊二烯单元相连的聚合物及其氢化物和含氧衍生物的总称。根据分子所含异戊二烯单位数目，萜类化合物可分为单萜、倍半萜、二萜、三萜等。

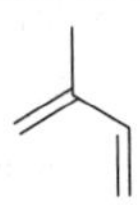

异戊二烯

4. 甾族化合物

甾族化合物又称类固醇化合物，它们的基本骨架是环戊烷多氢菲，四个环分别用 A、B、C、D 表示，环上的 17 个碳原子按如下顺序编号：

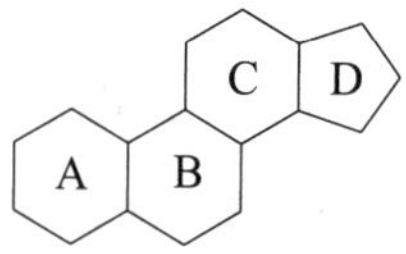

环戊烷多氢菲

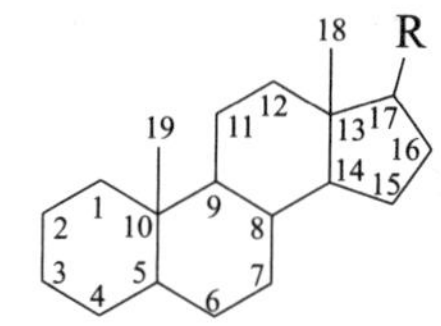

甾族化合物的基本结构

一般，在 C-13、C-10 上分别连有甲基，称为角甲基，这两个角甲基的碳原子编号分别为 C-18、C-19；在 C-17 上连有烃基、含氧基团或其他基团。在 C-3 上通常连有羟基。这样，构成了各种不同的甾族化合物。

在甾族化合物的基本结构中可以找出 7 个手性碳，即 C-5、C-8、C-9、C-10、C-13、C-14 及 C-17，理论上应有 $2^7=128$ 个旋光异构体。但由于四个环稠合在一起而互相牵制，实际上天然的甾族化合物只有少数稳定的异构体。

甾族化合物的四个碳环之间，每两个环若以单键稠合时，由于碳原子所连的原子或原子基团在空间排布不同，可形成顺、反异构体。目前已知的重要甾族化合物中，B、C 两环都是反式的，C、D 两环也几乎都是反式的，只有 A、B 两环有顺反两种稠合方式。因此甾族化合物可分为两系，即正系和异系。如 A、B 两环以顺式稠合(相当于顺式十氢化萘的构型)，即在 C-5 上的氢原子与 C-10 上的角甲基处于同侧，都伸向环系平面的上方，用实线表示时，称为正系(或 5β-)，以粪甾烷为代表；如 A、B 两环以反式稠合(相当于反式十氢化萘的构型)，即 C-5 上的氢原子与 C-10 上的角甲基不在同侧，而是伸向环系平面的下方，用虚线表示，称为异系(或 5α-)，以胆甾烷为代表。

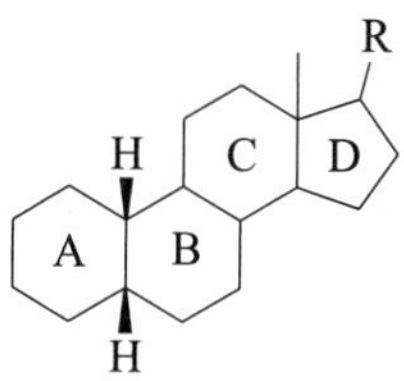

正系，A/B顺式

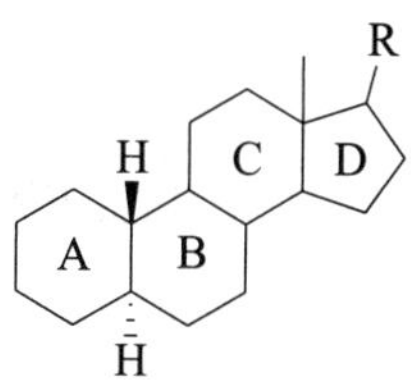

异系，A/B反式

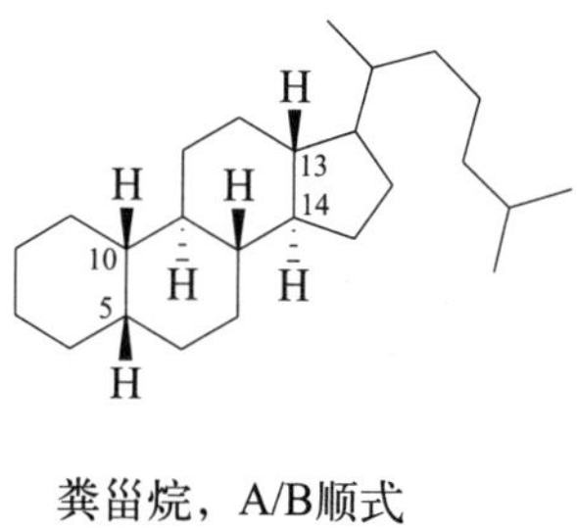

粪甾烷，A/B顺式

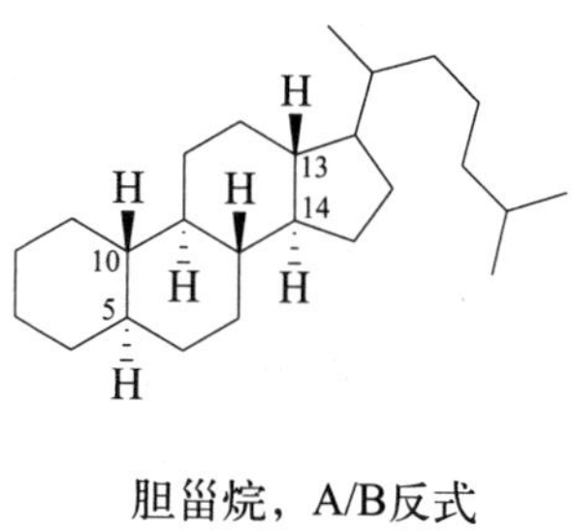

胆甾烷，A/B反式

粪甾烷和胆甾烷的构象如下：

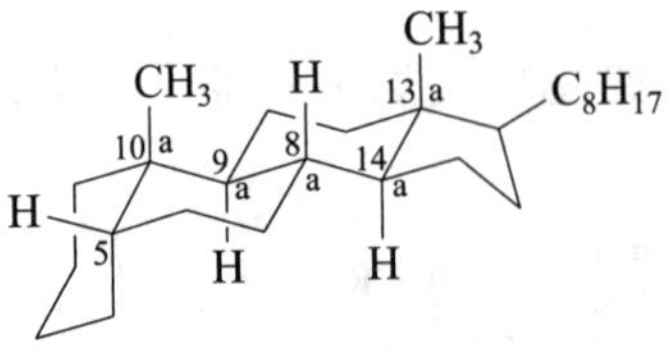

粪甾烷

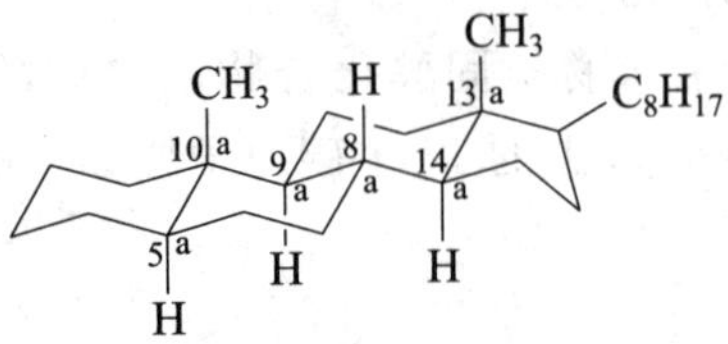

胆甾烷

甾族化合物除基本骨架稠合的环有顺反异构关系外，环上若有其他取代基，则它们在空间也有两种取向，即有 α 和 β 两种构型。这两种构型在生理活性上差别很大。环上取代基与两个角甲基取向相同的(即都在环平面上方)，则称为 β 构型，用实线表示；环上取代基与两个角甲基取向相反的(即在环平面下方)，则称为 α 构型，用虚线表示。如果取代基的构型未定，则用波纹线“～”表示，称为“ζ”。例如胆甾醇(胆固醇)的 3-羟基属于 β 构型；A/B 顺式胆甾酸(胆酸)的 C-3、C-7、C-12 位上 3 个羟基则属于 α 构型。

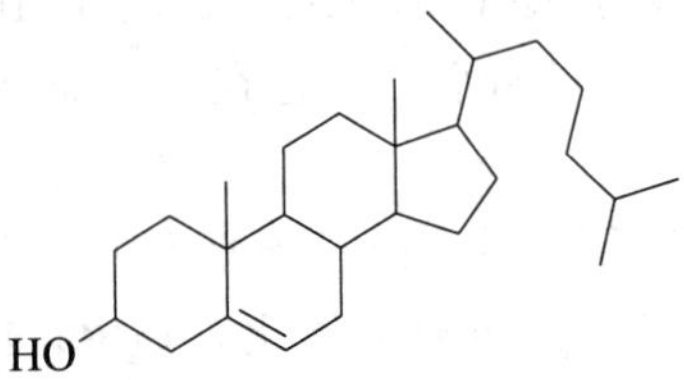

胆甾醇(β构型)

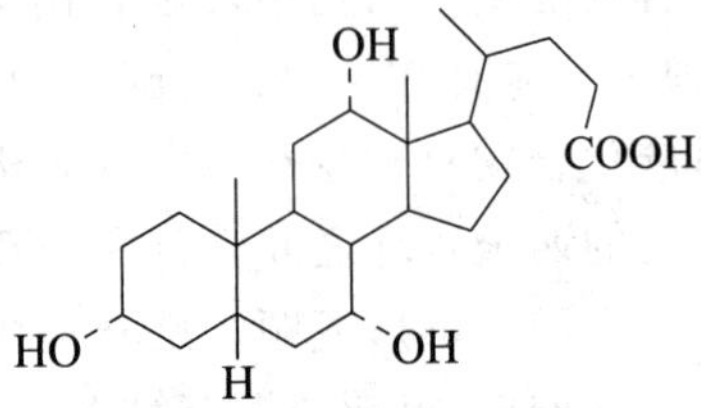

胆酸(α构型，A/B顺式)

三、重点难点

重点：油脂的结构；萜类化合物的结构；甾族化合物的结构、构型与构象。

难点：甾族化合物的构型与构象。

四、典型例题解析

【例 1】 维生素 A(视黄醇)的结构如下所示，判断其属于几萜？请按异戊二烯法则分析其结构，并说明分类依据。

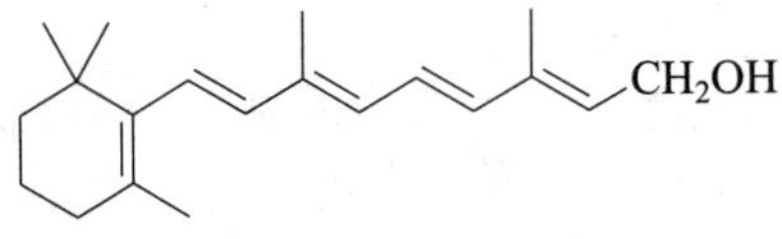

维生素A

解：根据异戊二烯法则，萜类化合物由异戊二烯单元(C_5H_8)通过头尾连接而成，每个单元含五个碳原子。维生素 A 的分子式为 $C_{20}H_{30}O$，二十个碳总计四个单元，因此为二萜化合物。

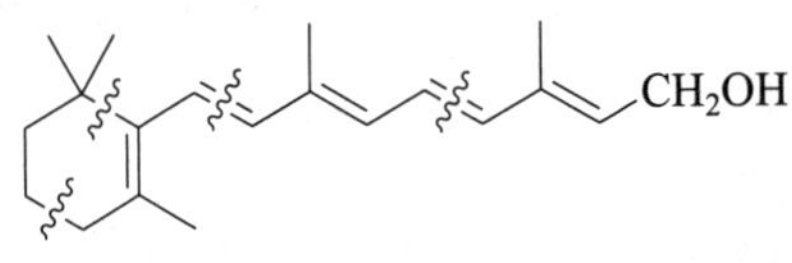

【例 2】5α-雄甾酮的结构如图所示：

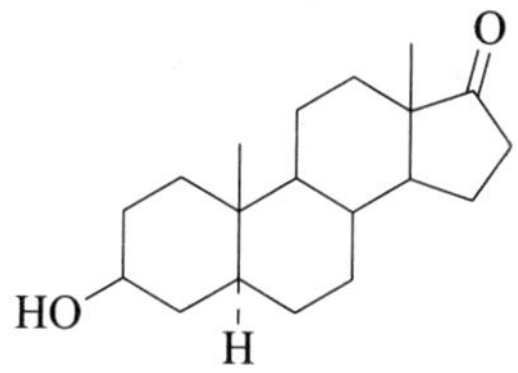

5α-雄甾酮

（1）判断 A/B 环的稠合方式(顺式或反式)；

（2）指出分子中的手性中心数量。

解：（1）5α-雄甾酮的 A/B 环为反式稠合(5α-构型)，即 C-5—H_α 键与角甲基呈反向。此为胆甾烷系化合物的典型构型。

（2）5α-雄甾酮含 4 个手性碳原子，位置包括：C-3、C-5、C-10、C-13。

立体化学意义：手性中心决定了甾环的刚性构象及生物活性，如 C-3 羟基的 β-取向是膜流动性的关键。

五、综合习题

1. 单选题

（1）属于两性脂类化合物的是(　　)。

A. 甘油三棕榈酸酯　　B. 脑磷脂

C. 鞘氨醇　　D. 硬脂酸

（2）以下化合物中不是卵磷脂水解产物的是(　　)。

A. 甘油　　B. 脂肪酸　　C. 磷酸　　D. 胆胺

（3）天然油脂没有恒定的熔点是由于(　　)。

A. 油脂易氧化　　B. 油脂是单甘油酯

C. 油脂易酸败　　D. 油脂是混甘油酯的混合物

（4）以下陈述除(　　)外都符合甾醇的结构特点。

A. 含有环戊烷多氢菲的基本骨架　　B. C-3 上—OH 是 β 构型

C. 是一个仲醇　　D. 含有一个苯环

（5）根据碘值(括号里的数值为相应的碘值)判断下列不饱和度最大的油脂是(　　)。

A. 猪油(46～70)　　B. 豆油(127～137)

C. 亚麻子油(170～185)　　D. 牛油(30～48)

（6）人体中不能合成的脂肪酸是(　　)。

A. 软脂酸　　B. 亚油酸　　C. 油酸　　D. 硬脂酸

2. 油脂的主要成分是什么？说明油脂的酸败原因及如何防止油脂的酸败。

3. 将 1 mol 的某种甘油磷脂用酸催化水解，得到甘油、软脂酸、亚油酸、磷酸和胆碱各 1 mol，试写出该甘油磷脂的结构式。

4. 写出胆固醇的结构式，将碳原子编号，并说明。

（1）A 环和 B 环是顺式稠合还是反式稠合或都不是？

（2）C-3 上的—OH 是 α-构型还是 β-构型？

(3) 胆固醇分子中有几个手性碳原子?

(4) 胆固醇能和溴、乙酸和乙酸酐发生什么反应?

5. 列表写出下列物质完全水解的产物:

(1) 蜡　　(2) 鞘磷脂

(3) 糖脂　　(4) 脑磷脂

六、综合习题参考答案

1. (1) B (2) D (3) D (4) D (5) C (6) B

2. 油脂是油和脂肪的总称，油脂的主要成分是甘油与脂肪酸生成的酯。油脂酸败的原因主要有两方面：一是空气氧化分解；二是微生物或酶的氧化分解。密封、冷藏和添加抗氧剂都是防止油脂酸败的方法。

3. 该甘油磷脂可能的结构式之一如下(注意还有其他同分异构体和对映异构体):

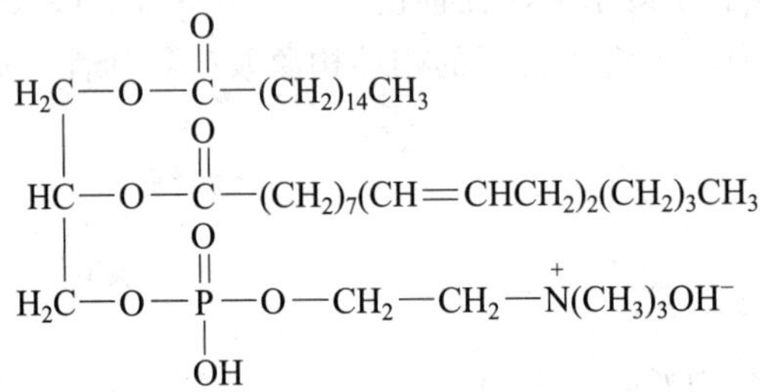

4.

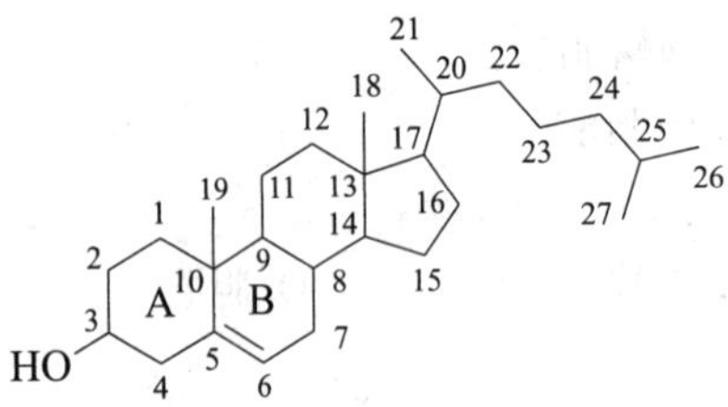

胆固醇

(1) 都不是；　(2) β-构型；　(3) 有 8 个手性碳原子；

(4) 和溴发生加成反应，和乙酸及乙酸酐发生酯化反应。

5.

名称	水解产物			
蜡	高级脂肪酸	高级脂肪醇		
鞘磷脂	高级脂肪酸	鞘氨醇	磷酸	胆碱
糖脂	高级脂肪酸	鞘氨醇	己糖	
脑磷脂	高级脂肪酸	甘油	磷酸	胆胺

七、教材课后习题参考答案

1. (1) $CH_3(CH_2)_2CH{=}CH(CH_2)_7COOH$

(2)

（3） 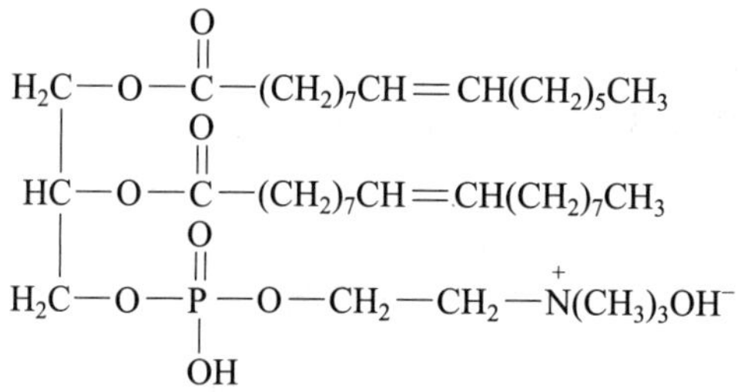

（4） 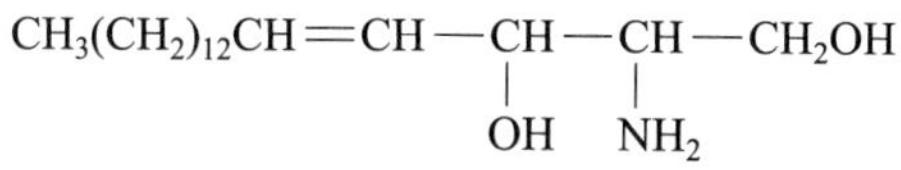

（5） 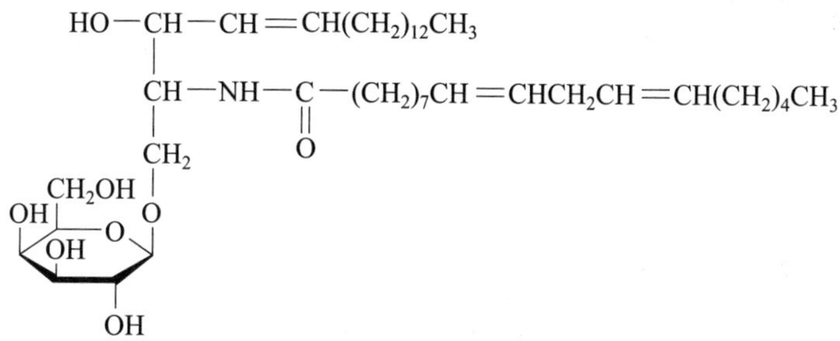

（6） 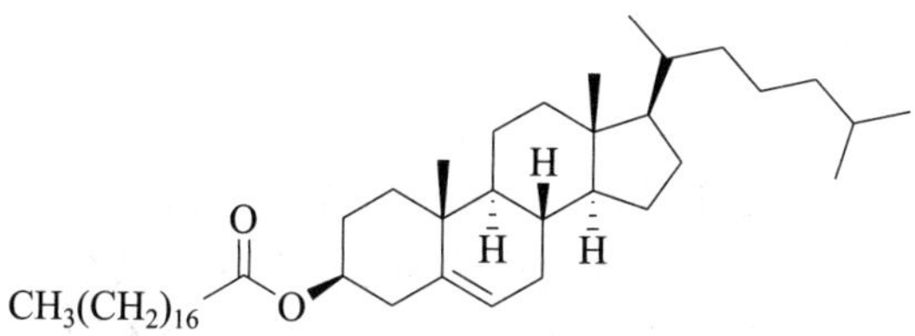

（7） 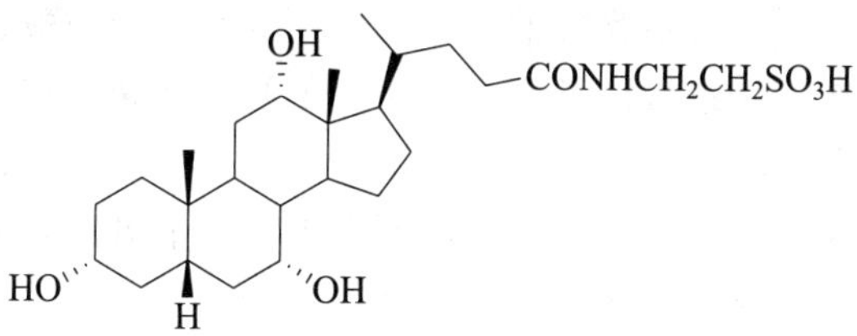

（8） 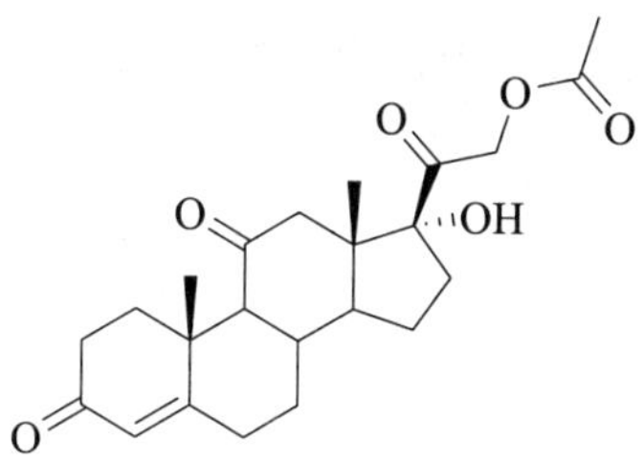

（9） 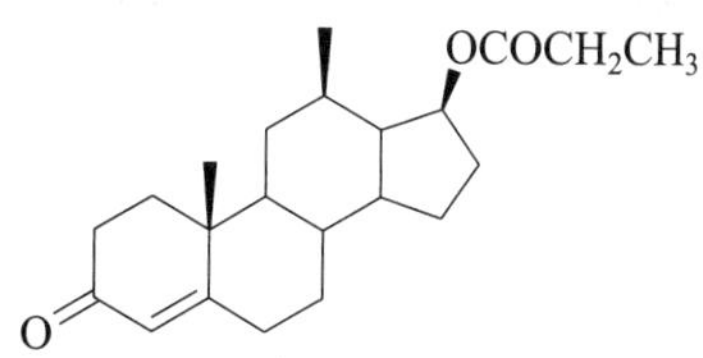

（10） 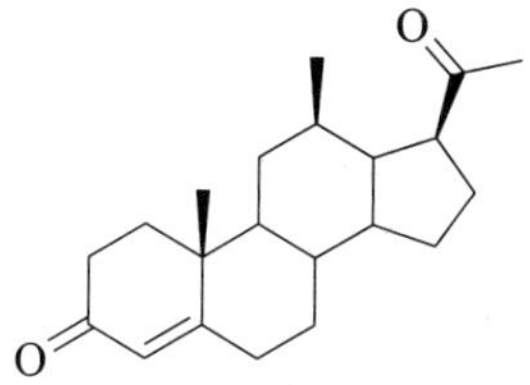

2.（1）

$$\begin{array}{l} H_2C-OH \\ \quad | \\ HC-OH \\ \quad | \\ H_2C-OH \end{array} + C_{15}H_{31}COONa + C_{17}H_{35}COONa + C_{17}H_{31}COONa$$

（2）

$$\begin{array}{l} H_2C-OH \\ \quad | \\ HC-OH \\ \quad | \\ H_2C-OH \end{array} + C_{15}H_{33}COOH + C_{17}H_{29}COOH + H_3PO_4 + \begin{array}{l} HOCH_2CH-COOH \\ \qquad\quad | \\ \qquad\; NH_2 \end{array}$$

（3）

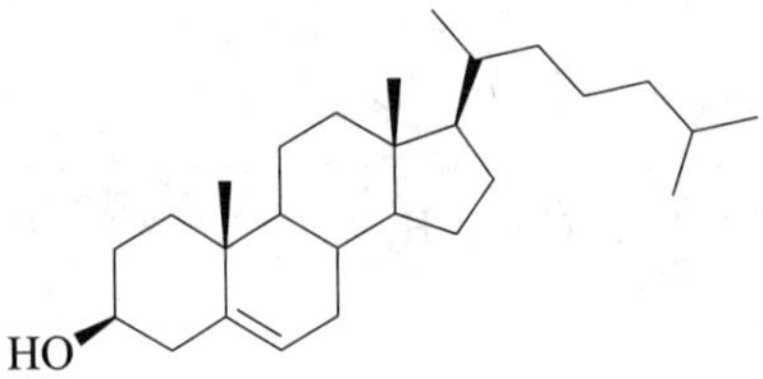

$+ C_{17}H_{33}COOH$

（4）

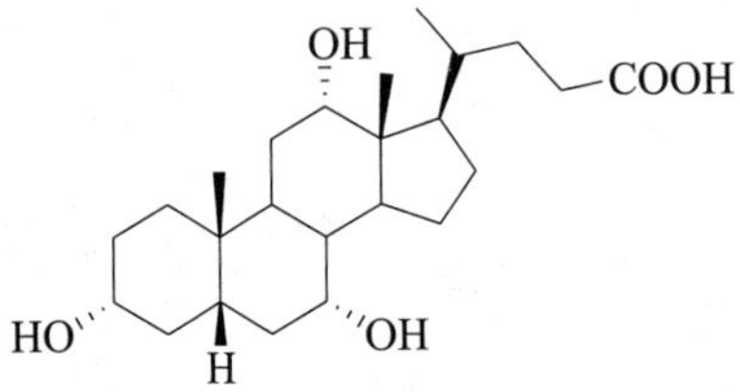

$+ NH_2CH_2CH_2SO_3H$

3. 卵磷脂和脑磷脂同属甘油磷脂，卵磷脂是由甘油、高级脂肪酸、磷酸、胆碱生成的磷脂酰胆碱，脑磷脂是由甘油、高级脂肪酸、磷酸、胆胺生成的磷脂酰胆胺，其结构上相同的都包含甘油、高级脂肪酸、磷酸部分，而结构差异主要体现在含氮碱基部分不同。鞘磷脂的组成和结构与卵磷脂、脑磷脂有较大的不同。它不含甘油，而是由鞘氨醇、脂肪酸、磷酸及胆碱组成。鞘氨醇的氨基与脂肪酸以酰胺键相连接，鞘氨醇 1 位上的羟基与磷酸成酯，磷酸又以酯的形式与胆碱相结合而形成鞘磷脂。

4. 甾族化合物的 A、B 两环顺式稠合，称为正系或 5β 型（相当于顺式十氢化萘的构型），反式稠合称为异系（又称别系）或 5α 型（相当于反式十氢化萘的构型）。

甾族化合物环上取代基与两个角甲基取向相同（即都在环平面上方的）称为 β 构型，用实线表示；环上取代基与两个角甲基取向相反（即在环平面下方）则称为 α 构型，用虚线表示。

综合测试题

综合测试题一

（一）单选题

1. 下列含氮化合物中，碱性最强的是（　　）。

A. 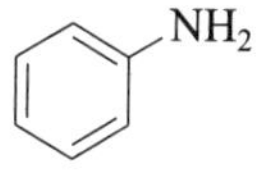　　B. $(C_2H_5)_3N$　　C. 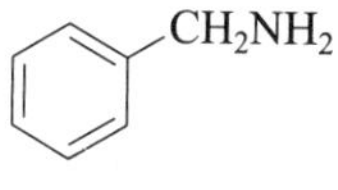　　D. $(C_2H_5)_2NH$

2. 2,4-二溴戊烷的立体异构体数目为（　　）。

A. 2 个　　B. 3 个　　C. 4 个　　D. 6 个

3. 有缩二脲反应的化合物是（　　）。

A. 丙氨酸　　B. 二肽　　C. 尿素　　D. 缩二脲

4. S_N1 反应的特点不包括（　　）。

A. 产物的构型外消旋化　　B. 两步完成

C. 有碳正离子产生　　D. 反应速率与卤代及亲核试剂的浓度均有关

5. 能与饱和 $NaHSO_3$ 发生亲核加成反应的是（　　）。

A. 苯乙酮　　B. 丁-2-醇　　C. 丙酮　　D. 环壬酮

6. 属于蛋白质结构中主要化学键的是（　　）。

A. 盐键　　B. 肽键　　C. 疏水键　　D. 二硫键

7. 下列化合物有旋光性的是（　　）。

A. 3-氯戊烷　　B. 戊-3-醇　　C. 异丁醇　　D. 乳酸

8. 不能与戊-2,4-二酮发生反应的试剂为（　　）。

A. Fehling 试剂　　B. I_2＋NaOH　　C. Br_2/H_2O　　D. 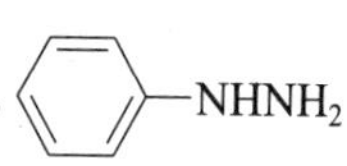

9. 下列化合物中属于酮酸的是（　　）。

A. 酒石酸　　B. 油酸　　C. 草酰乙酸　　D. 苹果酸

10. 下列化合物中加热生成不饱和酸的是（　　）。

A. 2-羟基丁酸　　B. 3-羟基丁酸　　C. 邻羟基苯甲酸　　D. 5-羟基戊酸

11. 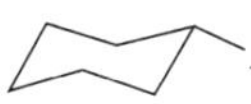与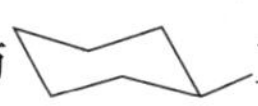互为（　　）。

A. 顺反异构　　B. 旋光异构　　C. 构象异构　　D. 碳链异构

12. 在无水 $AlCl_3$ 催化下，苯与氯乙烷作用生成乙苯的反应是（　　）。

A. Clemmensen 反应，属于自由基取代反应历程

B. Friedel-Crafts 反应，属于亲电加成反应历程

C. Friedel-Crafts 反应，属于亲电取代反应历程

D. Friedel-Crafts 反应，属于亲核加成反应历程

13. 以下说法错误的是(　　)。

A. 与其镜像不能重合的分子叫手性分子　B. 手性分子具有旋光性

C. 手性分子与其镜像互为对映体　　D. 具有手性碳原子的分子必有手性

14. 下列化合物不能与醋酐作用生成酰胺的是(　　)。

A. 乙胺　　B. 对甲苯胺　　C. 对硝基苯胺　　D. *N*,*N*-二甲基苯胺

15. 不具有还原性的糖是(　　)。

A. 麦芽糖　　B. 乳糖　　C. 果糖　　D. 淀粉

16. 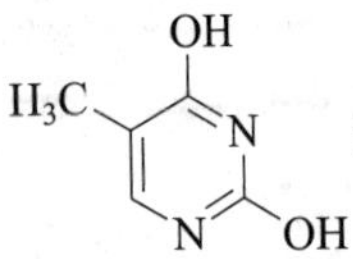 的名称是(　　)。

A. 2,4-二羟基-5-甲基嘧啶　　B. 胞嘧啶

C. 尿嘧啶　　D. 胸腺嘧啶

17. 通式为 RNHCOR′的化合物属于(　　)。

A. 酰胺　　B. 胺　　C. 酮　　D. 酯

18. 神经氨基醇 $CH_3(CH_2)_{12}CH=CHCHOHCHNH_2CH_2OH$ 可能的立体异构体数目为(　　)。

A. 4 个　　B. 6 个　　C. 8 个　　D. 10 个

19. 室温下能与 $AgNO_3$ 的氨溶液作用生成白色沉淀的是(　　)。

A. 丙烷　　B. 丙酮　　C. 丁-2-炔　　D. 丁-1-炔

20. 下列氨基酸中，不属于必需氨基酸的是(　　)。

A. 丙氨酸　　B. 苯丙氨酸　　C. 赖氨酸　　D. 色氨酸

(二) 命名或写构造式(构型式)

1. 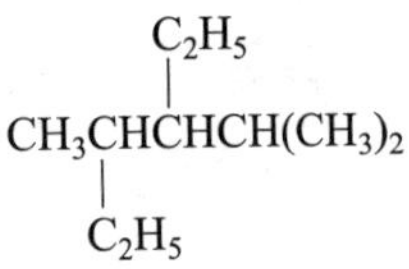

2. 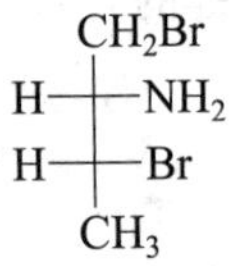

3. 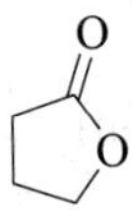

4. 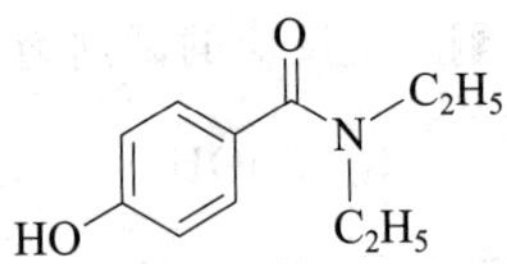

5. (3*E*)-2-甲基戊-1,3-二烯　　6. 苯甲基硫醇

7. 反-1,4-二甲基环己烷的优势构象　　8. *α*-吡啶甲酸

(三) 填空题

1. 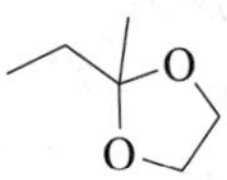由________和________在________条件下反应生成。

2. 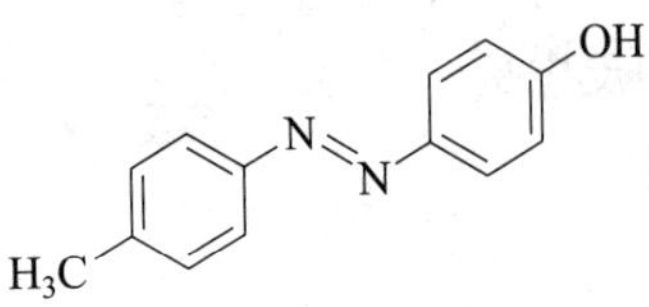由________和________在________条件下反应生成。

3. 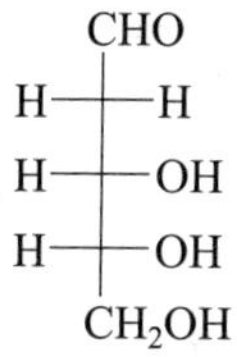 的名称是________，其β-构型的 Haworth 式为________。

4. 葡萄糖的 C-3 差向异构体的构型式为________。

5. 谷氨酸的 pI 值为 3.2，在 pH 值为 7.6 的缓冲溶液中氨基酸粒子向________（填正或负）极移动。

6. 可的松的构型式如下：

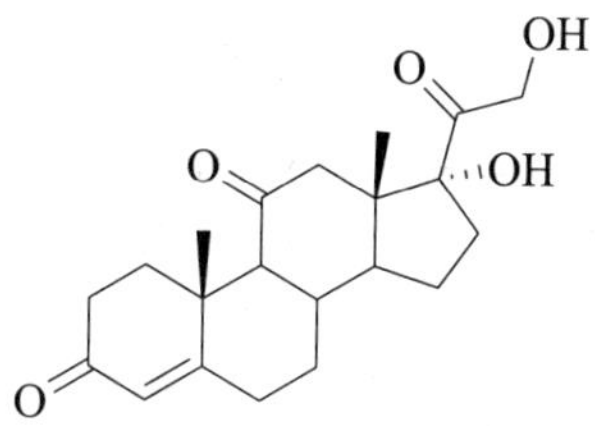

可的松

（1）羰基的位置编号为________。

（2）醇羟基的位置编号为________。

（3）烯基的位置编号为________。

（四）完成下列反应式

1. $H_2NCH_2CONH_2 \xrightarrow{HNO_2}$

2. 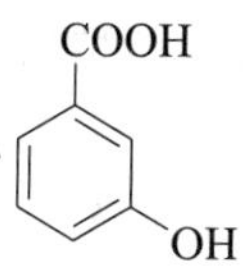 $\xrightarrow{NaHCO_3}$

3. 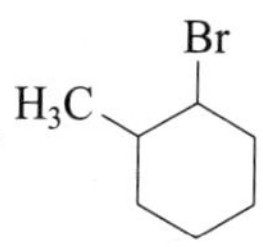 $\xrightarrow[\triangle]{KOH/C_2H_5OH}$

4. 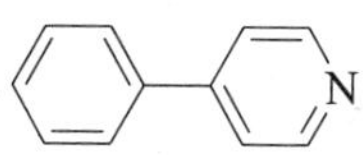 $\xrightarrow{CH_3Cl/AlCl_3}$

5. 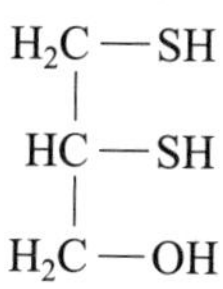 + HgO $\longrightarrow$

6. 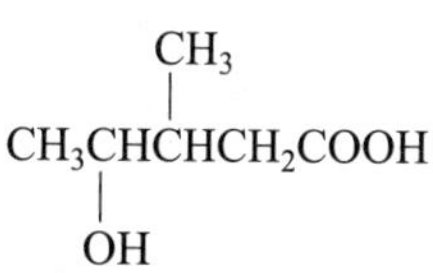 $\xrightarrow{\triangle}$

7. 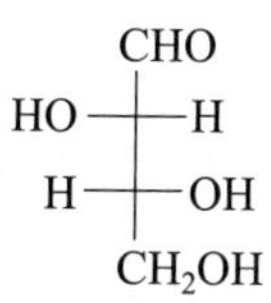 $\xrightleftharpoons{OH^-}$

8. 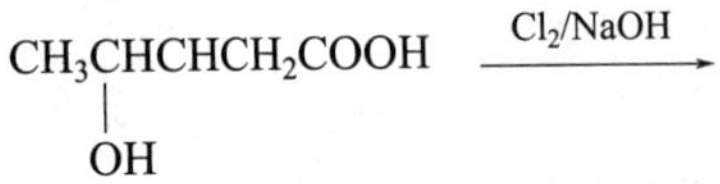

9. 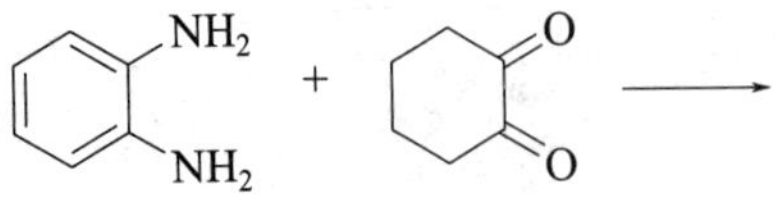

10. 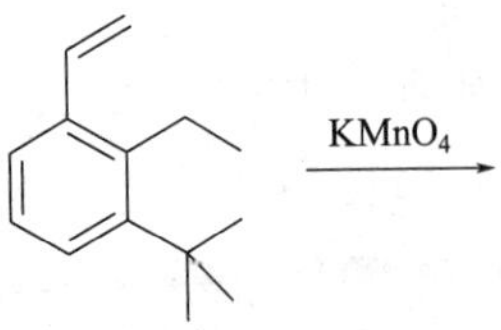

（五）鉴别题

1. a. 草酰乙酸乙酯　b. 乙酰乙酸乙酯　c. 戊醛　d. 戊-3-酮　e. 戊-2-酮

2. a. 甲酸　b. 苯甲醇　c. 苯乙酮

3. a. 蔗糖　b. 麦芽糖　c. 淀粉

（六）完成下列转化

1. 正丙醇→2-甲基戊-2-烯-1-醇

2. 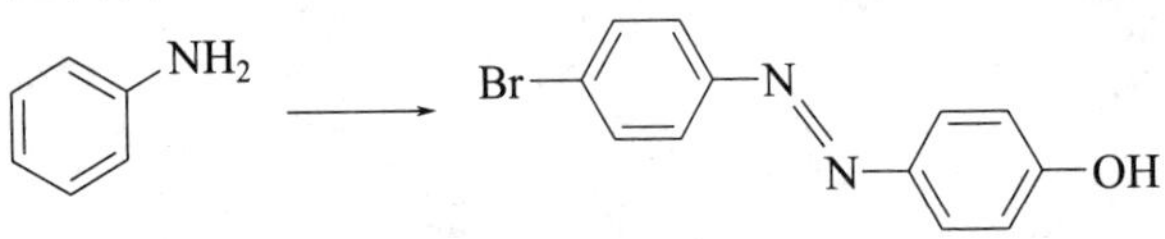

（七）推导题

化合物 A($C_7H_{14}O$)有旋光性，为 *S* 构型，它可使溴水褪色，也可与钠反应放出氢气。经酸性高锰酸钾氧化得 B($C_4H_6O_3$)和 C(C_3H_6O)。B 和 C 都无旋光性，但均可发生碘仿反应。B 不与 Tollens 试剂反应，但脱羧后可得 C。试推出 A、B、C 的构造式或构型式，并写出有关的化学反应式。

综合测试题一参考答案

（一）1. D　2. B　3. B　4. D　5. C　6. B　7. D　8. A　9. C　10. B　11. C　12. C　13. D　14. D　15. D　16. D　17. A　18. C　19. D　20. A

（二）1. 3-乙基-2,4-二甲基己烷　2. (2*S*,3*R*)-2-氨基-1,3-二溴丁烷

3. δ-丁内酯　4. *N*,*N*-二乙基对羟基苯甲酰胺

5. 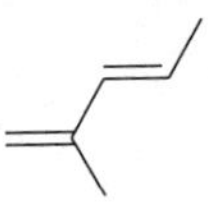　6. 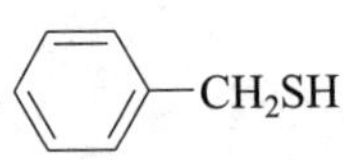

7. 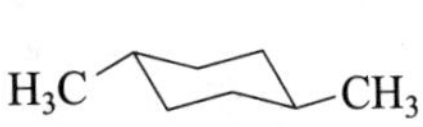　8. 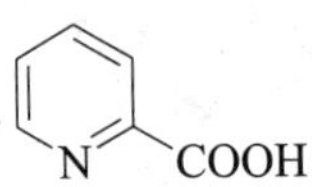

（三）1. 丁酮；乙二醇；无水 HCl。

2. 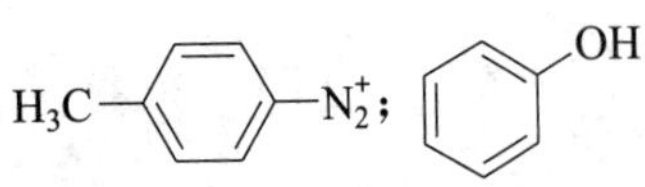；0～5 ℃，弱碱性。

3. D-脱氧核糖；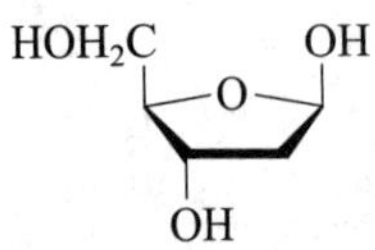。

4. 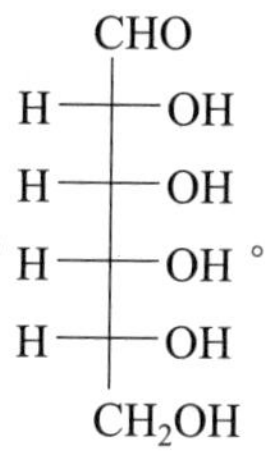

5.正。

6.(1) 3，11，20；(2)17α，21；(3)4。

(四) 1. $HOCH_2COOH+N_2\uparrow$

2. 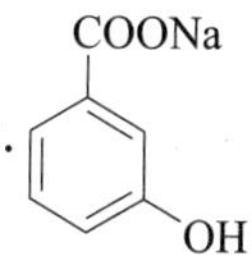

3. 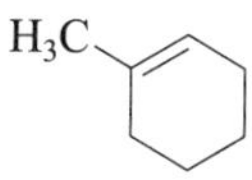

4. 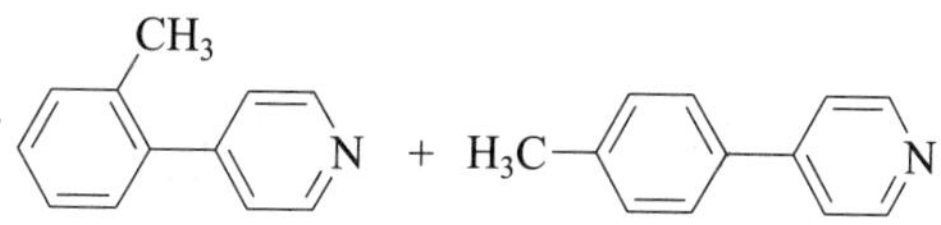

5. 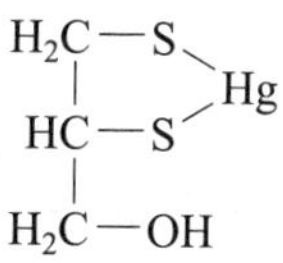

6. 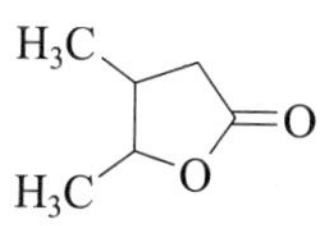

7. 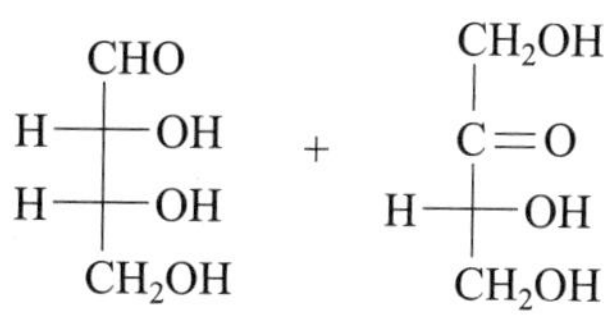

8. 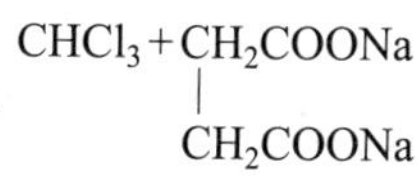

9. 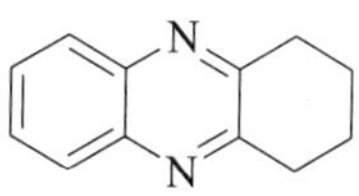

10. 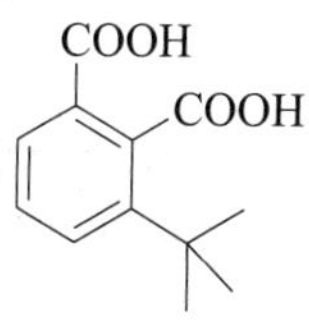

(五) 1. 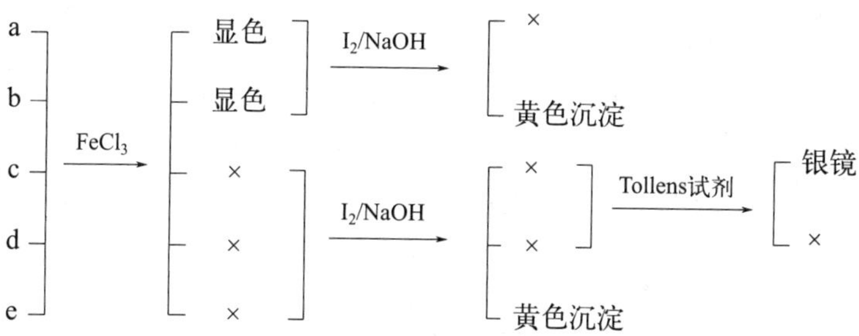

2. 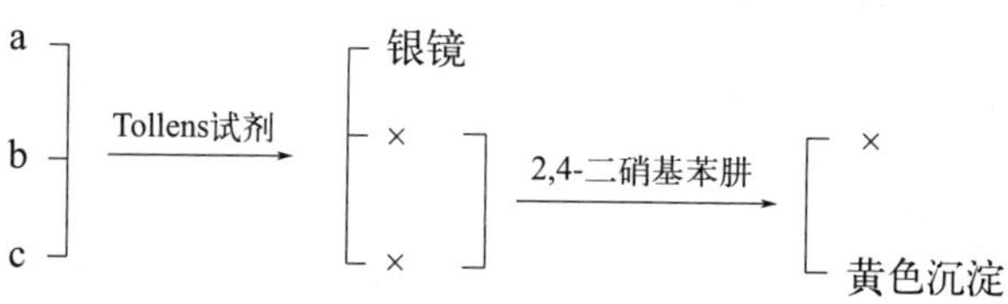

3. 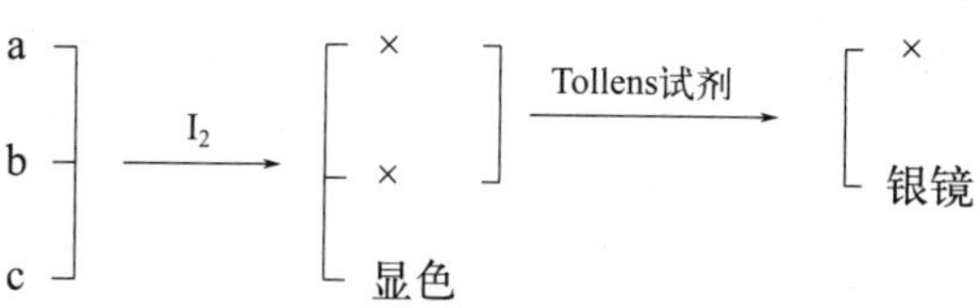

（六）1. 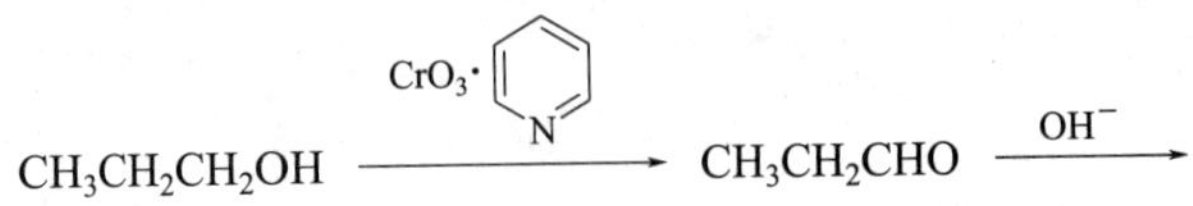

$$CH_3CH_2CH(OH)CH(CH_3)CHO \xrightarrow{\triangle} CH_3CH_2CH{=}C(CH_3)CHO$$

$$\xrightarrow{LiAlH_4} CH_3CH_2CH{=}C(CH_3)CH_2OH$$

2. 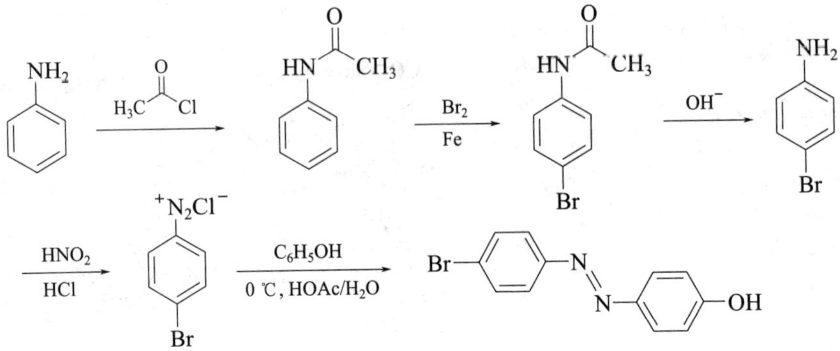

（七）A. 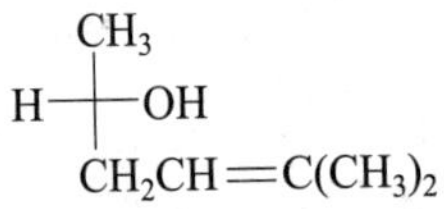　　B. CH_3COCH_2COOH　　C. CH_3COCH_3

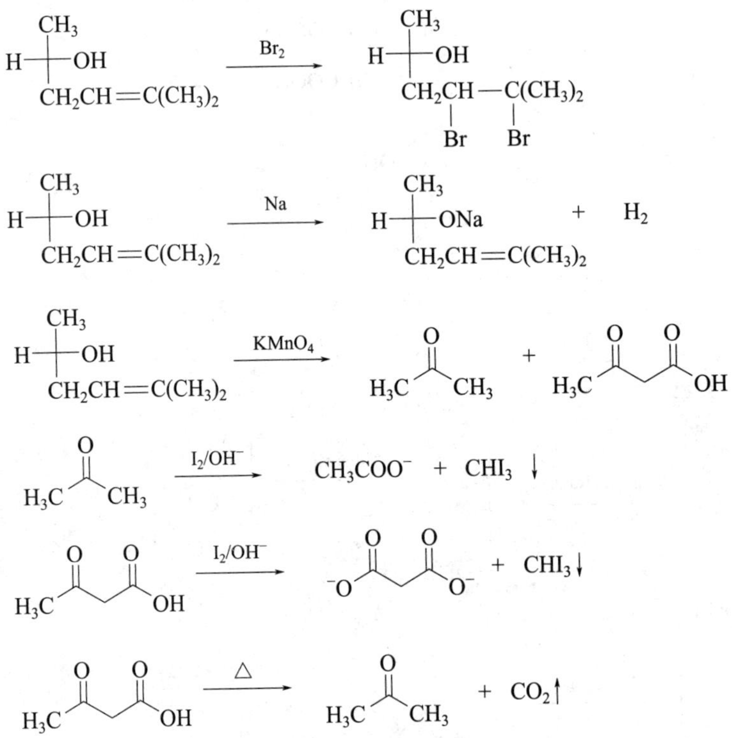

综合测试题二

（一）单选题

1. 室温下，$CH_2CBr{=}CHCH_2Cl$ 与 NaOH 水溶液反应的产物是(　　)。

A. $CH_3CHOHCH_2CH_2OH$　　B. $CH_3CBr{=}CHCH_2OH$

C. $CH_3CHBrCH_2CH_2OH$　　D. $CH_3C(OH){=}CHCH_2Cl$

2. 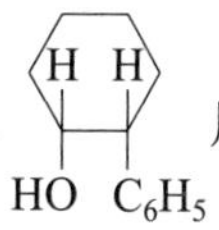 用浓硫酸脱水生成的主产物是(　　)。

A. 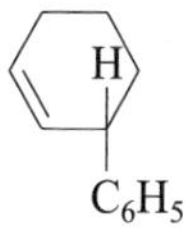　B. 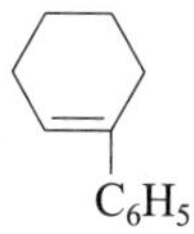　C. 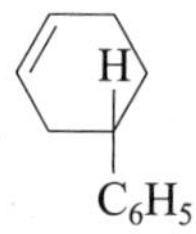　D. 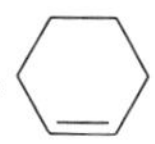

3. 下列化合物中除(　　)外，其余均为脑磷脂的水解产物。

A. 胆碱　B. 甘油　C. 长链脂肪酸　D. 磷酸

4. 下列化合物中碱性最强的是(　　)。

A. 对甲苯胺　B. 苄胺　C. 2,4-二硝基苯胺　D. 对硝基苯胺

5. 下列化合物中，其构型是(2S,3S)的是(　　)。

A. 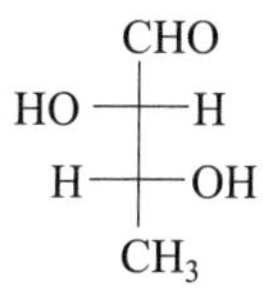　B. 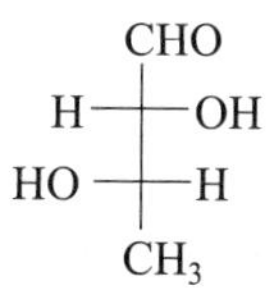　C. 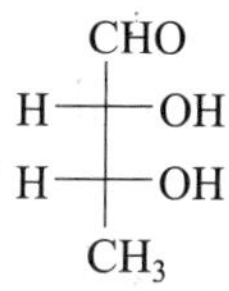　D. 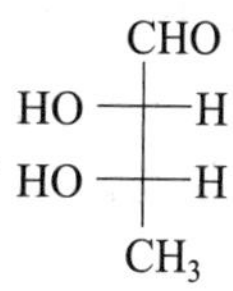

6. 下列化合物中，既有顺反异构又有旋光异构的是(　　)。

A. $CH_3CBr{=}CBrCH_3$　　B. $CH_3CHBrCH{=}CHCH_3$

C. $CH_3CHBrC(CH_3){=}CH_2$　　D. $CH_3CH_2CBr{=}CHCH_3$

7. 下列化合物除(　　)外，在 0～5 ℃与 HNO_3 作用均能生成重氮盐。

A. 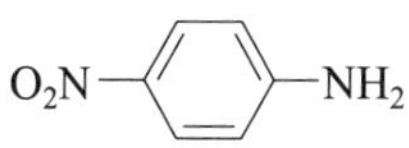　　B. 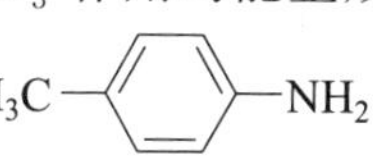

C. 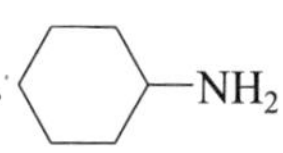　　D. 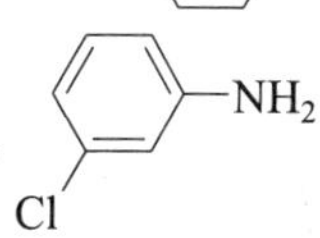

8. 重氮盐在 Cu^+ 盐存在下，与 HBr 发生的反应叫(　　)。

A. 偶联反应　　B. 加成反应

C. Clemmensen 反应　　D. Sandmeyer 反应

9. 能与亚硝酸作用生成 *N*-亚硝基化合物的是(　　)。

A. 正丙胺　B. *N*-乙基苯胺　C. 苄胺　D. 三乙胺

10. α-D-吡喃葡萄糖与 β-D-吡喃葡萄糖是(　　)。

A. 互为差向异构体　　B. 互为对映体

C. 互为顺反异构体　　D. 能生成相同的糖脎

11. 下列化合物中，酸性最强的是(　　)。

A. 苯酚　B. 乙酸　C. 苯甲酸　D. 丙二酸

12. 不具有芳香性的化合物是(　　)。

A. 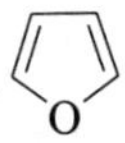　　B. 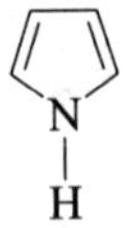　　C. 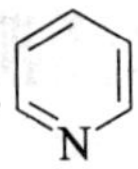　　D. 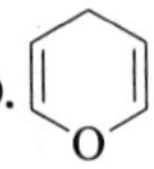

13. 结构中存在 π-π 共轭体系的化合物是（　　）。

A. 丙二烯　　B. 戊-1,4-二烯　　C. 己-2,4-二烯　　D. 环己-1,4-二烯

14. 下列化合物中，加热产物能产生顺反异构体的是（　　）。

A. $(CH_3)_2COHCH_2COOH$　　B. CH_2OHCH_2COOH

C. $CH_3CH_2CHOHCOOH$　　D. $CH_3CH_2CHOHCH_2COOH$

15. 有一化合物经酸性 $KMnO_4$ 氧化生成 2-甲基丙二酸，该化合物的结构是（　　）。

A. 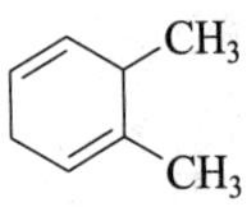　　B. 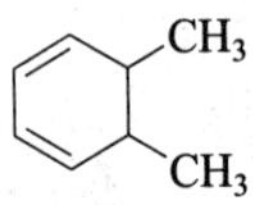　　C. 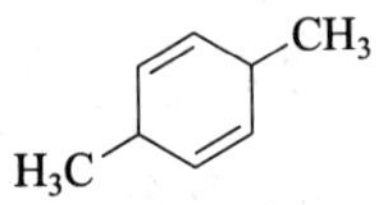　　D. 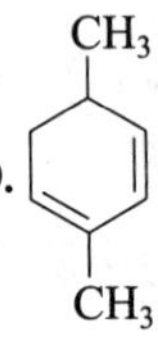

16. 写出下列各反应的反应类型。

（1）在低温和暗处，己-1-烯与 Cl_2 作用属于（　　）。

（2）醛与 HCN 反应生成 α-羟基腈属于（　　）。

（3）Friedel-Crafts 反应属于（　　）。

（4）在 500 ℃高温下，丙烯与氯作用属于（　　）。

（5）卤代烷与醇钠反应生成醚属于（　　）。

A. 亲电加成反应　　B. 亲核加成反应　　C. 亲核取代反应

D. 亲电取代反应　　E. 自由基取代反应

（二）完成下列反应式

1. 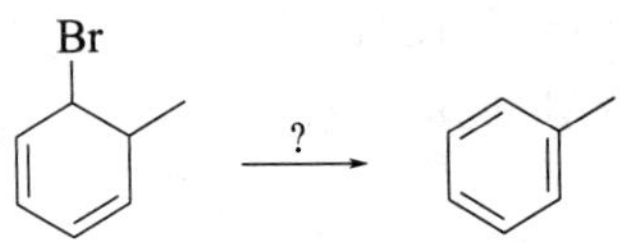

2. 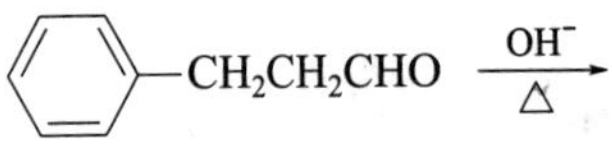

3. 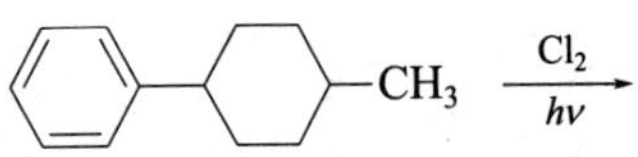

4. （　　　）$\xrightarrow[Zn/H_2O]{O_3}$ $CH_3CO(CH_2)_3CH(CH_3)CHO$

5. 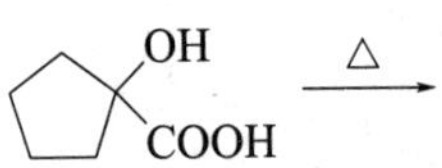

6. $CH_3CH_2CH(CH_3)SH \xrightarrow{NaOH}$

7. $CH_3CH_2COCH_2CHO \xrightarrow[HCN]{NaOH}$

8. $(CH_3)_3CCHO \xrightarrow{浓\ NaOH}$（　　）+（　　）

（三）完成下列转变

1. 环己烯⟶环戊烯

2. 乙醇⟶β-氧代丁醛

（四）鉴别题

1. a. 葡萄糖　b. 果糖　c. 2-脱氧核糖　d. 蔗糖

2. a. 油酸　b. 草酸　c. β-羟基丁酸　d. 戊酸

3. a. 苯甲醛　b. 环己酮　c. 乙酰水杨酸　d. 乙酰乙酸乙酯

（五）推导题

化合物 A($C_5H_{11}O_2N$)，与碱或酸均能成盐，但无对映异构体。A 与 HNO_2 反应生成化合物 B($C_5H_{10}O_3$)，B 加热易失水生成化合物 C($C_5H_8O_2$)，C 能使溴水褪色，但无顺反异构。请写出化合物 A、B、C 的构造式。

综合测试题二参考答案

（一）1. B　2. B　3. A　4. B　5. D　6. B　7. C　8. D　9. B　10. A

11. D　12. D　13. C　14. D　15. C　16. (1)A　(2)B　(3)D　(4)E　(5)C

（二）1. $\xrightarrow[CH_3CH_2OH]{NaOH}$

2. 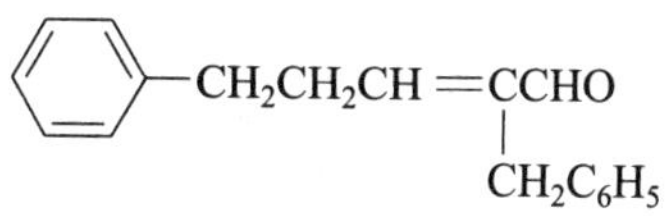

3. 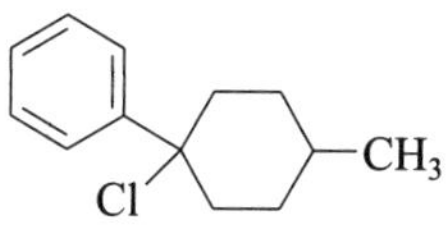

4. 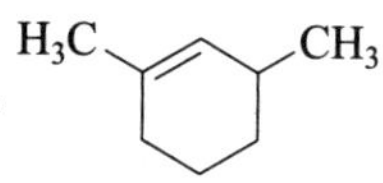

5. 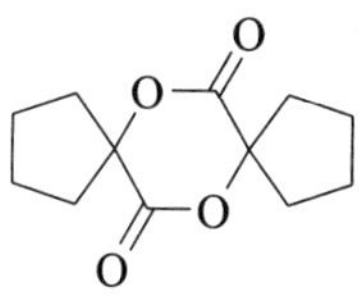

6. $CH_3CH_2CH(CH_3)SNa$

7. 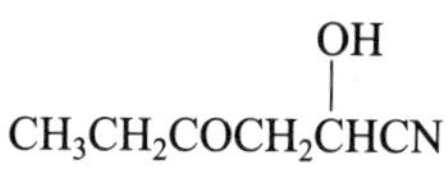

8. $(CH_3)_3CCH_2OH + (CH_3)_3CCOONa$

（三）1. 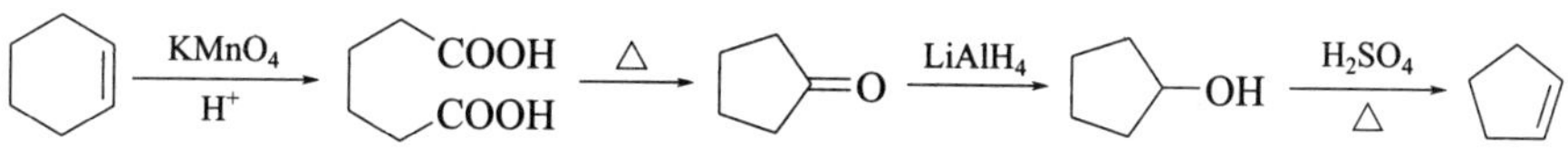

2. 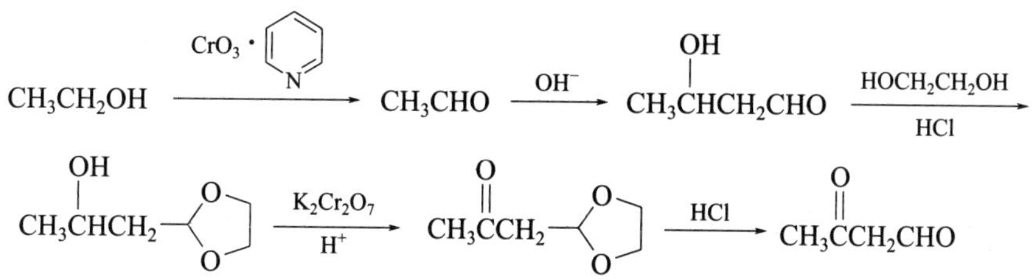

（四）1. 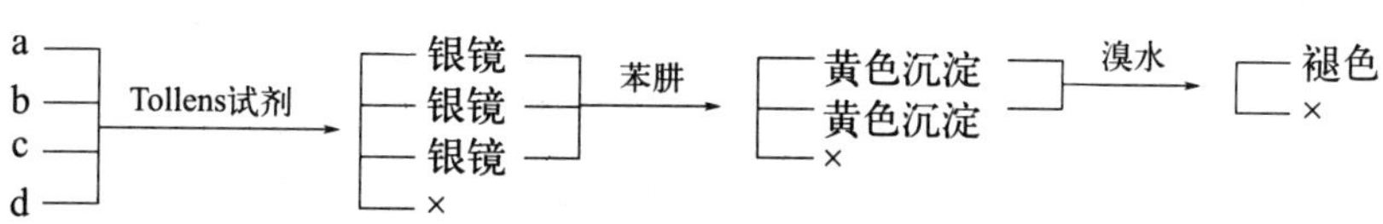

2. 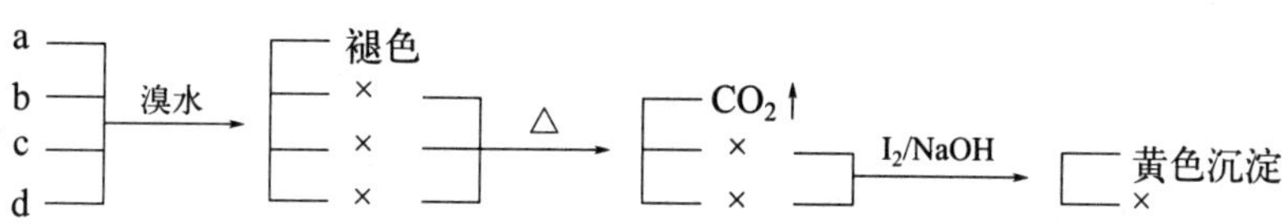

3. 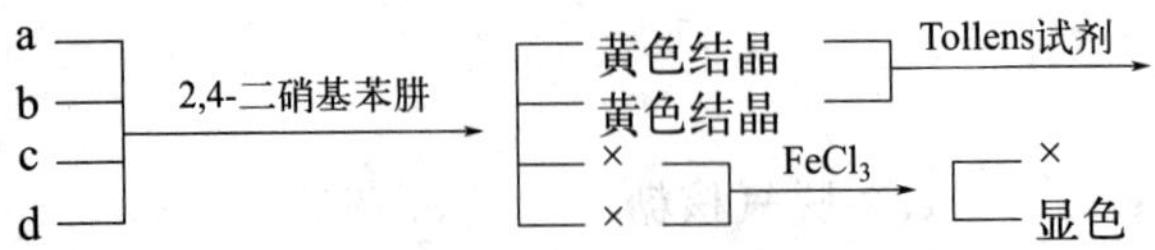

（五）A. 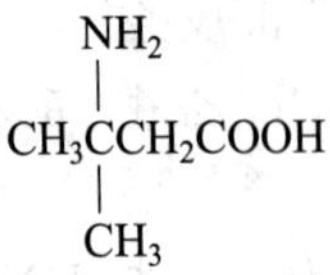

B. 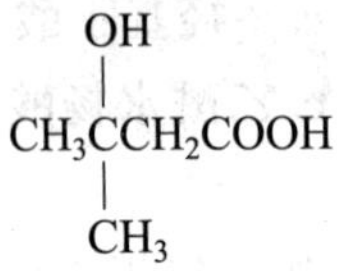

C. $(CH_3)_2C{=}CHCOOH$

综合测试题三

（一）单选题

1. 下列烃的命名正确的是（　　）。

A. 4-异丙基-2,2-二甲基庚烷　　B. 2-乙基丙烷

C. 3-乙基-2-甲基丁烷　　D. 3-甲基丁-2-烯

2. 下列化合物中无顺反异构现象的是（　　）。

A. 丁-2-烯　　B. 2-甲基丁-2-烯　　C. 戊-2-烯　　D. 2-氯丁-2-烯

3. 能与饱和 $NaHSO_3$ 溶液反应生成白色沉淀的是（　　）。

A. 苯乙酮　　B. 乙酰胺　　C. 乙醇　　D. 环戊酮

4. 鉴别甲基酮常用（　　）。

A. Tollens 试剂　　B. Fehling 试剂

C. 2,4-二硝基苯肼　　D. $I_2/NaOH$ 溶液

5. 下列化合物中，加热能生成内酯的是（　　）。

A. 2-羟基丁酸　　B. 邻羟基苯甲酸

C. 3-羟基戊酸　　D. 5-羟基-2-甲基戊酸

6. 葡萄糖的半缩醛羟基在（　　）。

A. C-2　　B. C-1　　C. C-3　　D. C-4

7. 可以发生 Cannizzaro 反应的是（　　）。

A. $(CH_3)_2CHCHO$　　B. CH_3CHO

C. $(CH_3)_2CHCH(CH_3)CHO$　　D. $CH_3CH_2C(CH_3)_2CHO$

8. 下列化合物中属于季铵盐的是（　　）。

A. $[CH_3CH_2N(CH_3)_3]^+I^-$　　B. 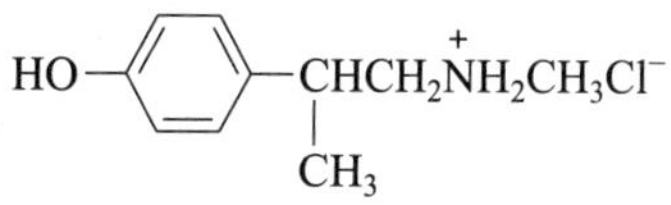

C. 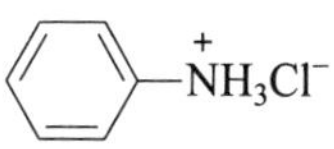

　　D. $[CH_3NH(CH_3)_2]^+Cl^-$

9. 下列化合物不能与重氮盐反应生成偶氮化合物的是（　　）。

A. 苯酚　　B. 4-溴-2,6-二氯苯酚

C. α-萘酚　　D. *N*,*N*-二甲基苯胺

10. 下列关于卤代烃水解的论述中，不属于 S_N2 反应历程的是（　　）。

A. 产物构型发生翻转

B. 反应速率随着碱浓度的增大而加快

C. 叔卤代烃的反应速率大于仲卤代烃

D. 反应机理只有一步

11. 能增长碳链的反应是（　　）。

A. 碘仿反应　　B. 银镜反应　　C. 酯化反应　　D. 羟醛缩合反应

12. 在低温条件下能与 HNO_2 反应生成重氮盐的是（　　）。

A. 2-溴-4-甲基苯胺　B. 苄胺　　C. *N*-乙基苯胺　　D. 异丙胺

13. 下列化合物中不是卵磷脂水解产物的是（　　）。

A. 胆胺　　B. 甘油　　C. 长链脂肪酸　　D. 磷酸

14. 与 HNO_3 反应后产物为无旋光性的糖二酸的是(　　)。

A. 葡萄糖　　B. 乳糖　　C. 果糖　　D. 核糖

15. 在 pH 为 7.6 的缓冲溶液中通以直流电，在负极可得到(　　)。

A. 半胱氨酸(pI 为 5.02)　　B. 脯氨酸(pI 为 6.33)

C. 酪氨酸(pI 为 5.67)　　D. 精氨酸(pI 为 10.76)

16. 下列哪一组糖生成的糖脎是相同的(　　)。

A. 乳糖，葡萄糖，果糖　　B. 半乳糖，甘露糖，葡萄糖

C. 甘露糖，果糖，半乳糖　　D. 甘露糖，果糖，葡萄糖

17. 下列烯烃的构型既为顺式又是 E 型的是(　　)。

A. 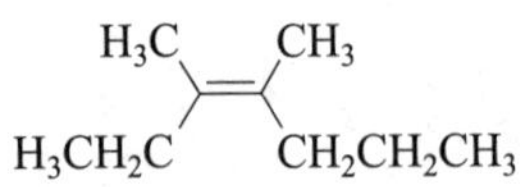　　B. 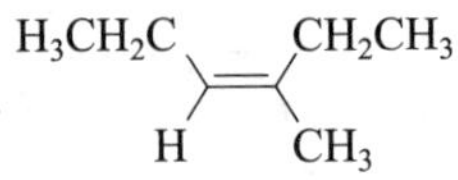

C. 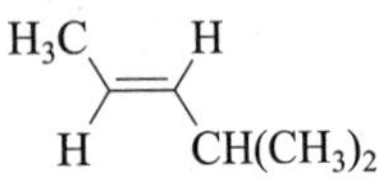　　D. 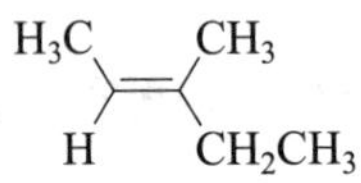

18. 下列化合物中碱性最强的是(　　)。

A. $NH(CH_2CH_3)_2$　　B. $(CH_3)_3N^+C_2H_5OH^-$

C. $N(CH_3)_3$　　D. H_2NCONH_2

19. 芥子气属于(　　)化合物。

A. 硫醇　　B. 磺酸　　C. 磺胺　　D. 硫醚

20. 一具有旋光性的烯烃 C_6H_{12}，加 Br_2 后生成的产物不可能是(　　)。

A. 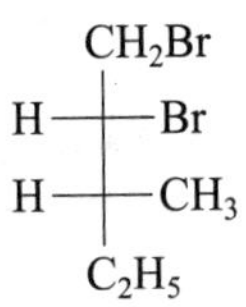　　B. 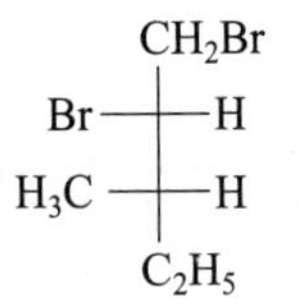　　C. 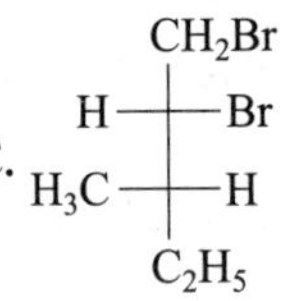　　D. 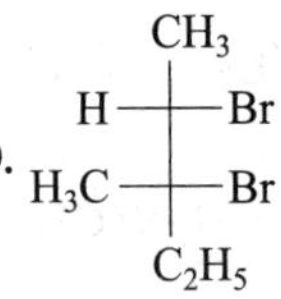

（二）命名下列化合物

1. 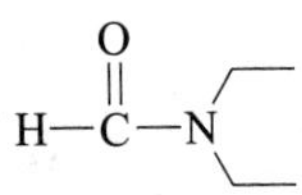　　2. 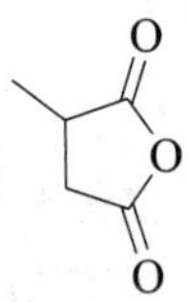　　3. 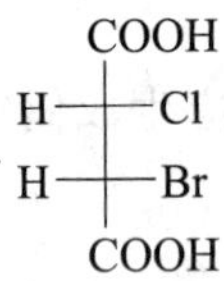

4. 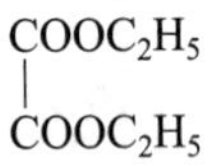　　5. 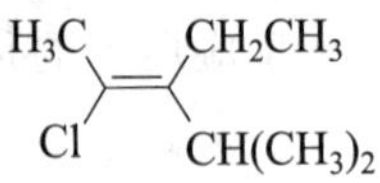

（三）填空题

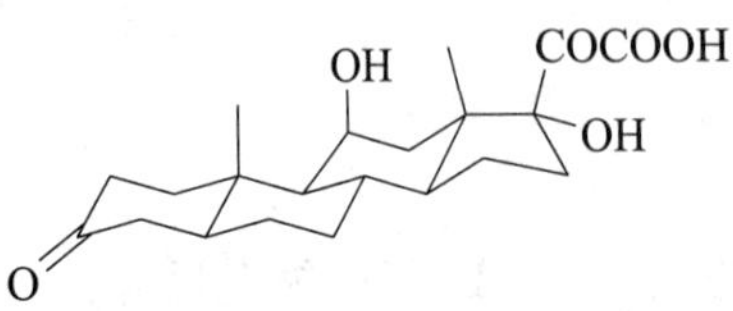

1. 该化合物属于________族化合物。

2. 两个 C=O 的位置分别为________。

3. 三个羟基的位置分别在________。

（四）完成下列反应式

1. 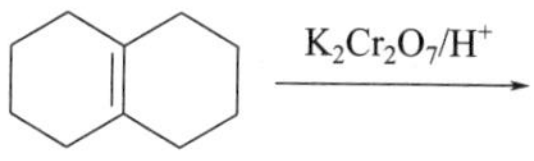

2. 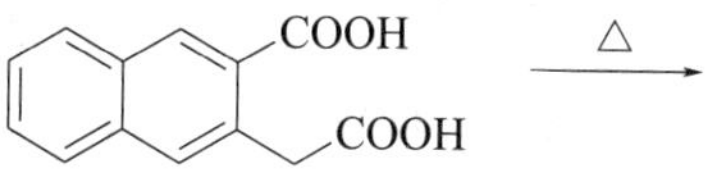

3. 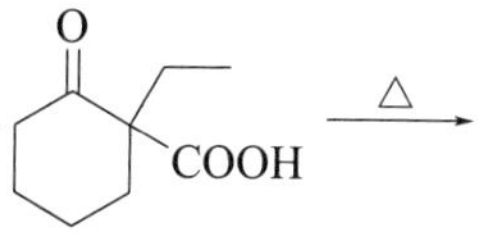

4. 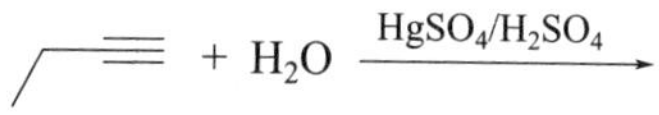

5. 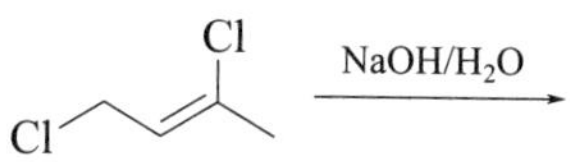

6. 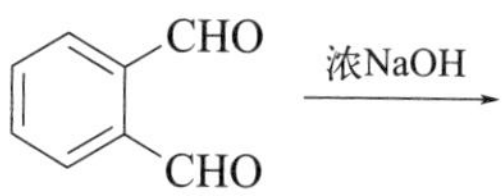

7. 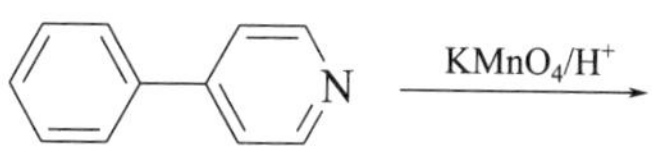

8. 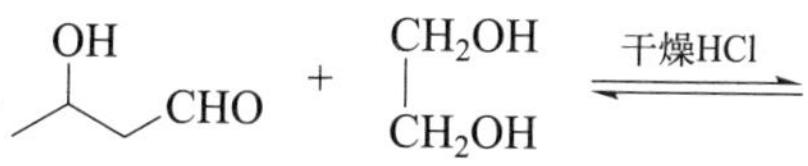

（五）用化学方法鉴别下列各组化合物

1. a. 葡萄糖　b. 蔗糖　c. 淀粉　d. 果糖

2. a. 苯甲酸　b. 苯胺　c. 二甲胺　d. 苯酚

3. a. 乙醇　b. 乙醛　c. 乙酸　d. 丙-2-醇　e. 戊-3-酮

（六）完成下列转变

1. 以甲苯为起始原料合成间氯甲苯。

2. 以正丙醇为起始原料合成异丁酸正丙酯。

（七）推导题

某化合物 A($C_6H_{10}O_3$)能使 $FeCl_3$ 显色，与 2,4-二硝基苯肼反应得黄色结晶，A 有碘仿反应且与 HCN 反应得一对对映体 B($C_7H_{11}O_3N$)和 C($C_7H_{11}O_3N$)，A 经水解得 D($C_4H_6O_3$)和 E(C_2H_6O)，D 催化氢化后也得一对对映体 F($C_4H_8O_3$)和 G($C_4H_8O_3$)，E 为中性物质，与 Na 作用放出 H_2，试推导 A～G 的构造式(或构型式)。

综合测试题三参考答案

（一）1. A　2. B　3. D　4. D　5. D　6. B　7. D　8. A　9. B　10. C　11. D　12. A　13. A　14. D　15. D　16. D　17. D　18. B　19. D　20. D

（二）1. *N*,*N*-二乙基甲酰胺　2. 2-甲基丁二酸酐

3. (2*R*,3*S*)-2-溴-3-氯丁二酸　4. 乙二酸二乙酯

5. (*Z*)-2-氯-3-乙基-4-甲基戊-2-烯

（三）1. 甾；2. C-3 位、C-20 位；3. C-11 位、C-17 位、C-21 位

（四）1. 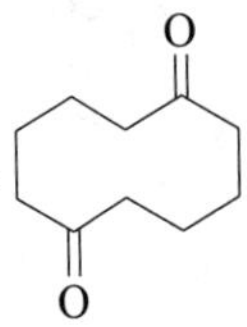

2. 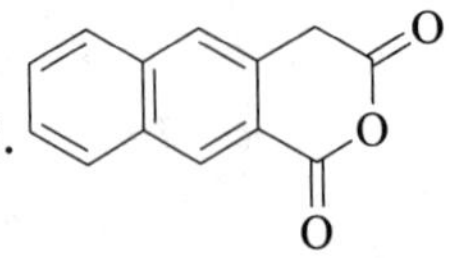

3. 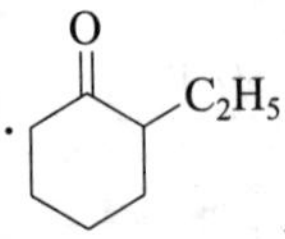 + CO_2↑

4. $CH_3CH_2COCH_3$

5. 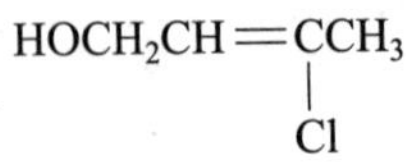

6. 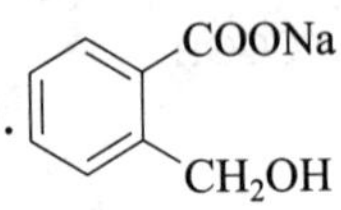

7. 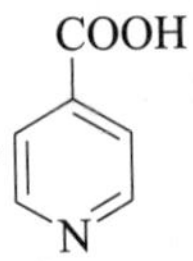

8. 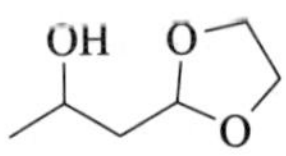

（五）1. 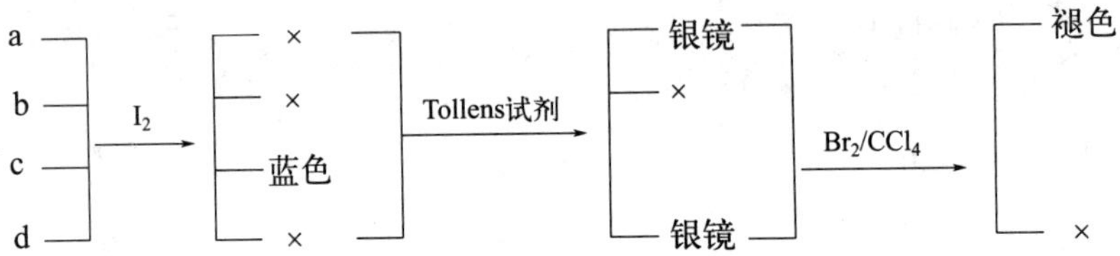

2. 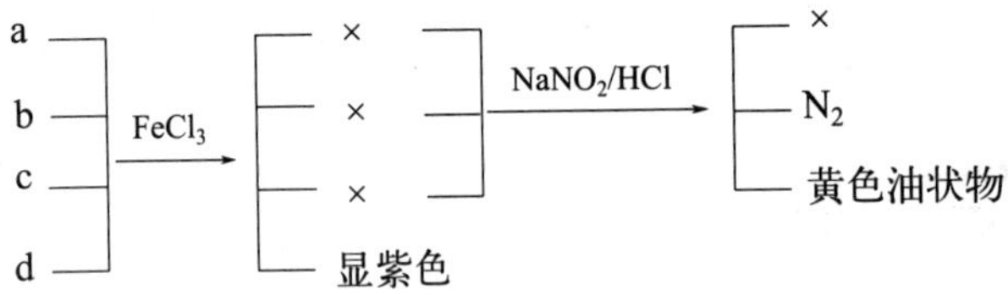

3. 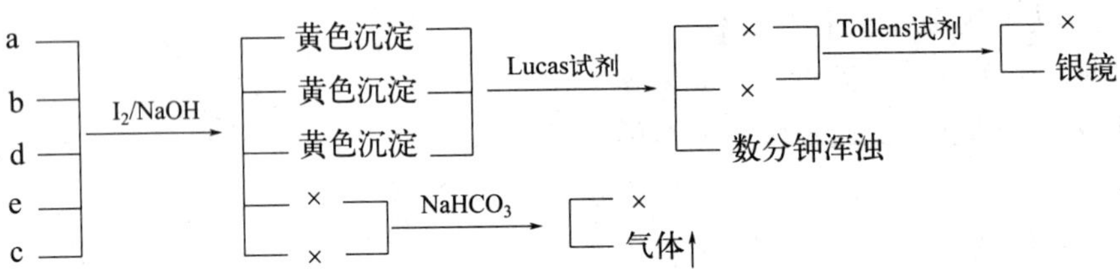

（六）1. 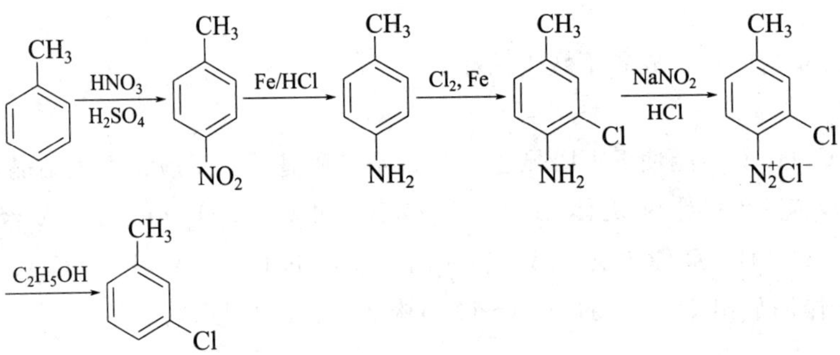

2. 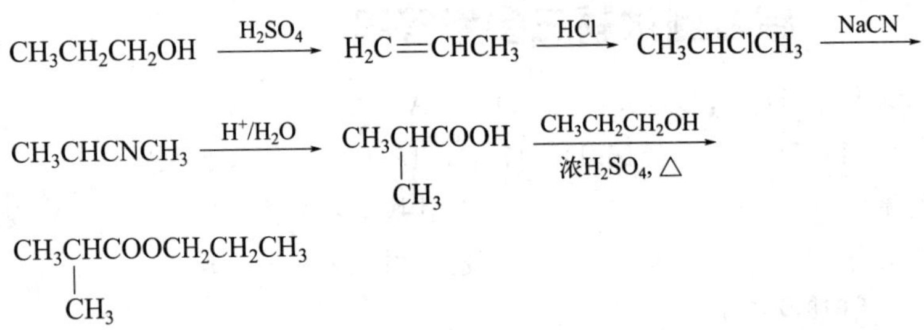

（七）A. $CH_3COCH_2COOCH_2CH_3$

B. 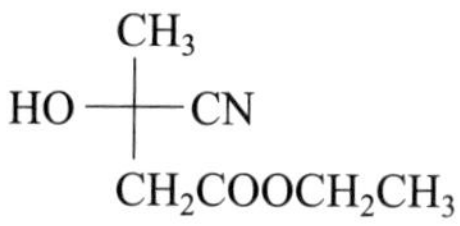 或 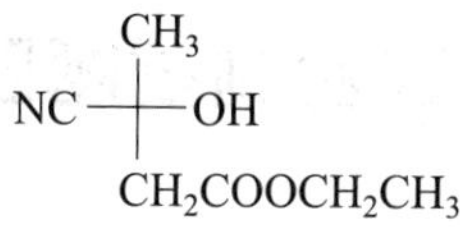

C. 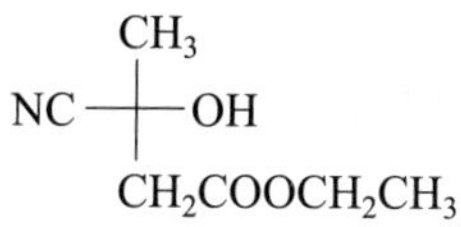 或 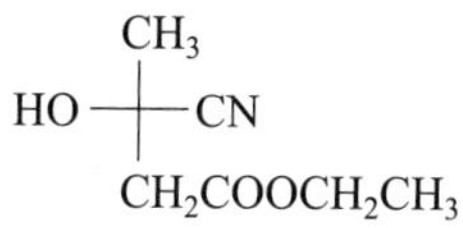

D. CH_3COCH_2COOH

E. CH_3CH_2OH

F. 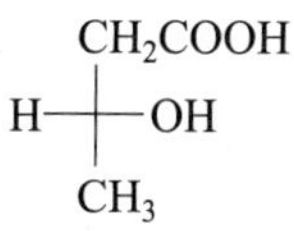 或 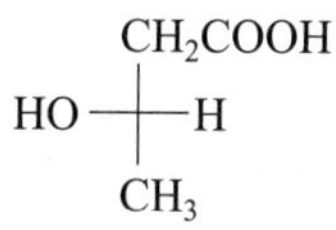

G. 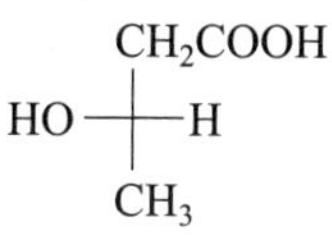 或 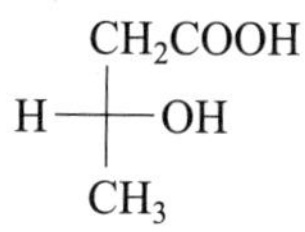

综合测试题四

（一）单选题

1. 下列各构造式与名称不一致的是（　　）。

A. 丙酮酸 $CH_3COCOOH$

B. 苯甲腈 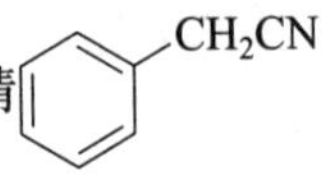

C. γ-丁内酯 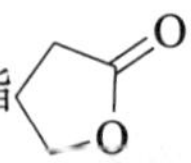

D. 草酰乙酸 $HOOCCOCH_2COOH$

2. 下列各化合物中，有对映异构体的是（　　）。

A. $CH_3CHOHCH_2CH_3$

B. $CH_3CH_2CHClCH_2CH_3$

C. CCl_2FBr

D. $(CH_3)_2CHOH$

3. 下列化合物中，最易与 NaOH 水溶液发生反应的是（　　）。

A. 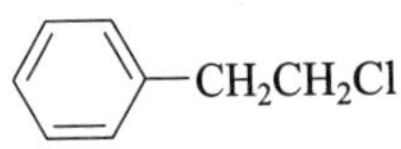

B. 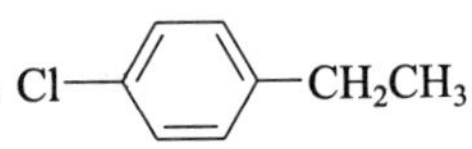

C. 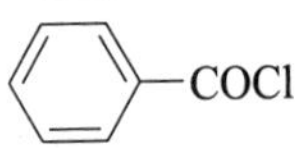

D. 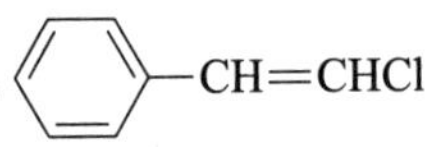

4. $CH_3COOCOC_2H_5$ 的名称是（　　）。

A. 乙酸乙酯　　B. 二乙酰醚　　C. 乙醚　　D. 乙丙酸酐

5. 下列反应是按反应历程分类的，把类型写错的是（　　）。

A. 丁-2-醇在浓 H_2SO_4 作用下脱水为烯烃是 E1 反应

B. 甲苯与 Cl_2 在日光作用下生成苄氯是亲电加成反应

C. 异丁烷在高温下卤代是自由基取代反应

D. 苯甲醚磺化是亲电取代反应

6. 乙酰乙酸乙酯能与饱和 $NaHSO_3$ 加成，也能使溴水褪色，是因为（　　）。

A. 位置异构　　B. 差向异构　　C. 互变异构　　D. 对映异构

7. 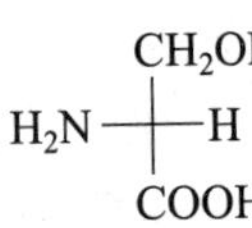 与 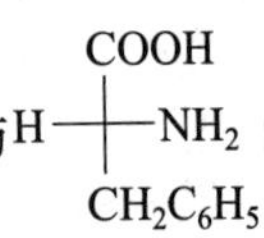 的构型分别是（　　）。

A. *R*，*S*　　B. *S*，*R*　　C. *R*，*R*　　D. *S*，*S*

8. 2，4-二硝基苯肼与环己酮反应后生成（　　）。

A. 白色沉淀　　B. 紫红色溶液　　C. N_2 气体　　D. 黄色结晶

9. 下列反应中，不正确的是（　　）。

A. 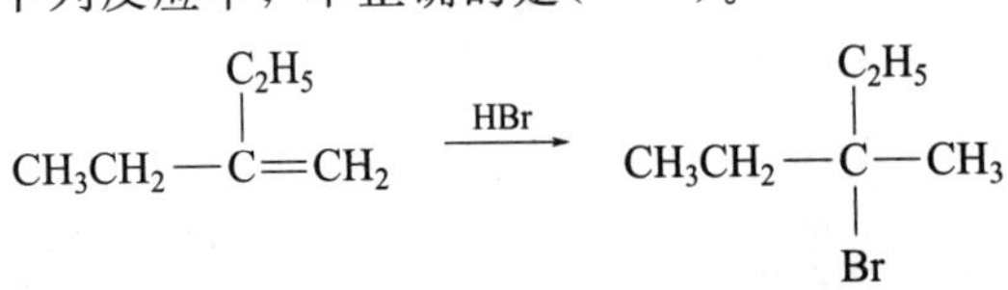

B. 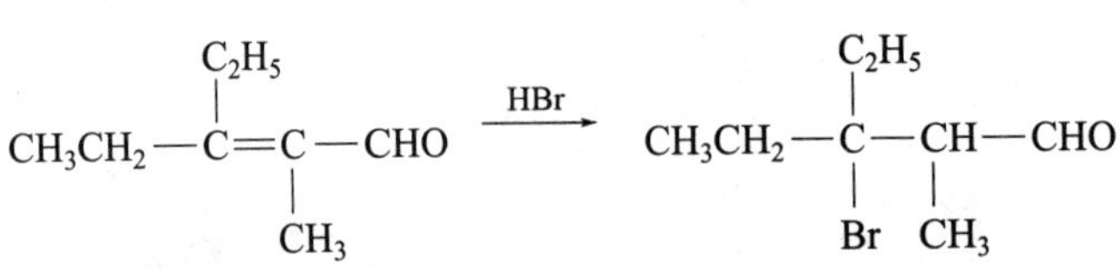

C. 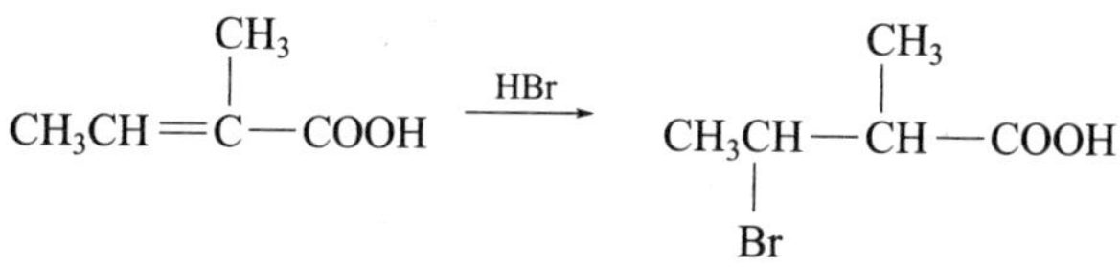

D. 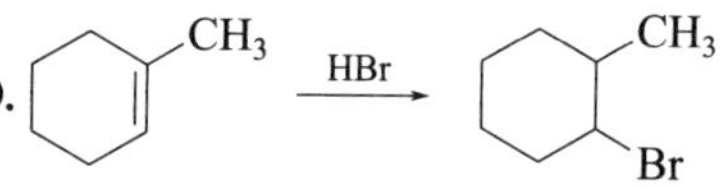

10. 下列化合物与 Lucas 试剂反应最快的是(　　)。

A. 丁-1-醇　　B. 3-甲基丁-2-醇　　C. 丁-2-醇　　D. 2-甲基丁-2-醇

11. 某化合物具有酸性，不与 Fehling 试剂反应，加热放出的气体能使石灰水变浑浊，其残留物仍具有酸性，并可与 Fehling 试剂作用，该化合物可能是(　　)。

A. 乙醛酸　　B. 丁二酸　　C. α-酮戊二酸　　D. 水杨酸

12. HCHO 与 $CH_3CH_2C(CH_3)_2CHO$ 在浓碱下反应的产物是(　　)。

A. $CH_3CH_2C(CH_3)_2CH_2OH$ 与 HCOONa

B. $CH_3CH_2C(CH_3)_2COONa$

C. CH_3OH

D. $CH_3CH_2C(CH_3)_2CHOHCH(CH_3)C(CH_3)_2CHO$

13. 下列物质具有顺反异构体的是(　　)。

A. 3-甲基丁-2-烯酸　　B. 2,3-二甲基丁-2-烯

C. 2-甲基丁-2-烯酸　　D. 2-甲基丁-2-烯

14. 加热时易脱水生成交酯的是(　　)。

A. $CH_3CH_2CHOHCOOH$　　B. $CH_3CHOHCH_2COOH$

C. $HOCH_2CH_2CH(CH_3)COOH$　　D. CH_3COCH_2COOH

15. 仲戊基溴的结构是(　　)。

A. $(CH_3)_2CHCH_2CH_2Br$　　B. $CH_3CH_2CH_2CHBrCH_3$

C. $(CH_3)_2CBrCH_2CH_3$　　D. $CH_3CH_2CHBrCH_2CH_3$

16. 下列化合物用 Cl_2/Fe 反应时，卤化反应发生在左边环的是(　　)。

A. 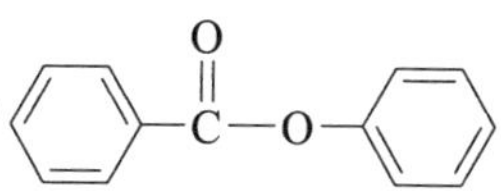

B. 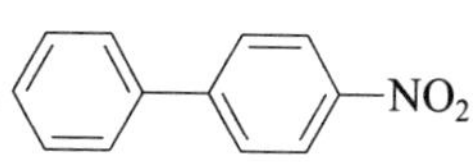

C. 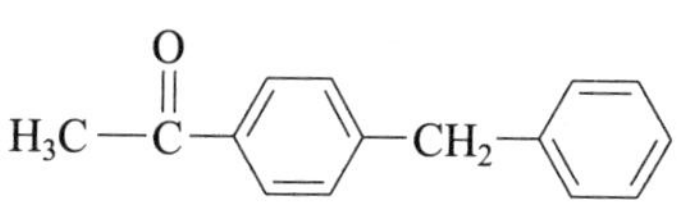

D. 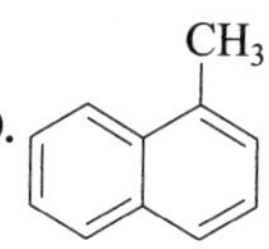

17. 下列烃的命名错误的是(　　)。

A. 3-乙基-2-甲基辛烷　　B. 3-乙基-2,4-二甲基己烷

C. 5-异丙基-2,3-二甲基己烷　　D. 2,3,5-三甲基-4-丙基庚烷

18. 下列化合物可能是内消旋体的是(　　)。

A. 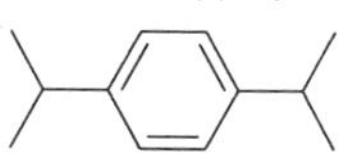

B. $CH_3CHClCH_2CH_2CH(CH_3)Cl$

C. $CH_3CHOHCH(CH_3)CHOHCH(CH_3)_2$

D. CH_3CHBrI

19. 下列化合物中不能与 $FeCl_3$ 起颜色反应的是(　　)。

A. 乙酸乙酯　　B. 乙酰乙酸乙酯　　C. 1,3-环已二酮　　D. 水杨酸

20. 某一胆酸的结构式为 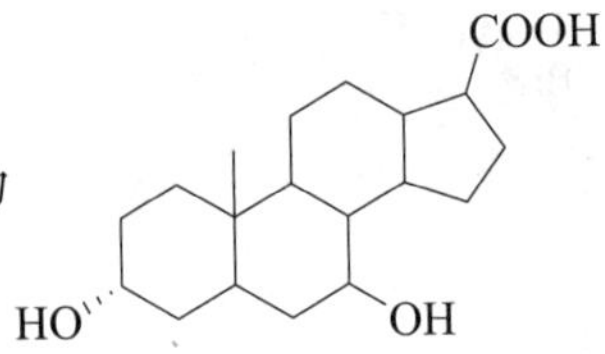 ，此胆酸(　　)。

A. 有 8 个手性碳原子　　B. 有 7 个手性碳原子

C. C-3 位 OH 的构型为 α　　D. C-3 位 OH 的构型为 β

(二) 命名或写出下列各物质的构造式(构型式)

1. 对溴苄溴　　2. 乙酰水杨酸

3. 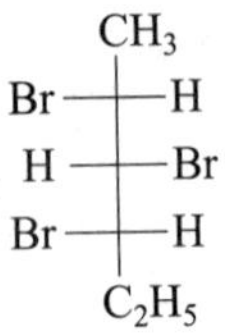　4. 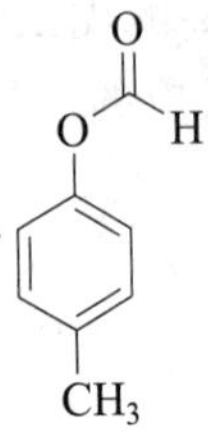　5. 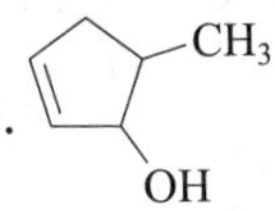

(三) 完成下列各反应式

1. 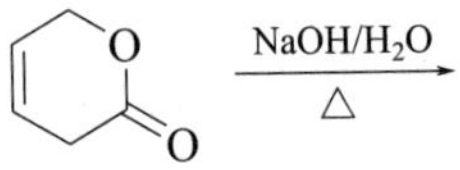

2. 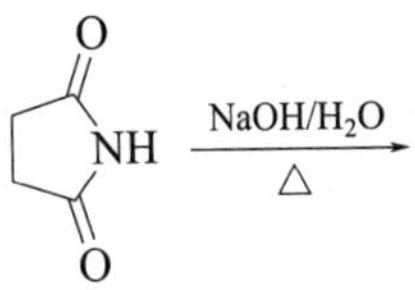

3. 庚二酸的受热反应

4. 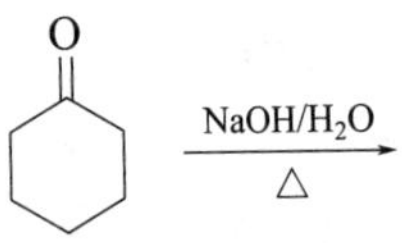

5. 在低温、弱碱性条件下，氯化重氮苯与对甲苯酚反应

6. 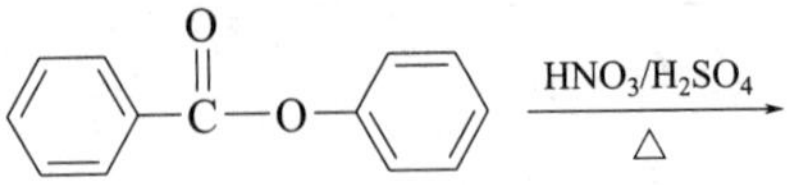

7. 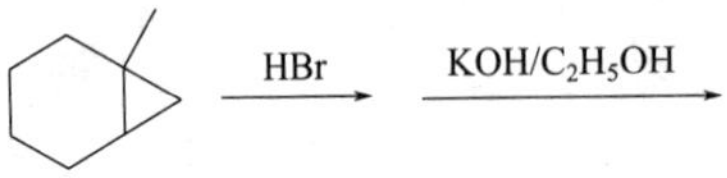

(四) 填空题

1. 某氨基酸的水溶液进行电泳时，氨基酸向阴极移动，此氨基酸的等电点________7(填大于、等于或小于)。

2. $CH_2=C=CH_2$ 分子中有________个 σ 键，________个 π 键。C-2 是________杂化。

3. 乙烷、乙烯、乙炔的酸性强弱次序是________>________>________。

4. 下列物质按 S_N1 反应历程使 Br 被 OH 取代，其难易顺序(由易到难)是________。

A. 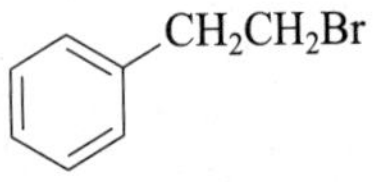　B. $CH_2=CHBr$　C. $CH_3CH=CHCH_2Br$

5. 单键能自由旋转，在 $CH_3CON(CH_3)_2$ 中，—CON 的 C—N 键是否可以自由旋转，为什么？

（五）完成下列转变

1. 以溴乙烷为起始原料合成丁烯二酸。

2. 以对硝基苯胺为起始原料合成 1,2,3-三溴苯。

（六）鉴别题

1. a. 戊-2-醇　b. 丁-2-酮　c. 丙醛　d. 乙醛　e. 乙酸

2. a. 丙酸　b. 丙烯酸　c. β-丁酮酸

3. a. 丁-2-烯酸　b. 丁酸　c. 丁-3-酮酸　d. 己二酸

（七）推导题

某化合物 A 分子式为 $C_6H_{12}O$，能与 2,4-二硝基苯肼反应生成黄色沉淀，但不能与 Tollens 试剂发生银镜反应。将 A 催化氢化后得化合物 B，将 B 与浓 H_2SO_4 作用并高温加热得化合物 C，将 C 用臭氧化并以锌粉处理得一分子醛 D 和一分子酮 E。D 不能发生碘仿反应。试推导化合物 A～E 的构造式。

综合测试题四参考答案

（一）1. B　2. A　3. C　4. D　5. B　6. C　7. C　8. D　9. D　10. D　11. C　12. A　13. C　14. A　15. B　16. B　17. C　18. B　19. A　20. C

（二）1. 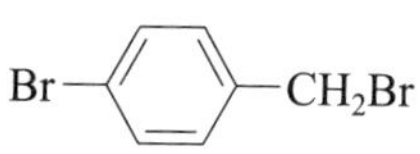

2. 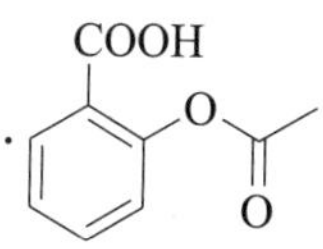

3. (2*R*,3*S*,4*S*)-2,3,4-三溴己烷

4. 甲酸对甲苯酯

5. 5-甲基环戊-2-烯-1-醇

（三）1. $CH_2OHCH=CHCH_2COONa$

2. $NaOOCCH_2CH_2COONa+NH_3\uparrow$

3. 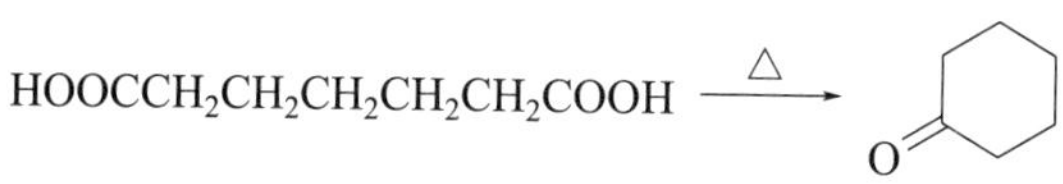

4. 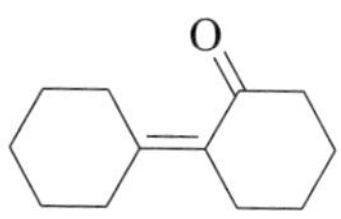

5. 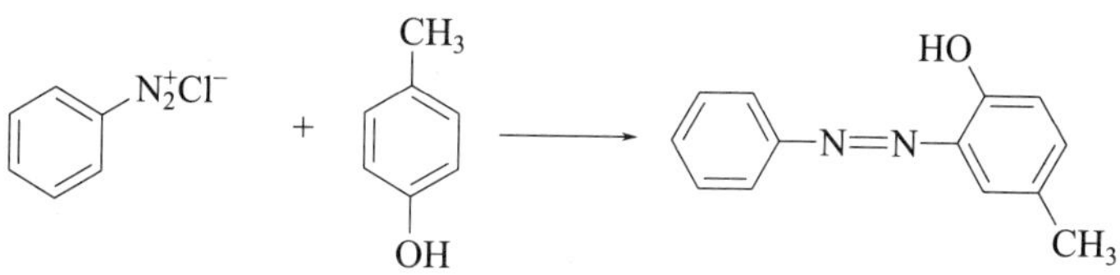

6. 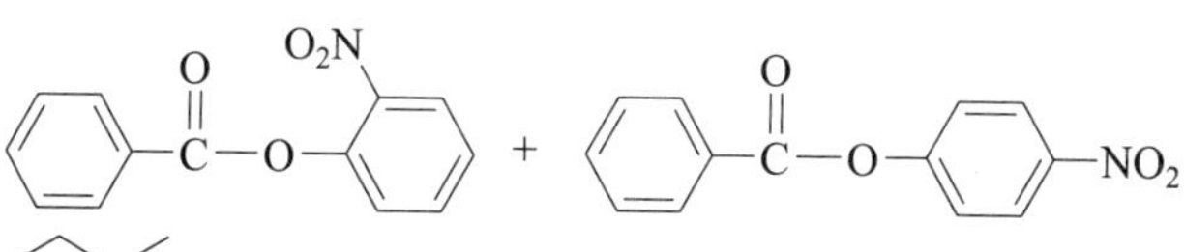

7. 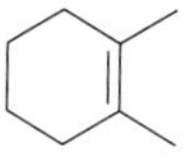

（四）1. 大于　2. 6；2；sp　3. 乙炔；乙烯；乙烷　4. C>A>B

5. 不能，因为氮原子与羰基形成 p-π 共轭，使 C—N 键带有部分双键性质。

（五）1. 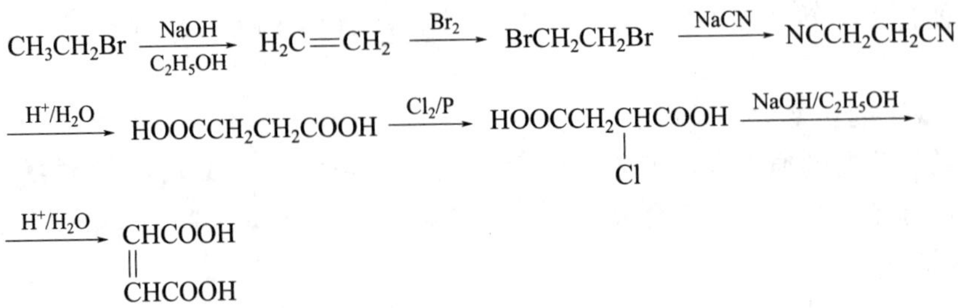

2. 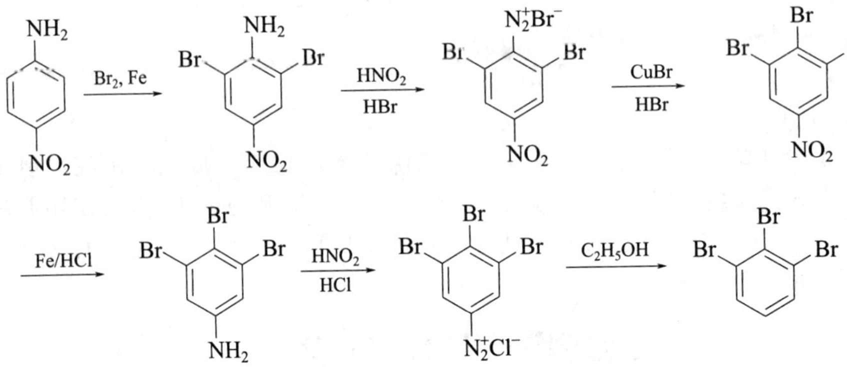

（六）1. 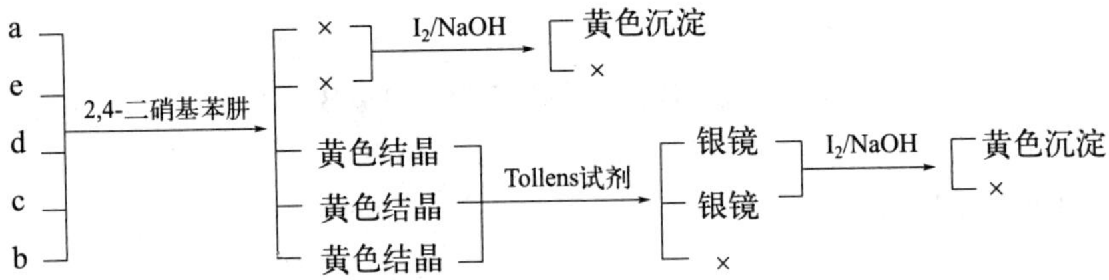

2. 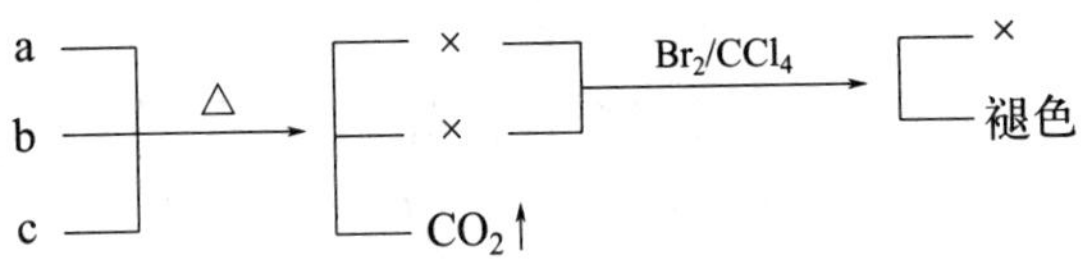

3. 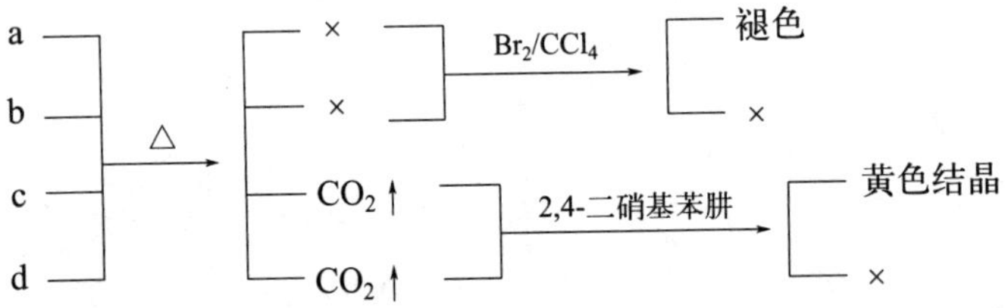

（七）A. $CH_3CH_2COCH(CH_3)_2$

B. $CH_3CH_2CHOHCH(CH_3)_2$

C. $CH_3CH_2CH{=}C(CH_3)_2$

D. CH_3CH_2CHO

E. CH_3COCH_3

综合测试题五

（一）单选题

1. 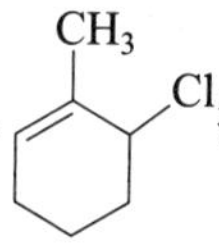按系统命名法，其名称为（　　）。

A. 2-氯-1-甲基环己烯　　B. 3-氯-2-甲基环己烯

C. 3-氯-1-甲基环己烯　　D. 6-氯-1-甲基-环己烯

2. 下列结构中不存在 p-π 共轭的是（　　）。

A. $CH_3CH_2\overset{+}{C}HCH{=}CH_2$　　B. 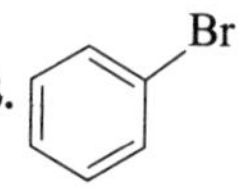

C. CH_3COOH　　D. 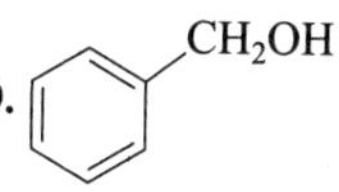

3. 硝基苯与 $CH_3CH_2CH_2Cl$ 在无水 $AlCl_3$ 作用下，产物为（　　）。

A. 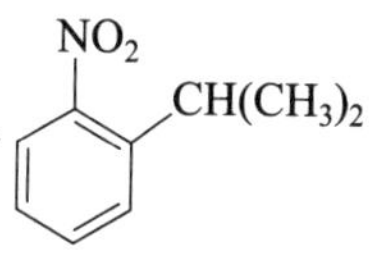　　B. 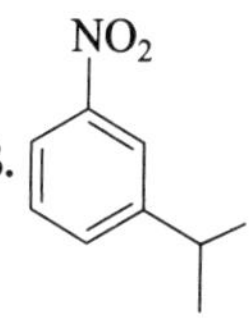　　C. 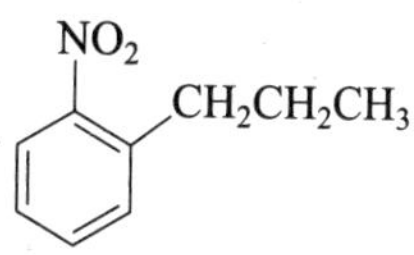　　D. 不能反应

4. 常用于皮肤、创面及手术器械等消毒的药物是（　　）。

A. EDTA　　B. 肾上腺素　　C. 新洁尔灭　　D. 巴比妥酸

5. 皂化值的大小能够判断（　　）。

A. 油脂的平均分子量　　B. 一定量的油脂完全皂化时所需酸的量

C. 油脂的不饱和度　　D. 油脂的稳定性

6. 下列各组中的物质属于同一化合物的是（　　）。

A. 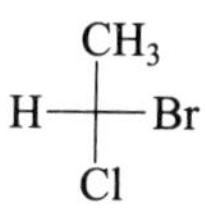 与 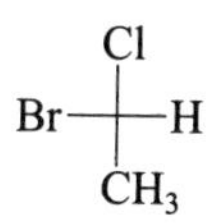　　B. 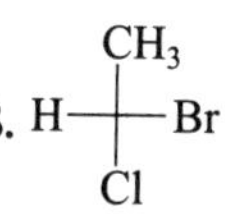 与 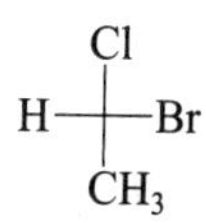

C. 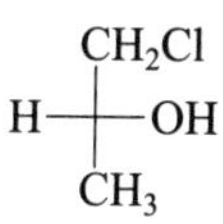 与 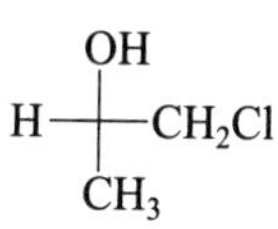　　D. 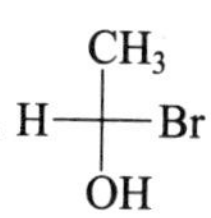 与 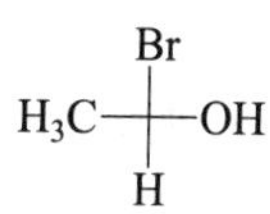

7. 下列卤代烃按 E1 反应速率最快的是（　　）。

A. 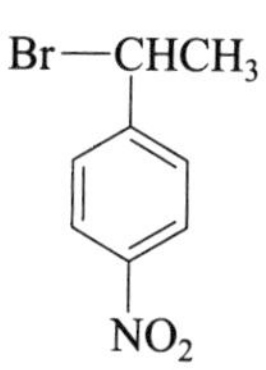　　B. 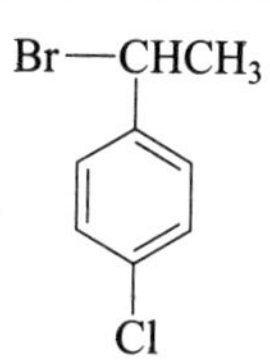　　C. 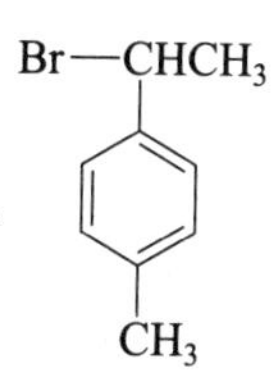　　D. 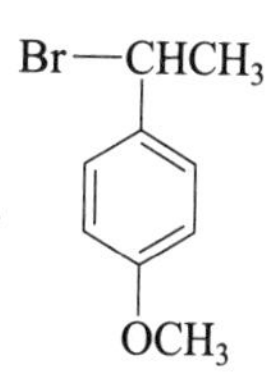

8. 在室温下与 $AgNO_3$ 醇溶液反应，有沉淀生成的是（　　）。

A. 氯苯　　B. 1-氯环己烷　　C. 氯化苄　　D. 对氯甲苯

9. 含巯基的氨基酸是（　　）。

A. 亮氨酸　　B. 半胱氨酸　　C. 色氨酸　　D. 组氨酸

10. 与 HCN 加成反应速率最快的是(　　)。

A. CH_3CHO　　B. FCH_2CHO　　C. $ClCH_2CHO$　　D. CH_3CH_2CHO

11. 醛与 1 mol 醇在干燥 HCl 作用下，生成的产物是(　　)。

A. β-羟基醛　　B. 半缩醛　　C. 环醚　　D. 内酯

12. 己二酸加热后所得产物是(　　)。

A. 烷烃　　B. 一元羧酸　　C. 酸酐　　D. 环酮

13. 苯肼除与单糖生成糖脎外，也能与(　　)生成脎。

A. 醛或酮　　B. 多元醇　　C. α-羟基醛或酮　　D. β-羟基醛或酮

14. 在 pH 为 9.74 的缓冲溶液中通入直流电，可在阴极得到(　　)。

A. 半胱氨酸(p*I* 为 5.07)　　B. 胱氨酸(p*I* 为 6.30)

C. 酪氨酸(p*I* 为 5.67)　　D. 精氨酸(p*I* 为 10.76)

15. 下列结构和名称相符的化合物是(　　)。

A. 尿素 $CO(NH_2)_3$　　B. 缩二脲 $H_2NCONHCONH_3$

C. 胍 H_2NCONH_2　　D. 氨基脲 $H_2NCONHNH_2$

16. 丁醛在稀碱作用下生成(　　)。

A. $CH_3(CH_2)_2CH(OH)(CH_2)_3CHO$

B. $CH_3(CH_2)_2CH(OH)CH(CH_2CH_3)CHO$

C. $CH_3(CH_2)_2CH(OH)CH(CH_3)CHO$

D. $CH_3(CH_2)_3CH{=}CHCH_2CHO$

17. 某化合物具有酸性，与 Fehling 试剂作用后产物加热放出的气体能使石灰水变浑浊，残留物仍具有酸性，并可与 Fehling 试剂作用，该化合物可能是(　　)。

A. 乙醛酸　　B. 丁二酸　　C. α-酮戊二酸　　D. 水杨酸

18. 能与羟胺作用生成二肟，可发生银镜反应，但不发生碘仿反应的是(　　)。

A. $CH_3CH_2COCH_2CH_3$　　B. $CH_3CH_2COCH_2CH_2CHO$

C. $CH_3CH(OH)CH_2CH_3$　　D. $CH_3CH_2CH_2CHO$

19. 属于不饱和羧酸的是(　　)。

A. 苹果酸　　B. 草酰乙酸　　C. 琥珀酸　　D. 油酸

20. β-甲基戊酸发生 α-溴代时，所用的试剂是(　　)。

A. $Br_2(CCl_4)$　　B. $FeBr_3+Br_2$　　C. $P+Br_2(CCl_4)$　　D. PBr_3

（二）完成下列反应式

1. 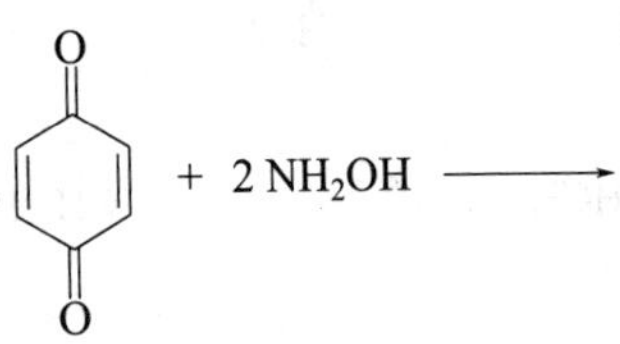

2. 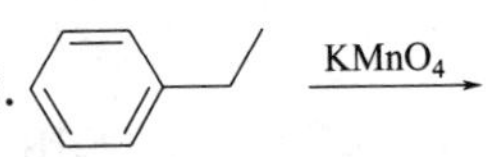

3. 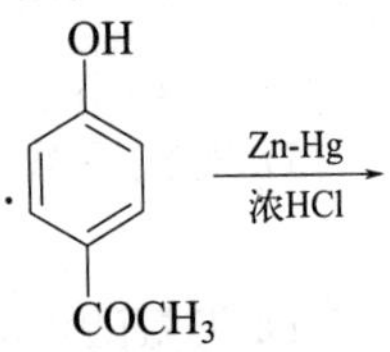

4. $CH_3CH_2COOCH_3 \xrightarrow{H^+/H_2O}$

5. 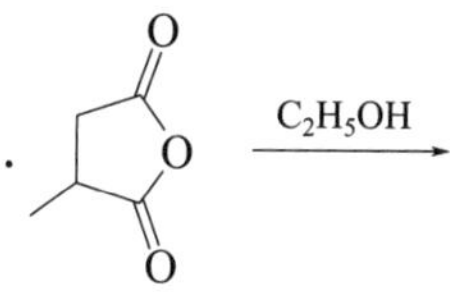

6. 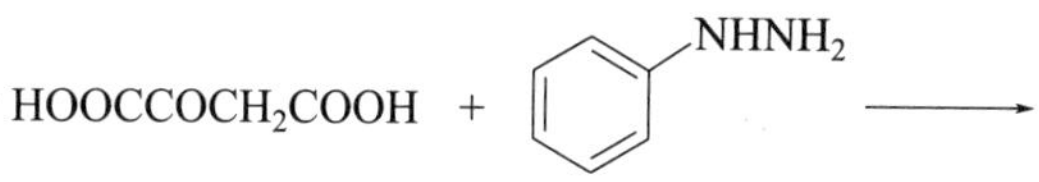

7. 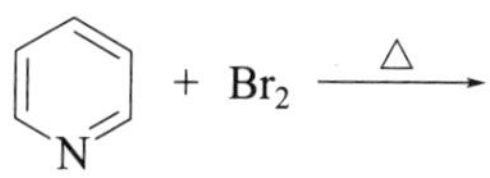

（三）回答下列问题

1. 内消旋体与外消旋体的区别是什么？

2. 下列物质按 S_N2 历程使 Br 被 OH 取代，其难易顺序（由易到难）是________。

a. 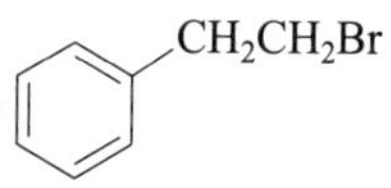　　b. $(CH_3)_3CBr$　　c. $(CH_3)_2CHBr$

（四）完成下列转变

1. 由苯制备 2,4,6-三溴甲苯

2. 由丙烯制备 2-甲基戊-3-酮酸

（五）用化学方法完成以下鉴别

1. a. 苯甲醚　　b. 对甲苯酚　　c. 己醇　　d. 环己烯

2. a. 乙醇　　b. 乙醛　　c. 甲酸　　d. 丙酮

（六）推断题

化合物 A 分子式为 C_9H_{10}，能使 Br_2/CCl_4 褪色，但无顺反异构体。A 与 HBr 作用得 $B(C_9H_{11}Br)$，具有对映异构体 E。B 用 KOH 的醇溶液处理得 $C(C_9H_{10})$，C 也能使 Br_2/CCl_4 褪色，并有顺反异构体 D。试写出化合物 A～E 的构造式或构型式。

综合测试题五参考答案

（一）1. D　2. D　3. D　4. C　5. A　6. A　7. D　8. C　9. B　10. B

11. B　12. D　13. C　14. D　15. D　16. B　17. A　18. B　19. D　20. C

（二）1. 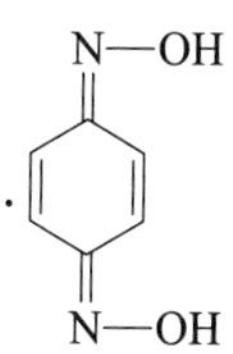　2. 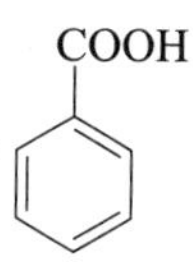　3. 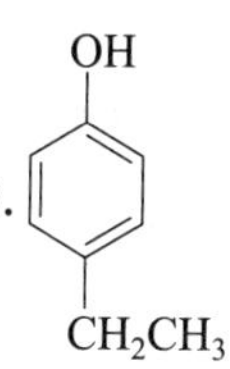

4. $CH_3CH_2COOH + CH_3OH$

5. 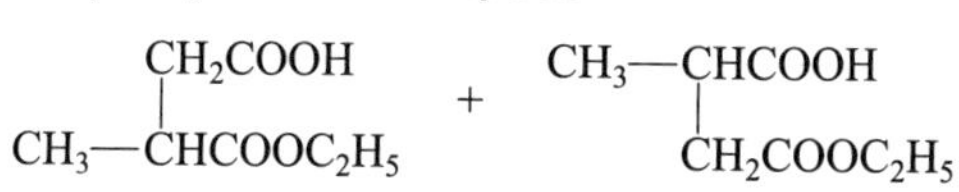

6. 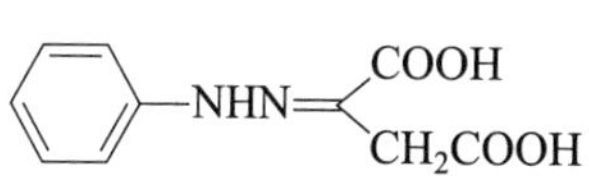　7. 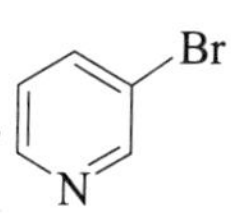

（三）1. 内消旋体是纯净物，由于分子内部存在对称元素造成的；外消旋体是对映体的等量混合物。

2. a>c>b

（四）1. 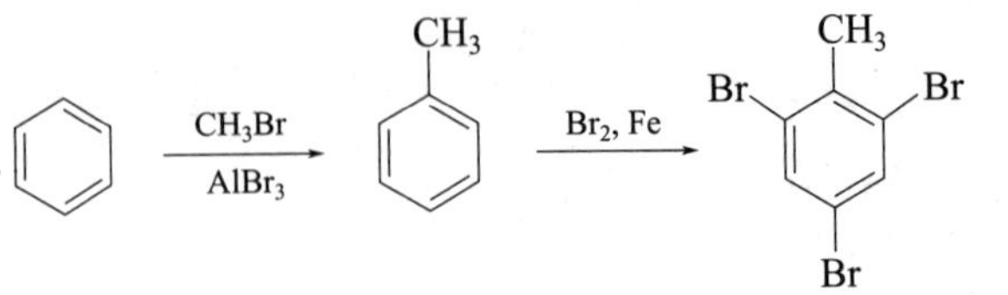

2. 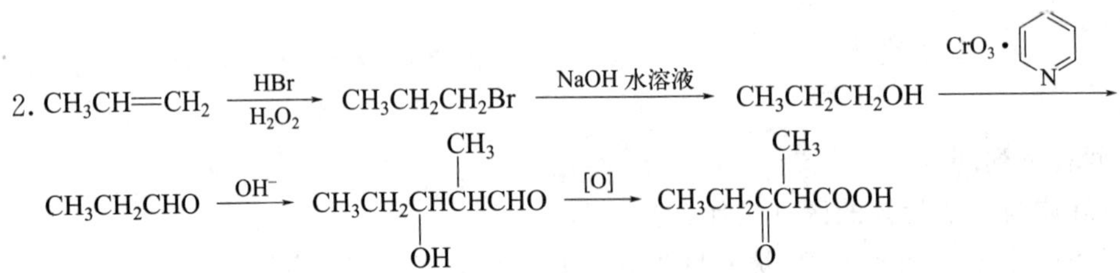

（五）

1. 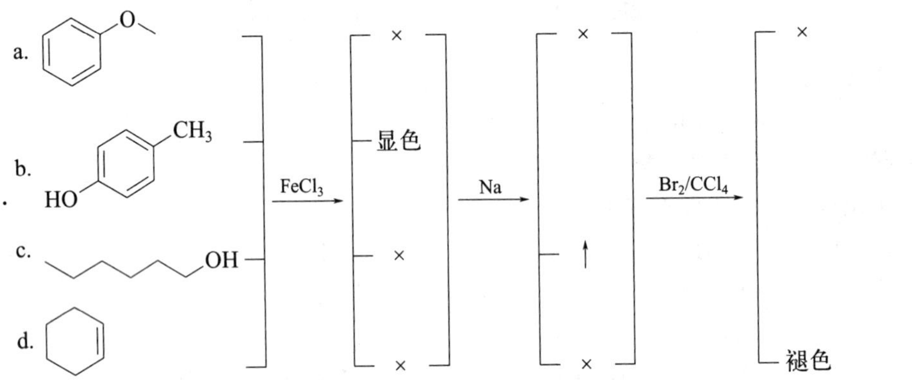

2. 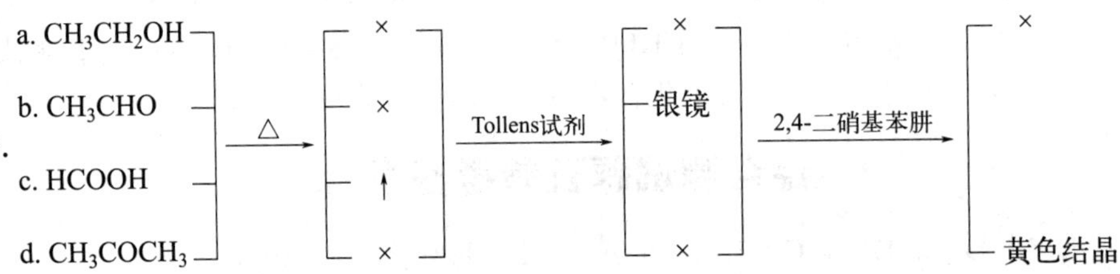

（六）A. 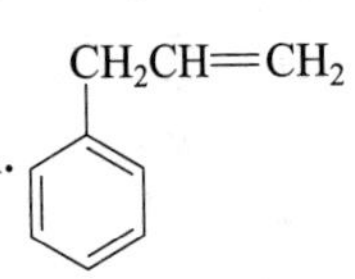

B. 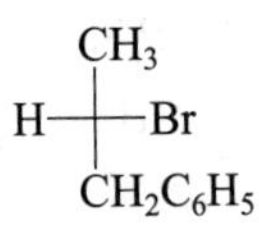

C. 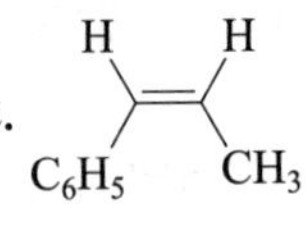

D. 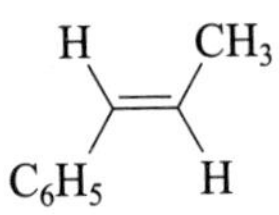

E. 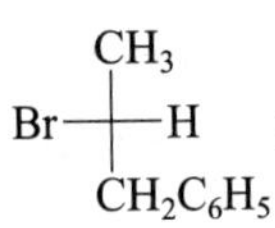（注：B与E，C与D均可以互换）

综合测试题六

（一）单选题

1. 下列化合物中构型为 S 的是（　　）。

A. 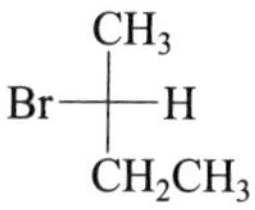　B. 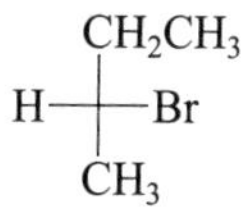　C. 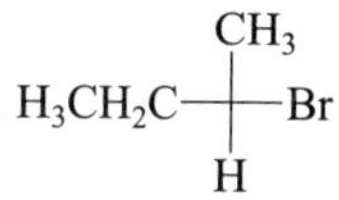　D. 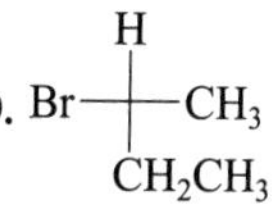

2. 分子中形成共轭体系的必备条件是（　　）。

A. 共轭体系中的各原子须共平面

B. 共轭体系内各原子必须形成环状

C. 共轭体系内原子的 p 轨道上具有一定数量的电子

D. 共轭体系中某原子带正电荷或负电荷

3. 将化合物①正丙烷、②正丙醚、③正丙醇、④丙三醇的沸点由高到低排列正确的是（　　）。

A. ①②③④　B. ④③②①　C. ②④③①　D. ④③①②

4. 属于酚酸的化合物是（　　）。

A. 草酸　B. 乳酸　C. 琥珀酸　D. 水杨酸

5. 具有手性碳原子但无旋光活性的是（　　）。

A. 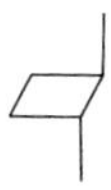　B. 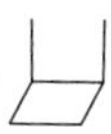　C. 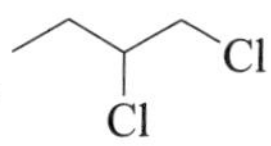　D. 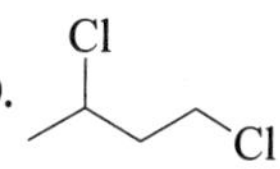

6. 下列糖中，人体消化酶不能消化的是（　　）。

A. 糊精　B. 纤维素　C. 糖原　D. 淀粉

7. 麻黄碱是中药麻黄中的一种主要生物碱，其结构式为 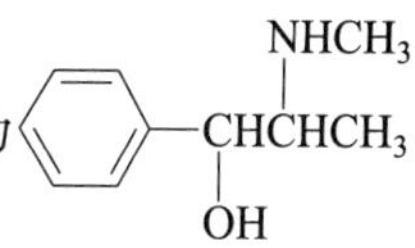，其理论上的旋光异构体的数目应为（　　）。

A. 2　B. 3　C. 4　D. 8

8. DNA 中的含氮碱基不包括（　　）。

A. 腺嘌呤　B. 鸟嘌呤　C. 胞嘧啶　D. 尿嘧啶

9. 下列化合物烯醇化程度最高的是（　　）。

A. 丙酮　B. 乙酰丙酮　C. 乙酰乙酸乙酯　D. 苯甲酰丙酮

10. 下列化合物中，既能与 $FeCl_3$ 显色，又能与苯肼作用的是（　　）。

A. 4-氧亚基戊酸　B. 丙酮酸　C. 2-氧亚基丁二酸　D. 苯乙酮

11. 碘值可用来判断（　　）。

A. 油脂的平均分子量　B. 油脂的不饱和度

C. 油脂的干性　D. 油脂的稳定性

12. 蛋白质分子在等电点时，以下说法不正确的是（　　）。

A. 净电荷为零　B. 最易被盐析剂沉淀

C. pH 值为 7　D. 溶解度最小

13. 区别葡萄糖和果糖可用(　　)。

A. 班氏试剂　　B. 稀硝酸　　C. I_2　　D. 溴水

14. 天然油脂没有恒定的熔点是由于(　　)。

A. 油脂是同种混甘油酯　　B. 油脂是单甘油酯

C. 油脂是混甘油酯的混合物　　D. 油脂易氧化

15. 不与重氮盐生成偶氮化合物的是(　　)。

A. 苯酚　　B. *N*,*N*-二甲基苯胺

C. 苯甲胺　　D. 苯胺

16. 酚酸中的羟基与羧基处于邻位或对位时，加热易(　　)。

A. 脱羧　　B. 脱水　　C. 脱氢　　D. 脱 CO

17. 氯仿中加入 1%乙醇的作用是(　　)。

A. 消除氯仿中的碱金属　　B. 消除氯仿中的酸

C. 防止光气产生　　D. 防止氧化

18. 下列化合物中，不能发生 Cannizzaro 反应的是(　　)。

A. 2,2-二甲基丙醛　　B. 苯甲醛

C. 乙醛　　D. 甲醛

19. 下列化合物中不能被氧化成羰基化合物的是(　　)。

A. 对苯二酚　　B. 2-甲基环己醇

C. $(CH_3)_2CHOH$　　D. $(CH_3)_2C(OH)CH_2CH_3$

20. 糖类与醇成苷过程中需要在(　　)条件下进行。

A. 浓 HCl　　B. 稀 NaOH　　C. 通干燥 H_2　　D. 干燥 HCl 气体

（二）命名或写出相应的结构式

1. 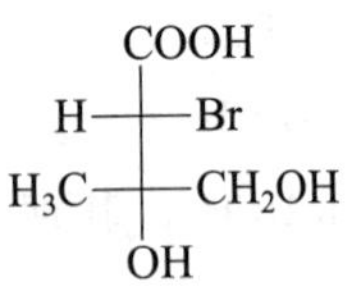

2. $HOOCCOCH_2CH_2COOH$

3. 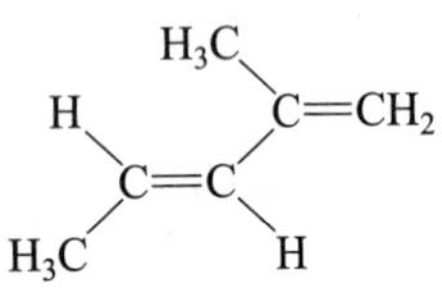

4. 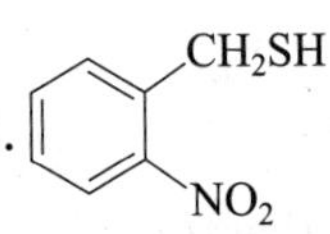

5. 顺-2-异丙基-1-甲基环己烷的优势构象　　6. 苯甲酰胺

7. 鸟嘌呤　　8. *N*-乙基-*N*-甲基对甲苯胺

（三）完成下列反应式

1. $H_2NCONH_2 \xrightarrow{H_2O/H^+}$

2. 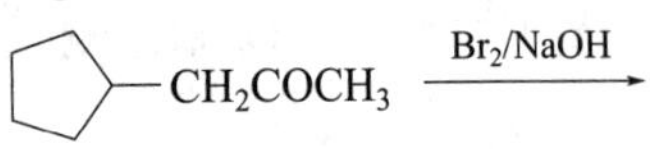

3. 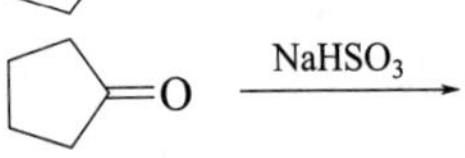

4. 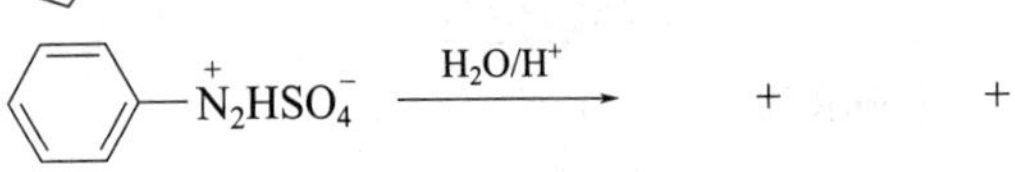

5. $\xrightarrow[Zn/H_2O]{O_3} CH_3COCH_2CH_2CH(CH_3)CHO$

6. $CH_3COCH_2COOH \xrightarrow{\triangle}$

7. 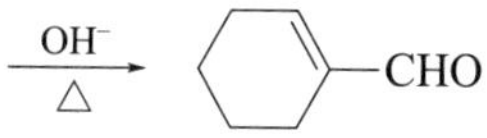

8. $H_3CH_2CH_2C-C\equiv CH \xrightarrow{2HBr}$ $\xrightarrow{\text{NaOH 水溶液}}$

9. $\underset{\displaystyle |\atop NH_2}{CH_3CHCOOH} \xrightarrow{(\quad\quad)} \underset{\displaystyle |\atop N(CH_2OH)_2}{CH_3CHCOOH}$

10. $H_2C=CHCH_2CHO$ $\xrightarrow{H_2,\ Ni}$；$\xrightarrow{LiAlH_4}$

11. 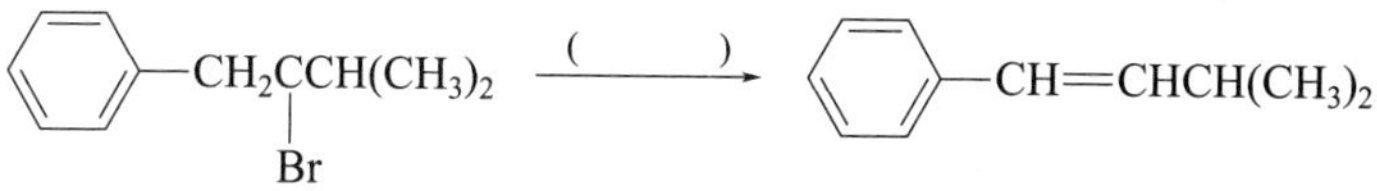

（四）将下列化合物按指定顺序排序

1. 酸性

a. 甲酸　b. 苯酚　c. 碳酸　d. 苯甲酸　e. 草酸

2. 碱性

a. 苯胺　b. 乙酰胺　c. 二甲胺　d. 氨　e. 氢氧化四甲铵

3. 与乙醇酯化速率

a. 2,2-二甲基丙酸　b. 2-甲基丙酸　c. 丁酸　d. 甲酸　e. 乙酸

（五）用构造式(或构型式)举例表示下列名词术语

1. 重氮盐，偶氮化合物

2. 内盐，季铵盐

3. 内酯，交酯

4. 差向异构体

（六）完成下列转化

1. 由环己烷制取 1,4-环己二醇二醋酸酯

2. 由环丙烷制取戊-3-酮

（七）鉴别题

1. a. 苯甲醛　b. 环己酮　c. 乙酰水杨酸　d. 乙酰乙酸乙酯

2. a. 甲酸　b. 乙酸　c. 草酸　d. 丙二酸

综合测试题六参考答案

（一）1. D　2. A　3. B　4. D　5. B　6. B　7. C　8. D　9. D　10. C

11. B　12. C　13. D　14. C　15. C　16. A　17. C　18. C　19. D　20. D

（二）1. (2*R*,3*S*)-2-溴-3,4-二羟基-3-甲基丁酸

2. α-酮戊二酸(2-氧亚基戊二酸)

3. (*E*)-2-甲基戊-1,3-二烯

4. 邻硝基苄硫醇(邻硝基苯甲硫醇，2-硝基苄硫醇，2-硝基苯甲硫醇)

5. 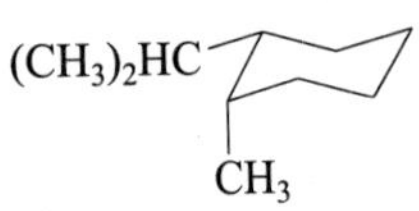

6. 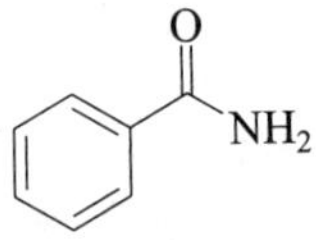

7. 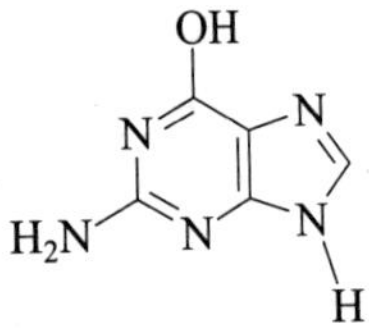

8. 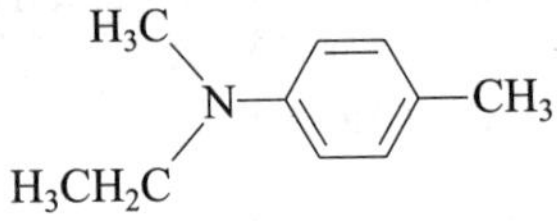

（三）1. $H_2NCONH_2 \xrightarrow{H_2O/H^+} CO_2\uparrow + NH_3\uparrow$

2. 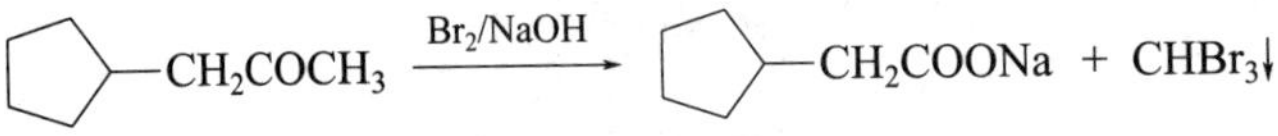

3. 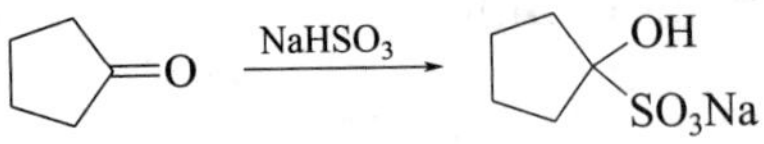

4. 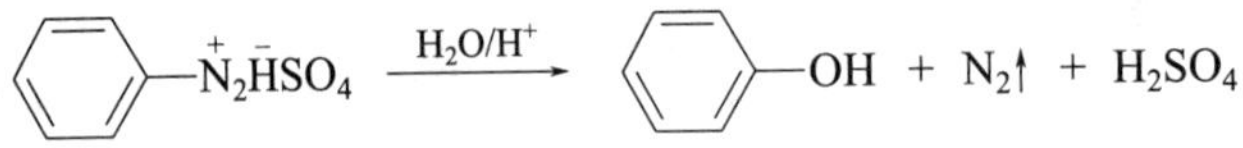

5. 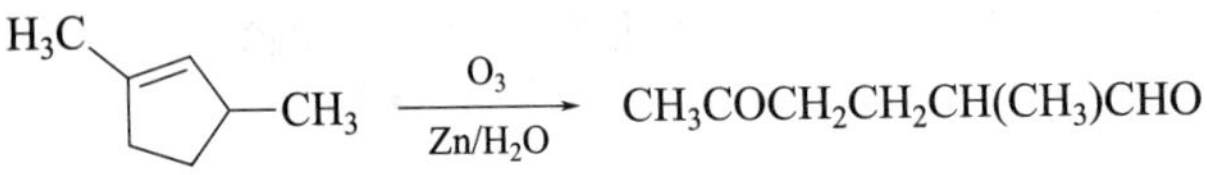

6. $CH_3COCH_2COOH \xrightarrow{\triangle} CH_3COCH_3 + CO_2\uparrow$

7. 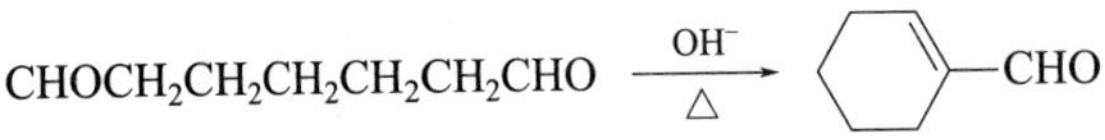

8. $H_3CH_2CH_2C{-}C{\equiv}CH \xrightarrow{2HBr} CH_3CH_2CH_2CBr_2CH_3 \xrightarrow{NaOH\ 水溶液} CH_3CH_2CH_2COCH_3$

9. 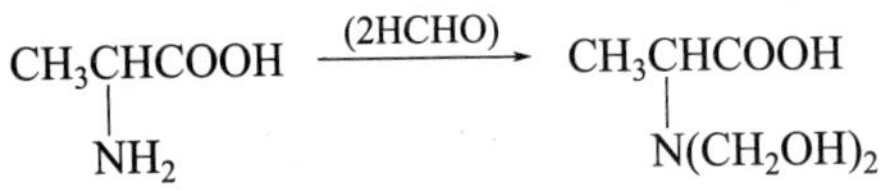

10. 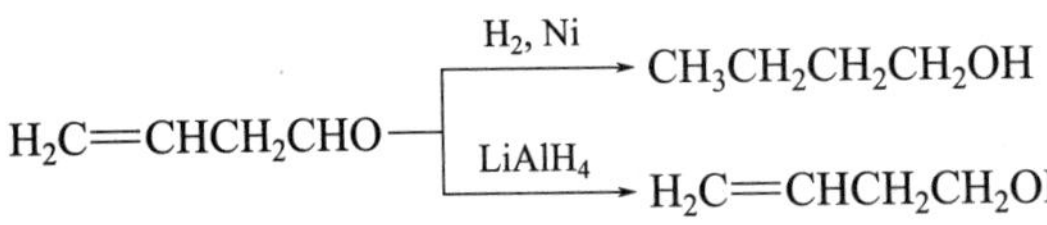

11. 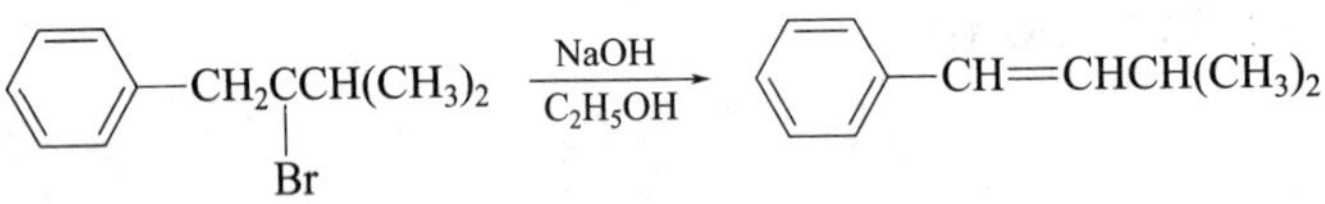

（四）1. e＞a＞d＞c＞b　　2. e＞c＞d＞a＞b　　3. d＞e＞c＞b＞a

（五）1. 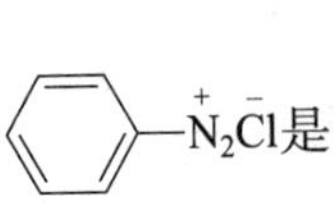是重氮盐； 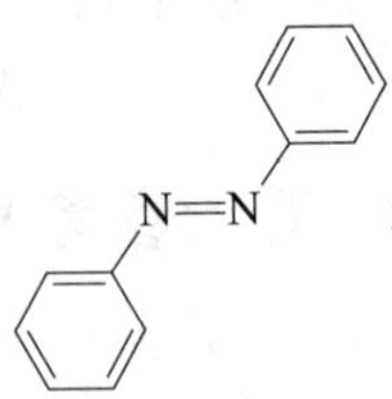 是偶氮苯

2. 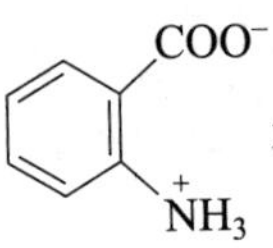 是内盐；$(CH_3)_4N^+Cl^-$ 是季铵盐

3. 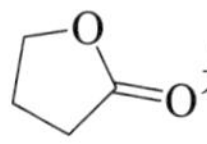是内酯；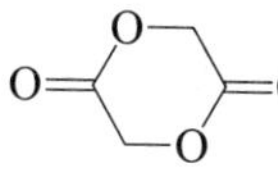是交酯

4. 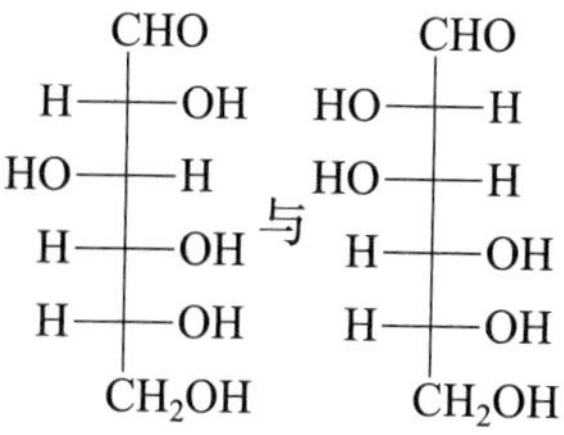

是差向异构体

（六）1. 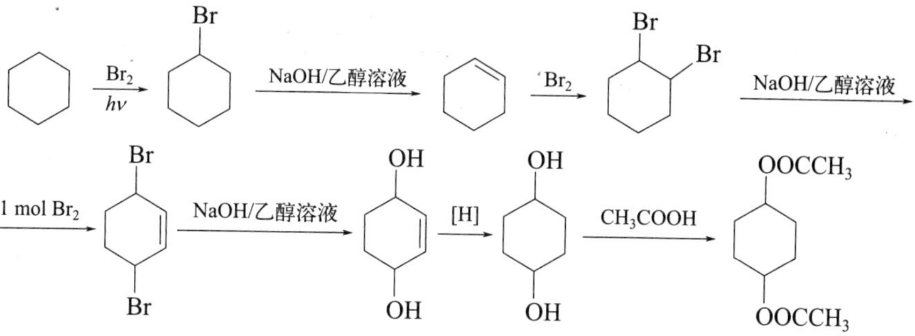

2. 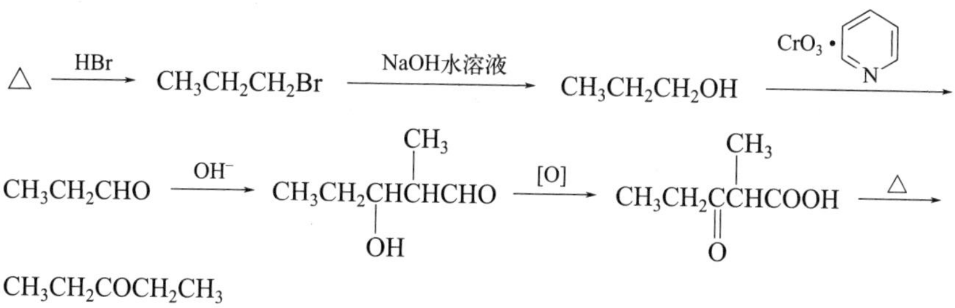

（七）1. 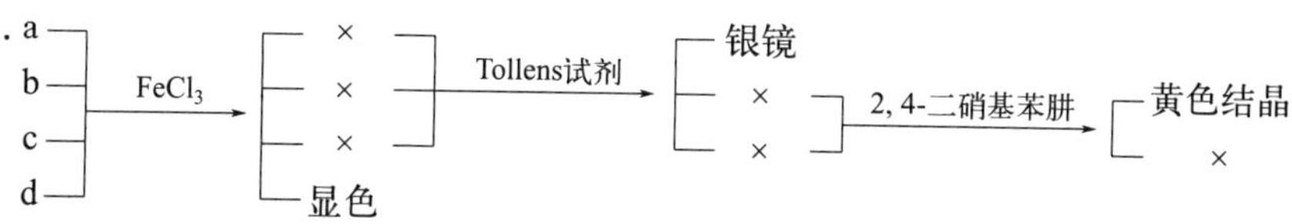

2. 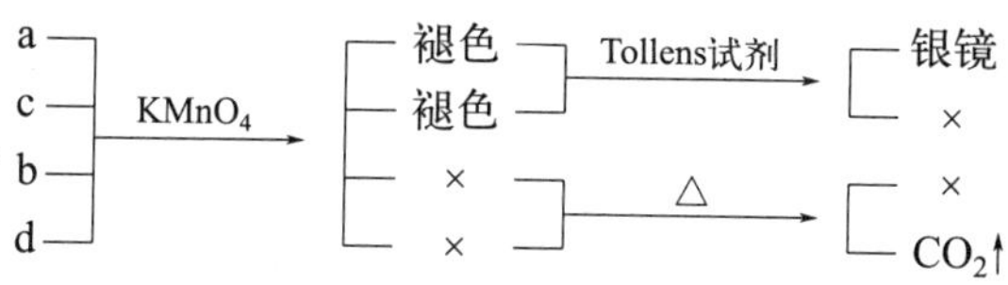

参考文献

[1] 罗美明，等. 有机化学学习指导与习题集[M]. 3版. 北京：人民卫生出版社，2025.

[2] 王光伟，等. 有机化学学习指导[M]. 7版. 北京：高等教育出版社，2025.

[3] 陆阳. 有机化学学习指导与习题集[M]. 2版. 北京：人民卫生出版社，2022.

[4] 王敏灿，等. 有机化学学习指导[M]. 2版. 郑州：郑州大学出版社，2019.

[5] 高占先，等. 有机化学学习指导[M]. 2版. 北京：高等教育出版社，1999.

[6] 邢其毅，等. 基础有机化学习题解答与解题示例[M]. 北京：北京大学出版社，1998.

[7] 芦金荣. 有机化学复习指南与习题精选[M]. 2版. 北京：化学工业出版社，2020.